国家古籍整理出版专项经费资助项目

清代
辨义本草二种

周云逸◎校注

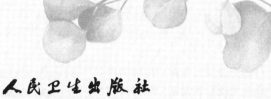

人民卫生出版社
·北 京·

图书在版编目（CIP）数据

清代辨义本草二种 / 周云逸校注. —北京：人民
卫生出版社，2023.2
　ISBN 978-7-117-34077-9

　Ⅰ.①清…　Ⅱ.①周…　Ⅲ.①本草 - 研究 - 中国 - 清
代　Ⅳ.①R281.3

中国版本图书馆 CIP 数据核字（2022）第 226262 号

人卫智网	www.ipmph.com	医学教育、学术、考试、健康，购书智慧智能综合服务平台
人卫官网	www.pmph.com	人卫官方资讯发布平台

清代辨义本草二种
Qingdai Bianyi Bencao Erzhong

校　　注：周云逸
出版发行：人民卫生出版社（中继线 010-59780011）
地　　址：北京市朝阳区潘家园南里 19 号
邮　　编：100021
E - mail：pmph @ pmph.com
购书热线：010-59787592　010-59787584　010-65264830
印　　刷：北京汇林印务有限公司
经　　销：新华书店
开　　本：710×1000　1/16　印张：20
字　　数：251 千字
版　　次：2023 年 2 月第 1 版
印　　次：2023 年 3 月第 1 次印刷
标准书号：ISBN 978-7-117-34077-9
定　　价：70.00 元

打击盗版举报电话：010-59787491　E-mail：WQ @ pmph.com
质量问题联系电话：010-59787234　E-mail：zhiliang @ pmph.com
数字融合服务电话：4001118166　　E-mail：zengzhi @ pmph.com

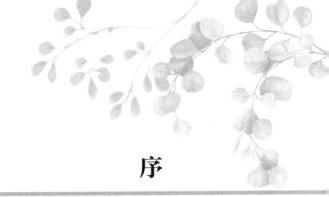

序

　　2017 年，我从网上购得新出版的《〈证类本草〉与宋代学术文化研究》一书。阅读之后，始知此书是历史学博士周云逸所撰。周博士在河北大学宋史研究中心获得博士学位之后，又在中国人民大学历史学院完成博士后研究。故其书得以列入《中国人民大学唐宋史研究丛书》。此书是文史学者撰写的本草文献研究，其中多有与中医文献学者不同的视野与见解。由此书我开始关注周博士的研究。

　　2020 年 6 月，在与人民卫生出版社崔长存编辑的谈话中，得知周博士整理的一部本草书要在人民卫生出版社出版。崔编辑对该书追溯原书引文之源的功夫颇为赞赏。同月，周博士来寒舍主持以"本草纲目引文溯源"为主题的在线学术会议，我们才第一次见面。此后周博士将其整理的本草书稿相赠，并请我为此书写一篇序。我在看完周博士整理的《清代辨义本草二种》之后，感触良多，愿借此序略抒胸臆。

　　关于如何解读中医经典，挚友黄龙祥教授最近提出 4 个标记：①不明作者思想和编纂方式则未真懂；②不破译全书的编写体例则尚未入门；③不辨基本构成及文本保真度则结论必错；④不知医、不明史则读古医经难入室。我非常赞同此说，且认为整理研究其他医药古籍，也应该参照这 4 个标记。自 20 世纪 50 年代以来，中医古籍的整理出版在数量上已蔚为大观。但高质量的古医籍整理并不算太多。相当一部分校点本属追风赶浪、低水平重复。中医古籍的整理，并非是简单的文字校对。其最终成果应该对辨章中医学术、考镜学术源流有所裨益。周云逸博士的本草书整理，在这方面作出了值得点赞的成绩。

《清代辨义本草二种》含清代尤乘《药品辨义》、清代苏廷琬《药义明辨》两书。此二种本草书均为清初之作，书名都嵌有"药""义"二字，故内容均以探讨药物生效之理、临床用药之理为主；篇幅都不大，收药精而少，论说简而明，属临床实用简要药书，且至今尚无人整理出版。关于此二种本草书的内容及价值，周博士在"前言"中已有详载，不赘。本序只想谈谈周博士整理校注此二种清初本草书所下的功夫及其特色。

据周博士对此二种本草书的调查研究，可知此二书均非作者原创之作。其中尤乘《药品辨义》是针对明末贾所学《药品化义》的增辑考辨；苏廷琬《药义明辨》则是节取明末清初刘若金《本草述》之要，再增入己见而成。整理此类古医籍，最容易出现的问题，就是分不清哪些内容是前人原创，哪些内容是作者新增。这些问题若不明了，就无法了解此书的学术传承源流，无法令其中的是非各有所归。周博士对此二书的作者生平、编纂过程、编写体例、基本构成、版本流传等都有细致的研究，并实地考察了此二书藏于国内的各种版本。所以周博士能在校注此二书时，熟练把握原作者所能参考的各种著作，用于标注其原出处，并引用其中有价值的原文，以便最大限度做到文本保真。

文史研究是周博士所长。从其对此二古医书中所引文献的溯源，可知其对古文献的熟悉与搜索能力功底深厚。《药品辨义》中涉及明代贾所学《药品化义》原文，以及尤乘增补之文，若不加以区分，则容易导致学术源流紊乱。周博士在该书几乎所有篇节之前，都注明其来源于何人、何书，这就使全书的构成与源流十分清晰。周博士根据尤乘的生平经历，重点关注尤乘之师李中梓及其他同时代名医的相关著作,兼及其他多种医药及文史书籍,其中不乏冷僻的文献。例如《药品辨义》"药力所主"之后有文曰:"如云'至静而能制群动''无形能生有形'。此太极玄机……"在一般古医籍的整理中,对这样未注明来源的引文基本是视而不顾。但周博士却分别加以注解:"至静而能制群动:语出明代万民英《星学大成》卷一'夜贵人诗'条。""无形能生有形:语出明代伍守阳《伍真人丹道九篇·七日采大药天机》。"对医者来说,如此偏僻的文献,此书也能溯及其源,可见周博士所下的功夫、所花费的时间,非一般校勘此类医药书者所能比。该书"方有君臣"一节引用了"何柏斋"之说,周博士注出"语本何瑭《医学管见·论君臣佐使》"。须知"何柏斋"所著《医学管见》的单行本清代以后在国内流传甚少,最近才从日本复制回归其单行抄本。由此可知,周博士并没有因所校之书非经典医籍而少下功夫。这种治学态度与精神值得褒扬。《清代辨义本草二种》全书古籍原文仅十几万字,周博士却能对书中400余处引文予以溯源,难能可贵!

引文溯源遵循的是史学家陈垣创立的"史源学"。"史源学"是寻考史料来源的学问。陈垣认为"史源不清,浊流靡已"。对于中医文献整理来说,"史源学"同样有助于厘清中医文献中的学术源流,使之在疾病诊治、药物考订等诸多方面发挥作用。例如《药品辨义》尤乘新增的"暑药类·西瓜"条,引文溯源就对考证西瓜来源发挥了重要作用。

"西瓜"非我国原产,它被引进中国的时代,自古就有争论。西瓜首见于元代吴瑞《日用本草》。李时珍据胡峤《陷虏记》,断言"西瓜自五代时始入中国"。但在《药品辨义》中,引刘桢、陆机、张载三条引文,云"此三子皆晋人也,则五代时始有,亦谬耳"。也就是说,该书提出晋代中国就有西瓜。此说在当今网络上颇为流行!然此说可信吗?

《药品辨义》"西瓜"条不过350余字,周博士所出之注多达15条!

依据周博士的文献溯源,可确认以下史实:提出晋代有西瓜的不是尤乘,其说原见明代王肯堂《郁冈斋笔麈》卷二"西瓜"条。"刘桢赋"并非见于宋代洪皓《松漠纪闻》,而是出自"明代张溥《汉魏六朝一百三家集》卷三十一《刘桢集》"。所引陆机"摅文抱绿,披素怀丹",其原文是"或摅文而抱绿,或披素而怀丹"。据此原文,"摅文抱绿""披素怀丹"乃形容不同瓜表面的颜色,并非形容同一种瓜,更不能臆想"怀丹"就是红瓤,"抱绿"就是青皮,进而推导此即西瓜。"诗无达诂",仅据诗赋中的只言片语,再凭臆测去鉴定物种,王肯堂的立论难以服人。据《新五代史》卷七十三《四夷附录》所载,胡峤在外域逗留了 7 年,于(后周)广顺三年(953)逃回中国。他在外域"始食西瓜",也知道"契丹破回纥,得此种"。这说明五代时西北少数民族地区已经种植西瓜。南宋使节洪皓在金国滞留 10 余年,从金返回南宋(1143 年)后撰有《松漠纪闻》,其中载"西瓜形如匾蒲而圆,色极青翠,经岁则变黄。其脆类甜瓜,味甘脆,中有汁,尤冷……予携以归,今禁圃乡圃皆有",可见洪皓将真正的西瓜从北地传到了南方。

由此可见,考察引文的源流,绝非文人好事,也不仅可用于历史研究,对辨章中医药学术源流同样可以发挥巨大的作用。周博士校勘《清代辨义本草二种》是她从历史学进入中医药学的首次尝试,故此书整理还未能尽善尽美。但她出手不凡,能将其所长运用于中医文献整理研究,且肯下大功夫,认真扎实地"因枝振叶,沿波讨源,从而还原文献本真"(见本书《校后记》)。此举甚有益于中医文献整理研究向深度发展。其诚可嘉,其法可赞,故乐为之序。

中国中医科学院中国医史文献研究所研究员

郑金生

2020 年 9 月 5 日

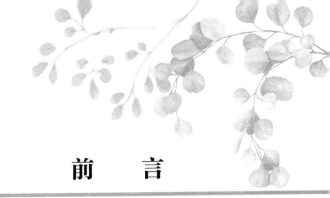

前　言

据《中国中医古籍总目》记载，现存综合性本草，清代有 155 种，超过清代之前 62 种的总和。清代本草文献还有待进一步整理和研究。本书所选清代两种综合性本草《药品辨义》与《药义明辨》，目前尚无校注本，它们以药物辨义为特色，见解精到，其学术价值尚有待发掘。

一、辨义本草的概念及兴起的原因

辨义本草以辨析药理为主要内容，以切于临床实用为宗旨。对药物性味、产地、真伪等的辨析，自古即是本草学的传统。金元时期，又结合《黄帝内经》理论，系统探讨药物的归经、阴阳升降等药性医理。至明代李时珍《本草纲目》已集前代本草辨义之大成。但本草著作以辨义为名，则兴起于清代前期，以尤乘《药品辨义》与苏廷琬《药义明辨》为代表，对以《本草纲目》为代表的前代本草既有继承亦有发展。

苏廷琬编《药义明辨》的起因，据他在《药义明辨序》中所说，他阅读《本草纲目》颇多疑义，认为《本草纲目》"尚未暇取前人渊深之旨、异同之论，讲明而切究之也"。后来苏廷琬读到刘若金（1585—1665）撰成于康熙三年（1664）的《本草述》，认为该书参考《黄帝内经》以及古今诸家论说，对本草的论述曲畅旁通，但存在文繁理富、未易卒读的弊病。于是苏廷琬摘录《本草述》大要，将别本有可采者,附于各条中,并融入自己的独创性观点,撰成《药义明辨》。苏廷琬重在探讨药物之理,并使之易于理解,便于临床,其中对《本草纲目》的批驳有20余处,大都切中药性医理。

辨义本草兴起于清代前期,除了本草学自身发展的原因之外,康乾盛世的学术文化风气对其也有深远影响。具体而言,辨义本草的兴起,是康熙、乾隆时期"格物"学说在本草领域的反映。尤乘《药品辨义》刊于康熙三十年(1691),苏廷琬《药义明辨》刊于乾隆五十八年(1793),正处于康乾盛世的学术文化语境之中。这一时期,宋明理学对学术文化依然有着一定的影响,当时学者对于"格物"学说颇多诠释。

康熙时期学者重视格物致知,主张"手格其物,而后知至"(颜元《四书正误·大学》)。乾隆时期学者对"格物"的论述更多,如戴震认为格物就是把握事物之理而无偏失。他说:"'格'之云者,于物情有得而无失。"(《原善》)程瑶田说得更为明确:"格者,举其物而欲贯通乎其理;致知者,能贯通乎物之理矣。"(《论学小记·诚意义述》)这些格物学说重在探求事物之理,由此形成清代前期格物传统,近于宋学;与乾嘉时期受汉代经学影响形成的考据学有所不同。对格物的提倡,不限于士人,当时的帝王也主张格物。乾隆皇帝写过一首《格物》诗,反对将牡丹、芍药强分君臣,认为二者"其实本一种",诗末曰"格物有会心,因以成诗篇"。不论乾隆皇帝格物的结论是否准确,他的格物之举及格物之诗,均说明格物思想在当时的盛行。

辨义本草在清初的兴起,正是受到当时格物风气的影响。尤乘早习儒学,后学医术,对儒家格物学说了然于心。尤乘《药品辨义序》针对当时医者只知师徒相授医方而不究医理的现象,提出医者治疗疾病必本于格物,"治夫身,则必本于格物",对医者而言,格物"必本之于百草","百草者何?分五谷而别药物也"。尤乘认为对百草的辨义具有重要意义,"百草明,则可解古人立方之意,而不为方所囿，投之辄效。百草明，并可自我立方，而无拘牵误执之非"。尤乘编撰《药品辨义》就是为了辨析药物之理而使人知其所本，不为方书所囿而能独立配伍组方。苏廷琬《药义明辨》卷四"附子"条引张志聪之语，指出"不格物性中下之分，不体先圣立方之意"，就会"盖以姜、附为同类，疑惑后人，误事匪细"。从清代这二种辨义本草的编撰宗旨来看，它们皆强调格物对于本草学的意义，强调处方用药首先应明辨药理。

二、清代辨义本草二种的版本

《药品辨义》的撰者尤乘，字生洲，江苏吴县（今江苏苏州）人，生卒年不详，主要活动于康熙年间，是翰林院检讨尤侗（1618—1704）的侄子。尤乘少习儒，后转学医，受业于名医李中梓，曾在太医院任职3年，后归乡行医，求治者甚多，撰有《药品辨义》《寿世青编》等。

尤乘《药品辨义》是对明末贾所学《药品化义》的增辑考辨。《药品辨义》将药物分为14类，即气药类、血药类、肝药类、心药类、脾药类、肺药类、肾药类、痰药类、火药类、燥药类、风药类、湿药类、暑药类、寒药类，较《药品化义》增加暑药类。在药物条目的顺序及种类上，尤乘也有调整和增补。《药品辨义》记载225则药物条目，比《药品化义》167则药物条目，增加了58则药物条目。在具体药物的论述上，尤乘既增补文献，又对《药品化义》的相关论述有所修订。《药品辨义》卷上有《用药机要》28则、天头批注17则，这些都是《药品化义》没有的。

据《中国中医古籍总目》记载，《药品辨义》有两个版本：一为清康熙三十年辛未（1691）林屋之味菜轩刻本；二为"博物知本"丛书本。又据《中国中医古籍总目》记载，"博物知本"作为《脏腑性鉴》《经络全书》《药品辨义》三书的合刊，其版本为清康熙三十年辛未（1691）林屋绣刻本。所谓"绣刻"即绣梓，指精美的刻版印刷。显然,《药品辨义》的两个版本,实际相同,均属于清康熙三十年辛未(1691)林屋刻本,此即为《药品辨义》初刊本,《中国本草全书》第96卷有全文影印。

由于《药品辨义》是对贾所学《药品化义》的增辑考辨,因此后者可供参校。贾所学在明末清初已湮没无闻,李中梓之侄李延昰在甲申年(1644)游至贾所学的家乡浙江嘉兴,偶得其所著《药品化义》,然而问其里人,却不知其姓氏。李延昰将此书藏于箧中30余年后,才在清康熙十九年(1680)将其校正重梓。今天我们能看到的《药品化义》是李延昰重刻本。《药品化义》李延昰重刻本有10余种传本,其中成都中医药大学图书馆所藏清康熙刻本,《续修四库全书》第990册有全文影印。

本书对尤乘《药品辨义》的校注,以清康熙三十年林屋刻本的影印本为底本;以贾所学《药品化义》清康熙刻本的影印本为校本,并广泛参考正文所引文献的古今版本,诸如李时珍《本草纲目》、李中梓《本草通玄》、缪希雍《神农本草经疏》,以及汪昂《本草备要》[康熙二十二年(1683)初刊本,现藏日本国立公文书馆]等。

《药义明辨》的撰者苏廷琬,字韫晖,浙江海宁人,生平不详。《药义明辨》是苏廷琬举《本草述》大要,并融入自己独到见解而成。前者收录300则药物条目,比后者492则药物条目(不计附药)更为精简。《本草述》论述药物较为繁复,全书超过70万字。《药义明辨》论述药物,更为简明扼要,全书3万字左右,便于临证参考。

《中医人物辞典》"苏廷琬"条,认为《药义明辨》未见传世。事实并非如此。据《中国中医古籍总目》记载,《药义明辨》有3个传本:版本一是清乾隆五十三年戊申(1788)刻本,藏于辽宁中医药大学图书馆;版本二是清乾隆五十八年癸丑(1793)敦善堂刻本,藏于中国国家图书馆;版本三是抄本,藏于南京中医药大学图书馆。

笔者通过实地访书,发现辽宁中医药大学图书馆所藏版本一与中国国家图书馆所藏版本二,属于《药义明辨》的同一刻本系统,即敦善堂刻本。二者均为18卷、10行20字、白口、左右双边、单鱼尾,正文字体、形制、内容完全相同。相较而言,中国国家图书馆所藏《药义明辨》刻本更为完善,卷首题署"乾隆癸丑冬镌,海宁苏运挥[①]纂《药义明辨》,敦善堂藏板",其后有苏廷琬《药义明辨序》,序末落款:"乾隆五十三年戊申孟秋七夕,海宁灵泉乡苏廷琬韫晖,书于京寓之闲云居。"

辽宁中医药大学图书馆所藏《药义明辨》刻本,开篇即为《药义明辨序》,导致《中国中医古籍总目》根据《药义明辨序》的题署时间"乾隆五十三年戊申",将该刻本的刊刻时间题为"清乾隆五十三年戊申(1788)刻本"。实际上,该刻本与中国国家图书馆所藏《药义明辨》刻本,均属于清乾隆五十八年敦善堂刻本,这即是《药义明辨》的初刊本(以下简称"敦善堂刻本")。

南京中医药大学图书馆所藏《药义明辨》抄本,只分上卷、下卷,8行24字,笔者所见的影印本开篇即为"湿草部"目录,缺失前二卷目录、《药义明辨序》及卷首题署。该抄本上卷的卷首有"遗安堂藏"印章的墨描(以下简称该本为"遗安堂抄本")。除行款、形制存在差异外,遗安堂抄本中的异体字以及部分正文,与敦善堂刻本也有所不同,显然二者属于不同的版本系统。遗安堂抄本虽然不乏错讹,但敦善堂刻本字迹不清及部分讹误之处,亦可借此抄本补正。

例如《药义明辨》敦善堂刻本卷二"高良姜"条"暖脾胃而遂寒邪"之"遂",文义不通,遗安堂抄本作"逐",甚当。缪希雍《神农本草经疏》卷九"高良姜"条指出高良姜"暖脾胃而逐寒邪"亦作"逐",故"遂"当据遗安堂抄本改作"逐"。又如,《药义明辨》敦善堂刻本卷

---

① 苏运挥:此为人名之误,据《药义明辨序》落款,当为"苏韫晖"。

三“葶苈子”条，指出葶苈子“有甜、苦二种，大抵舐者下泄之性缓，苦者下泄之性急”，其中“舐者”显误，据文义当为“甜者”，而遗安堂抄本此处正作“甜者”，故而该抄本具有一定的校勘价值。

《药义明辨》的部分内容摘录或化裁自刘若金《本草述》，故而后者可供参校。例如《药义明辨》敦善堂刻本卷一“苍术”条记载苍术“补中益气，力优在白；除湿快气，能专于苍”，而遗安堂抄本在“力优在白”的“在”字旁，有墨笔校为“于”字。那么，究竟是“力优在白”（白术补中益气之力较苍术为优），还是“力优于白”（苍术补中益气之力优于白术）呢？一字之差，意思完全相反。检清嘉庆十五年（1810）还读山房校刻刘若金《本草述》卷七“苍术”条，此处作“力优在白”，由此可以确定敦善堂刻本、遗安堂抄本原皆不误。《药品辨义》记载白术“力健脾”，属脾药类；苍术“力燥湿散邪”，属燥药类。这正是“补中益气，力优在白；除湿快气，能专于苍”的佐证。李杲《脾胃论》补中益气汤用白术而非苍术，也是因为前者补中益气之力胜于后者。

综上所述，苏廷琬《药义明辨》有两个版本系统，一是敦善堂刻本，二是遗安堂抄本。综合来看，中国国家图书馆所藏《药义明辨》敦善堂刻本最为完善，本书对《药义明辨》的校注以其为底本；以南京中医药大学图书馆所藏遗安堂抄本的影印本、清嘉庆十五年还读山房校刻刘若金《本草述》为校本，并广泛参考正文所引文献的古今版本，诸如张元素《医学启源》、王好古《汤液本草》、李时珍《本草纲目》、缪希雍《神农本草经疏》、张志聪《侣山堂类辩》等。

三、清代辨义本草二种的整理方法

《药品辨义》和《药义明辨》的底本均为繁体竖排，在整理时，均改为简体横排，予以现代标点。凡底本中的讹、脱、衍、倒，据校本或文义校改，出校语说明。凡底本与校本互为异文，以校本为胜者，出校语说明。凡通假字、异体字而仍为通用字形者，不予改动，出注说明。凡异体字已非通用字形者，径改为对应的正体字形，不再出注。凡药名不规范者，诸如"山查"应作"山楂"，"梹郎"应作"槟榔"，"黄芪"应作"黄芪"，"黄耆"应作"黄芪"，"紫苑"应作"紫菀"等，径改，必要时出注说明。凡今已禁用的药物，诸如虎骨、犀角等，遵循古籍原貌，不再出注说明。对书中的引文，与来源文献完全相同者，出注以"语出"标识；有所化裁者，出注以"语本"标识。

本书对《药品辨义》《药义明辨》的整理，注重考证文献出处，对400余处引文进行引文溯源，对尤乘《药品辨义》增补的内容也全部进行了文献溯源，从而与一般性的本草校注著作相比，在文献考证溯源上具有较为显著的特点。

特别需要说明的是，尤乘《药品辨义》增辑考辨贾所学《药品化义》，改变了每一味药物段首描述文字的编排形式，只将辨药八法中的体、色、气、味、形（以"属"字代表）、性、能、力这八字设为正文，而对此八方面的描述，全部设为小字夹注。例如《药品辨义》卷中"桔梗"条的首段被编排为：

"属（阴），体（干），色（白而淡黄），气（和），味（微苦，云带辛，非），性（凉，云温，非），能（升），力（主开提，升气以利膈），性气味（俱薄），入（肺、脾）二经，故属（阴）也。"

这种编排虽然突出了辨药八法，但导致原本的正文与夹注混杂不分，一但舍去夹注，则不能连贯成文。本书依据《药品化义》的记载，将《药品辨义》不属于夹注的正文，一律予以复原。例如上述"桔梗"条，本书将其复原为：

"属阴，体干，色白而淡黄，气和，味微苦，（云带辛，非。）性凉，（云温，非。）能升，力主开提，升气以利膈，性气味俱薄。入肺、脾二经，故属阴也。"

复原之后，文句的连贯性得以恢复，整体上与《药品化义》的编排形式保持了一致。

周云逸

2022 年 9 月

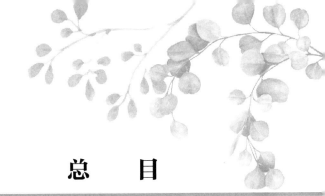

总　目

药 品 辨 义

清 · 尤乘　撰

周云逸　校注

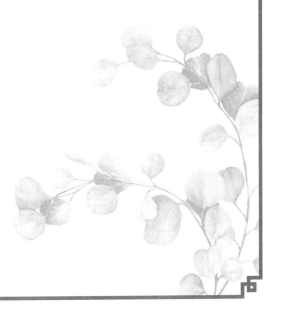

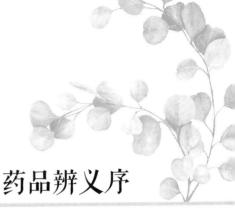

药品辨义序

　　予生不辰，六龄失恃，七年出就外傅^①即授小学，读伊川先生^②曰：“病卧于床，委之庸医，比之不慈不孝。事亲者，不可不知医。”^③由是抱痛终天，即于攻帖括时，喜涉猎方书。有表伯邢层峰先生，世医也，尝往问焉。先生曰：“医岂易知者哉！非读轩岐^④、神农等书不能也。”弱冠又从士材李先生^⑤游，得窥两家之意，始知其概。后弃去举子业，遍访诸名家，遂会通其旨而得其奥，犹以未明针灸之学，耿耿于中，而不能已也。嗣后诣京师，参名宿，又得针灸之传，且承乏^⑥医院者三年。归而谋与同学蒋仲芳，共事清嘉里，施济针药。于时求治者盈门，投剂以畅其营卫，微针以通其血脉，积岁沉疴，无不立起。凡此矢志于有生，用以济人以报母德。然心犹有所未慊^⑦，何也？

　　因见今之医者遍处，窃深有惧，盖彼率以方药授受为治疾之术，而求经论者无之。嗟乎！志皆以求食自生尔，未遑生人也，所以有

---

① 外傅：出外就学所跟从的老师。

② 伊川先生：程颐，字正叔，洛阳（今属河南）人，世称“伊川先生”，北宋哲学家、教育家。

③ “伊川先生曰”所述，语出南宋吕祖谦、朱熹《近思录》卷六。

④ 轩岐：黄帝和岐伯的合称，此指《黄帝内经》。

⑤ 士材李先生：明末清初医家李中梓，字士材。尤乘曾随李中梓学医。

⑥ 承乏：承继空缺的职位，多用作任官的谦词。

⑦ 慊：满足，满意。

惧也。苟为生人也，则日夜当求古人之意而明之，然后可。故不揣固陋，反复古人之书，用纂一集，以挽时弊。一《经络》①，一《脏腑》②，名"博物知本"云。盖欲人知本之所在，即可知古人之意，岂仅以方药为治疾之准哉！

治疾之要有三：切脉、辨症、立方。今世之弊，惟尚习方为已疾之术，所以不知本也。予为是惧焉。本者何？本诸身也。然而欲治夫身，则必本于格物。格物者何？格天下之物也。由天下而格之于身，内而脏腑，外而经络；由身内之物，而格之于天下之物，必本之于百草。百草者何？分五谷而别药物也。五谷用以养生，药物用以济生，炎帝神农氏，故首务尝之也。百草明，则可解古人立方之意，而不为方所囿，投之辄效。百草明，并可自我立方，而无拘牵误执之非。使业是术者，仅知习方，而不明百草之弊，是犹为农而不辨菽粟者，可乎？果能循是道焉，庶不负医以寄死生，而为重且大之任，则予心始慊矣。

然百卉自汤液相传以来，代有发明，犹言之而未易详也，又时有水火而未易辨也。且须简中得详，详且易辨，斯为后学可悟，而不为高明所讥，莫如贾子九如③《化义》一书，则尽善尽美矣。予始阅之，不胜惊绝，珍为异宝。乃远绍神农开物之业，近接蕲阳④集成之统，且约而要，简而详明，无出其右者。诚生人之要旨，济世之真诠也。今又增广僭改为《辨义》，以补予欲矫世弊，无尚习方之阙，谋付诸

---

① 《经络》：指尤乘"博物知本"丛书中的《经络全书》。

② 《脏腑》：指尤乘"博物知本"丛书中的《脏腑性鉴》。脏腑，原作"藏府"，藏通"脏"。

③ 贾子九如：贾所学，字九如，鸳湖（今浙江嘉兴）人，明代医药学家，著有《药品化义》。

④ 蕲阳：李时珍，蕲阳（今湖北蕲春）人，此以籍贯代称人名。

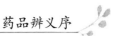

梓,公之天下。而为吾儒"博物知本"之全书,一《脏腑》,一《经络》,一《药品》,此三者,切脉、辨症、立方,医学之三要道,悉备于斯矣。又何医之难知,而谓为人子者,不得为孝子,有是理欤?呜呼!亦何必委习方之医,而甘为不慈不孝之人哉!时在康熙三十年辛未清和①望②前一日。

太医院御前侍直、吴门尤乘,自序于林屋之味菜轩

① 清和:农历四月的俗称。
② 望:古代以农历十五为望。

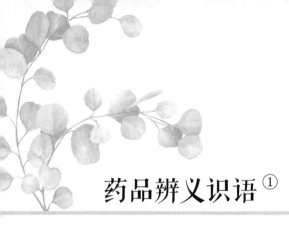

药品辨义识语①

顾𦤀文②曰："今人大凡四民③不就，计习于医，以及羽流④、释子，不安本位者，咸肄业于斯，通都之市，悬壶者载道。概欲务趋简易，不乐博搜，或诵病症之歌括，记汤头之口诀，以为道在是矣。又有时遭丧乱，士子不屑功名，亦往往借医糊口，大都亦浮猎《脉经》，略明物理，遽欲妄操司命之职，至如《本经》《别录》⑤、甄权⑥、李杲⑦、

---

① 药品辨义识语：原在目录之后，且无标题。今移至目录之前，根据文义增加此标题。

② 顾𦤀文：顾元交，字𦤀文，江苏毗陵（今江苏武进）人，清代医家，辑有《本草汇笺》。

③ 四民：士、农、工、商。

④ 羽流：指道人、道士。

⑤《本经》《别录》：指《神农本草经》《名医别录》。原书早佚，佚文见于《证类本草》等书中。《名医别录》约成书于汉末，是秦汉医家在《神农本草经》一书基础上补记药性功用及新增药物品种而成。

⑥ 甄权：唐代医家，撰有《药性论》。原书已佚，佚文见于《证类本草》《本草纲目》等书中。

⑦ 李杲：金代医家，字明之，号东垣老人，真定（今河北正定）人，撰有《脾胃论》《兰室秘藏》《药性赋》《医学发明》《内外伤辨惑论》等。

日华①诸书,暨昭代②名家发明、注疏等集③,皆蒁焉罔闻,藐视轻忽,以为此其迂者耳。于是治病,先自茫昧,将何所挟持,以为缮生救死之本耶?"

"予曾谓历代名医俱各有得手处,近如王损庵④从《内经》得手,缪仲淳⑤从《本草》得手。曾读损庵之论本草曰:'勿看主治。'曰:'不看主治,又何以知药性也?'曰:'天岂为病而生药哉?大抵草木得气之偏,人得气之全,偏则病矣,以彼之偏,辅我之偏,医学所由设也。'⑥盖《内经》、药理两造其极,仲淳《经疏》之旨,九如《化义》之奥,先生早已数语尽之。每见有精于药理者,稍通经义,用药中病,即同游刃。假令《灵》《素》之书日攻,而藐视本草为粗学,与之空谈,真能夺席,及夫临症,下手即诧。可见药理之不可不参验其体、色、性、味,'考其何时苗,何时花,何时实,以何时萎,则知其禀何气而生。凡见某病,为何气不足,则可以此疗之矣'⑦。(《灵枢·邪客篇》论不得卧者,因厥气客于脏腑,则卫气独卫其外,行于阳,不得入于阴。行于阳,则阳气盛,阳气盛,则阳跷满,不得入于阴,阴虚,故目不暝,治之以半夏汤。夏至而后一阴生,半夏苗其时,则知其禀一阴之气而生,所以能通行阴之道。五月

---

① 日华:指日华子,五代人(一说宋代人),撰有《大明本草》(又称《日华子诸家本草》)。原书早佚,佚文散见于《证类本草》等书中。

② 昭代:指政治清明的时代,常用以称颂本朝或当今时代。

③ 发明、注疏等集:指明代皇甫嵩《本草发明》、缪希雍《神农本草经疏》等书。

④ 王损庵:王肯堂,字宇泰,号损庵,金坛(今江苏金坛)人,明代医家,曾任翰林院检讨等官职,撰《证治准绳》《医论》《医辨》等,并辑有《古今医统正脉全书》。

⑤ 缪仲淳:缪希雍,字仲淳。

⑥ "勿看主治"至"医学所由设也":语本王肯堂《郁冈斋笔麈》卷一。

⑦ "考其何时苗"至"则可以此疗之矣":语本王肯堂《郁冈斋笔麈》卷一。

阳气尚盛，故生必三叶，其气薄，为阳中之阴，故能引卫气从阳入阴。又其味辛能散，阳蹻之满得泄，故饮之而阴阳通，其卧立至矣。李明之①治王善夫小便不通，渐成中满，是无阴而阳气不化也。凡利小便药，皆淡味渗泄为阳，止是气药，阳中之阴，所以不效。随处以禀北方寒水所化，大苦、寒、气味俱阴者，黄柏、知母，桂为引使，为丸投之，溺出如涌泉。盖此病惟下焦真阴不足，故纯用阴中之阴，不欲干涉阳分及上、中二焦，故为丸，又令服之多也。《本草》何曾言半夏治不得卧，黄柏、知母利小便哉？若据主治而觅药性，亦何异刻舟求剑也。）②"

"据损庵之言，以主治而觅药性，犹落第二义。仲淳既知药性本原，何不全提最上之旨，而又以主治逐节疏之，虽开后学悟门，实多此一番落索，印定后人眼目耶？今贾君之《化义》，可谓争上流而不争下流，青出前人矣。呜呼！州都之广，山川之奥，怀才抱道者，固不乏人，见知于世，亦有幸不幸焉。"③

焉文又曰："每质之诸青囊家，未有不以简而忽之。"④然不知其精义入神之妙，直追往圣。或者已深达其妙，秘为独得，不欲彰其善，而反嫌其略，亦未可知。"即遍访渠同乡，亦罕有知者，不知其书，并不知其人。"⑤予故不但不忍为己私，更补其所未备，日于

---

① 李明之：李杲，字明之。

② "《灵枢·邪客篇》论不得卧者"至"亦何异刻舟求剑也"：语本王肯堂《郁冈斋笔麈》卷一。顾元交《本草汇笺·总略》"论治病宜通本草之原"条引用王肯堂此语。

③ "顾焉文曰"至"亦有幸不幸焉"：此三段文字，语本顾元交《本草汇笺·总略》"论治病宜通本草之原"条及"论药体色气味形性能力条别"条。

④ "焉文又曰"所述，语本顾元交《本草汇笺·总略》"论药体色气味形性能力条别"条。

⑤ "即遍访渠同乡"至"并不知其人"：此亦为顾元交之语，语本顾元交《本草汇笺·总略》"论药体色气味形性能力条别"条。

诸学人搜采前贤名论,增辑《机要》^①。要知知其一说而不其又有一说,会而观之,急为表章,公之宇内,务期必先无误于世,庶使业是术者,知药理之如是,非可苟焉。至于事亲保身者,亦不为庸工所惑矣。

康熙辛未新正^②八日,无求学者尤乘识

---

①《机要》:指明代李中梓《本草通玄·用药机要》,尤乘《药品辨义·用药机要》对其有所增补。

②新正:指农历正月。

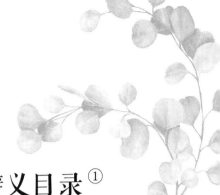

药品辨义目录①

---

① 原目录与正文略有出入，今据正文对原目录略有微调。

药品辨义卷上

药 义 宗 旨

诗有等韵，书有字母，乐有音律。圣人之虑其终，必先严其始。至于药理渊微，司命攸系，若无根据，何以详悉其义，而时措皆宜？但上古论药，以《神农本草》为宗，分上下中三品，药三百六十五种。及汉、魏、唐、宋，代有增益，并发明其旨义，不为不详，然犹散见诸书。① 赖金元张洁古②、李东垣③、王海藏④、朱丹溪⑤，衍次精悉；至明李时珍搜罗百氏，集为大成，可谓美备。奈读者反有望洋之叹矣。若欲务简易，节约其主治之要，则仍失其本旨之义矣。予曾惧夫议药者，不知其性⑥其理，土产天时之不同，根苗花实之有异，无怪乎与病之不相值，而多舛错者也。今获睹贾君九如所辑《化义》一编，

---

① "诗有等韵"至"然犹散见诸书"：语本《药品化义》卷一《药母订例》。

② 张洁古：金代医家张元素，字洁古，易州（今河北易县）人，著有《医学启源》《珍珠囊》等。

③ 李东垣：金代医家李杲，字明之，号东垣老人。

④ 王海藏：元代医家王好古，字进之，号海藏，著有《汤液本草》《医垒元戎》等。

⑤ 朱丹溪：元代医家朱震亨，字彦修，又称丹溪，浙江义乌人，金元四大家之一，著有《格致余论》《丹溪心法》《局方发挥》等。

⑥ "性"字右侧有旁注"宗旨"。

以前贤诠发精义，聚粹便览，先得吾心。考成药母，为辨药指南，庶几后学可免涉海问津之叹，且有得领要之本原也，所谓《药品化义》之说本此。予改曰《辨义》，即以此辨之，更可得化之义矣。

例为药母辨药指南[①]

史称炎黄尝草，为万世开物之祖，则医学以本草尚矣。医者谈理议病，娓娓动听，有合于人情，而病情则或未中也；或有中于病情，而用药未必尽合于病情也；抑或审之未至，至之未详，究于病者何益哉？要知片木寸草，入咽以判安危，岂可忽视而不深究其物理，按其天时，修其人事，而率尔以处，授受为乎？[②]

药之命名，俱有意义，或以体[③]，或以色，或以气，或以味，或以形，或以性，或以能，或以力，或以地，或以时。惟格物，先能辨此，则药之义理，思过半矣。苟能以先王尝药之心为心，必期于中病，斯得可操司命之权也。

药以形名者，人参、狗脊之类；有以色名者，黄连、黑参之类；有以气名者，香薷、细辛之类；有以味名者，甘草、苦参之类；有以体名者，石膏、石脂、归身、归头之类；有以力名者，牵牛、大力[④]之类；有以时名者，半夏、夏枯、款冬之类；有以能名者，何首乌、骨碎补、续断、益母之类是也。[⑤]

---

① 《例为药母辨药指南》所论，语本《药品化义》卷一《药母订例》《辨药八法》。

② 此段所论，《药品化义》未载，系尤乘增补的内容。

③ "体"字右侧有旁注"药母"。

④ 大力：牛蒡子，又名大力子。见《本草纲目》卷十五"恶实"条。

⑤ 此段所论，《药品化义》未载，系尤乘增补的内容，语本清代汪昂《本草备要·药性总义》。本书所谓汪昂《本草备要》均指《本草备要》康熙二十二年（1683）初刊本。

每药一品，须分八法，列为药母，更有次第。曰体，曰色，曰气，曰味，此四者，乃天地产物生成之法象，必先辨明，以备参订；曰形，曰性，曰能，曰力，此四者，在人格致推测之物理，而后区别，以印生成。按此八法，交相详辨。庶使指南不为古今诸书所惑，而贻误药理，以害病情，列法如下①。

辨药指南八法

体：燥、润、轻、重、滑、腻、干；色：青、红、黄、白②、黑、紫、苍；

气：膻、臊、香、腥、臭、雄、和；味：酸、苦、甘、辛、咸③、淡、涩；

形：阴、阳、木、火、土、金、水；性：寒、热、温、凉、清、浊、平；

能：升、降、浮、沉、定、走、破；力：宣、通、补、泻、渗、敛、散。

上④八条，当验其体，观其色，嗅⑤其气，嚼其味，是定法也。然有不能嗅其气，嚼其味者，须煎汁尝之。惟辨此四者宜先，而后推其形，察其性，原其能，定其力。则凡厚薄、清浊、缓急、躁静、平和、酷锐之性，及走经、主治之义，无余蕴矣。

体质所主

根：主升，苗同。稍：主降，尾同。头：主补，身同。叶：属阳，发生，主散，性锐。花：属阴，成实，主补。子：主降，兼补，能生。

---

① 下：原作"左"。原文竖排改为横排后，为合文义，改"左"为"下"。下文径改。

② 白：《药品辨义》脱漏"白"字，据《药品化义》补。

③ 咸：原作"盐"，《药品化义》作"咸"，于义为胜，据改。

④ 上：原作"右"。原文竖排，改为横排后，为合文义，改"右"为"上"。下文径改。

⑤ 嗅：原作"臭"。臭同"嗅"。下文径改。

茎：主通利。仁：主补，能生，润利。蒂：主宣。皮：能降火，主表散。肉：主补。汁：主润利。大：性宽缓。中：性猛。小：性锐。细：性锐。尖：性锐。通：能行气。薄轻：能升。厚重：能降。干燥：能去湿。湿润：能去燥，主补。滑腻：能利窍。油：能润燥。枝：达四肢，主表散。中空：发表，兼通利。内实：主攻里，走下。①

五色所主

青色主肝，红色主心，黄色主脾，白色主肺，黑色主肾。

五色所主，各有玄理。胆腑属风色青。肝脏属木色青，木禀母水黑色，由黑化乎紫，故木色多紫。小肠腑属热色红。心脏属火色红，火禀母木青色，故火色中青。胃腑属湿色黄。脾脏属土色黄，土禀母火赤色，故土色多赤。大肠腑属燥色白。肺脏属金色白，金禀母土黄色，故金色多黄。膀胱腑属寒色黑。肾脏属水色黑，水禀母金白色，故水色多白。此玄理也。须验药体之色，配合脏腑，则攻邪补益之法，各得其宜。古人立方，良有深意，如犀角地黄汤，地黄、黄芩、黄连清胃，配黄色也；丹皮、赤芍清脾，配赤色也。如沙参黄芪②汤，用沙参、桑皮清大肠，配白色也；黄芪、甘菊清肺，配黄色也。用青龙汤主治少阳胆腑，配青色也。用白虎汤主治阳明大肠经，配白色也。体会古人之意，类推药色，入脏走腑，补母泻子，无不合法。以此观之，岂可率尔以应为哉？

五气所入、五气所能

膻气入肝。燥气入心。香气入脾。腥气入肺。臭气入肾。

---

① "枝：达四肢"至"主攻里，走下"：此三句《药品化义》未载。
② 黄芪：原作"黄芪"，误。"芪"系讹字。

香能通气,能主散,能醒脾阴,能透心气,能和合五脏[①]。

此五气,为体气也。更有性气,如厚薄、缓急、躁静、猛烈、酷锐是也。如人身有先天虚无之元气、后天有形之谷气,所以药品亦宜知性气、体气之分别。

五味所入

酸入肝,苦入心,甘入脾,辛入肺,咸入肾,淡入胃。

五味所走、五味所养

酸走筋,养筋膜。苦走血,养血脉。甘走肉,养肌肉。辛走气,养皮毛。咸走骨,养骨髓。

五味所主

辛主散,甘主缓,淡主渗,酸主收,苦主泄,咸主软,滑主利,涩主敛。

五味所能

凡药之功,专在于味,一味之中,又有数能,如升降浮沉、定夺走破之类。良工用药制方,错综变化之妙,全借乎此,尤宜详悉。

辛能散结,能驱风,能横行,能利窍,能润燥。甘能缓急,能发生,能上行,能润肠,能补阳,能补气。淡能渗泄,能下行,能利窍。酸能收缓,能收湿,能敛散,能敛热,能束表,能活血。苦能坚脆,能燥湿,能直行,能降下,能涌泄,能去垢,能解毒,能开导,能养血,能补阴。咸能软坚,能凝结,能沉下。滑能利窍,能养窍。涩能收脱,能固窍。

---

① 脏:此后脱漏膻气、臊气、腥气、臭气的所能。《药品化义》此处亦有脱漏。

五味所宜、五味所禁

肝宜食甘禁辛,心宜食酸禁咸,脾宜食咸禁酸,肺宜食苦又禁苦,肾宜食辛禁甘。

又肝病无多食酸,筋病无多食酸,酸多则肉病。心病无多食苦,血病无多食苦,苦多则皮病。脾病无多食甘,肉病无多食甘,甘多则骨病。肺病无多食辛,气病无多食辛,辛多则筋病。肾病无多食咸,骨病无多食咸,咸多则脉病。

药之阴阳属形

气属阳,气厚为纯阳,气薄为阳中之阴。味属阴,味厚为纯阴,味薄为阴中之阳。辛、甘、淡属阳(甘、淡二味,其性有凉有寒,则又属阴,宜辨)。酸、苦、咸属阴。

阳则升浮,清阳为天,出上窍,发腠理,实四肢。阴则沉降,浊阴为地,出下窍,走五脏,归六腑。

上考究理性,须有次第,由粗入精,故“形”之一条,列为第五[1]。如体润有水,色赤有火,气香有金,味酸有木,味甘有土之类。此先贤略而未备,予不敢妄作,姑存五行之理,以俟后贤参补,足成大观。

药性清浊

凉者为清。气味俱轻薄而淡者,清中清品,以清肺气,补助天真,如沙参、石斛、甘菊、山药、贝母、金银花之类。清中浊品,以健脾阴,华荣肤腠,如人参、黄芪、白术、甘草、芡实、苡仁、扁豆[2]之类。

温者为浊。气味俱重厚而浓者,浊中浊品,以滋肝肾,坚强筋

---

① 故“形”之一条,列为第五:指“辨药指南八法”中,“形”处于第五位。
② 扁豆:《药品化义》中为“清中清品”。

骨,如熟地、首乌、天冬、枸杞、当归、牛膝之类。浊中清品,以补心血,宁养神志,如丹参、枣仁、生地、麦冬、紫菀①、丹皮之类。

药性所养

温养肝胆,热养心神,湿养脾阴(湿即濡润之品类是也),清养肺气(清即性凉及轻淡之品),寒养肾精。

药性所主②

寒主于沉,热主于浮,温主于补,凉主于清,清主于和,浊主于降,湿主于润,燥主于通。

药性所用

用热解表,用寒攻里,用辛甘发散,用淡渗泄,用酸苦涌泻,用咸沉下。

凡寒热温凉,在天则为气,在药则为性,所谓性气是也。向来本草,混为气论,误矣。今订如上。

药能(已见气、味二条③)

药力所主

宣可去壅。通可去滞。补可去弱。泻可去闭。轻可去实(虚同)。重可去怯(实同)。滑可去着(腻同)。涩可去脱。燥可去湿(干同)。湿可去枯(润同)。寒可去热。热可去寒(温同)。雄可表散。锐可下行。和可安中。缓可制急。平可主养。静可制动。

---

① 紫菀:原作"紫苑",《药品化义》亦同。
② 此条所论,较《药品化义》缺"风主于升"。
③ 已见气、味二条:指上文"五气所能"条、"五味所能"条。

按已上十八条，皆古先圣王推测至理，探入造化，以为制方之义，必本于是。如云"至静而能制群动"①"无形能生有形"②。此太极玄机，借学者深心领会，神而明之可也。

夫医之用药，如将之用兵。药品，兵也。譬之为主将者，必先练兵。练兵之法，全在分别武艺，区列队伍，方知其膂力伎俩，而后可使破敌奏功。故用药品，亦须分门派类。庶使治疾者，按其所类，酌而用之，则不致有误。始自方古庵③微立其义，继以盛后湖④分列其门，未详其说，又得贾九如更加参订，分气、血、肝、心、脾、肺、肾，及痰、火、燥、风、湿、寒，各为一门，然尤有未备者，予今增补如下，读者鉴之。

尝稽历代医师治病神效，不在用药奇异，而在运意深远。况奇异草木，世罕识者；珍贵药品，坊多伪售，皆欺世者所为也。所以洁古老人，囊中止用百品；丹溪先生，随身七十二味，俱寻常日用之药。予悉遵诸前贤所稔⑤用者，逐一详订。其他险异之药，皆不入录。故李时珍曰："如市之地黄以锅煮熟，大黄用火焙干，松黄和蒲黄，樟脑杂龙脑，皆失制作伪者也。"⑥今之索方入市，成剂治疾，往往多误者，何况奇异珍贵之品耶！又孔志约⑦云："动植形生，因地舛性，春秋节变，感气殊功。离其本土，则质同而效异；乖于采取，则物是而时非。

---

① 至静而能制群动：语出明代万民英《星学大成》卷一"夜贵人诗"条。

② 无形能生有形：语出明代伍守阳《伍真人丹道九篇·七日采大药天机》。

③ 方古庵：明代医家方广，字约之，号古庵，休宁（今安徽休宁）人，撰有《丹溪心法附余》。

④ 盛后湖：明代医家，生平不详，著《行囊备用方》一卷，已佚。见明代殷仲春《医藏书目》。

⑤ 稔：原指庄稼成熟，此指熟悉。

⑥ "李时珍曰"所述，语本《本草纲目》卷一《神农本经名例》。

⑦ 孔志约：唐代本草学家，曾任礼部郎中兼太子洗马、弘文馆大学士等职，参与《新修本草》编撰工作，并作序。另撰有《本草音义》，已佚。

名实既虚，寒温莫辨，施于君父，逆莫大焉。"① 予是故欲以此，再三加详加慎，丁宁② 反覆如此也。③

用 药 机 要④

医之神良，识病而已。病之机要，虚实而已。虚甚者必寒，实甚者必热。然常病易晓，变病难知⑤。形衰神惫色夭，脉空而知其虚；形盛神鼓色泽，脉强而知其实，不待智者决也。至实有羸状，误补益疾；大虚有盛候，反泻含冤⑥。阳狂与阴躁不同，蚊迹与发斑有别，自非洞烛玄微者，未易辨也。⑦

临治辨法⑧

居养有贵贱，年齿有老少，秉赋有厚薄，受病有新久，脏腑有阴阳，性情有通滞，运气有盛衰，时令有寒暄，风气有南北。六气之外客不齐，七情之内伤匪一，不能随百病而为变通，乃欲执一药而理众病，何可得哉？故曰："用古方治今病，譬之拆旧料，改新房，不再经

---

① "孔志约云"所述，语本孔志约《新修本草序》，见《证类本草》卷一《序例上》所引。

② 丁宁：叮咛，嘱咐，告诫。

③ "故李时珍曰"至"丁宁反覆如此也"：《药品化义》未载，系尤乘增补的内容。

④ 尤乘《用药机要》是增补李中梓《本草通玄·用药机要》而成。从《用药机要》开始，《药品辨义》书页的天头偶有刻写的批注，下文以"天头批注"随文标识。

⑤ 天头批注："常变须知。"

⑥ 天头批注："毫厘千里，人命所关。"

⑦ 此段语出李中梓《本草通玄·用药机要》。

⑧ 此条所论，语本李中梓《本草通玄·用药机要》。

匠氏之手,其可用乎?"^①明乎此者,始可以言医矣。

方可读不可用^②

学士商辂^③曰:"医者,意也。如对敌之将,操舟之工,贵乎临机应变。方可读,而固难于尽用也。然非方,则古人之心思弗传,茫如望洋,如捕风,必有率意而妄作,失之者矣。方果可不读乎?但用之当有所见的,则必熟《素问》以求其本,熟《本草》以究其用,熟诊视以察其证,熟之治疗以通其变。始于用方,而终至无俟于方,然后医之道成矣。"^④此论用方不可忽也。按:晋时才人与祖讷^⑤,欲刊正《周易》及诸药方。祖讷曰:"辨释经典,纵有异同,不足以伤世教。至于方药,小小不达,便致寿夭所由,则后人受弊不少,何可轻以裁断?"^⑥祖讷之言,可谓仁矣^⑦。甚言方药之理,非可粗率哉。

方有君臣^⑧

方有君臣佐使。陶弘景以上药为君,主养命;中药为臣,主养

---

① "用古方"至"其可用乎":语本朱震亨《格致余论·张子和攻击注论》。

② 此条所述,李中梓《本草通玄·用药机要》未载,系尤乘据喻昌(1585—1664)《医门法律》卷一《先哲格言》增补的内容。

③ 商辂:字弘载,号素庵,淳安(今属杭州)人,明代中期名臣,曾任谨身殿大学士,著有《商文毅公集》《蔗山笔麈》等。

④ 商辂之语,见清代喻昌《医门法律》卷一《先哲格言》。

⑤ 祖讷:字士言,范阳遒县(今河北涞水)人,东晋名士,温峤荐为光禄大夫。

⑥ 祖讷之语,见清代喻昌《医门法律》卷一《先哲格言》。检其原始出处当为《本草经集注》陶弘景序,现存《证类本草》之中。

⑦ 祖讷之言,可谓仁矣:此系尤乘引用《医门法律》所载陶弘景之语。

⑧ 此条所论,语出李中梓《本草通玄·用药机要》。"何柏斋曰"之后为尤乘增补的内容。

26

性；下药为佐使，主治病。及考《内经》曰："主病之谓君，佐君之谓臣，应臣之谓使，非上中下三品之谓也。"[1] 张元素曰："为君者最多，为臣者次之，佐使者又次之。"[2] 何柏斋[3]曰："药之治病，各有所主。主治者，君也；辅治者，臣也；与君相反而相助者，佐也；引经及引药至于病所者，使也。如治寒病用热药，则热药君也；凡温热之药皆辅君者，臣也；然或热药之过甚而有害也，须少用寒凉药监制之，使热药不至为害，此则所谓佐也；至于脏腑及病之所在，各须有引导之药，使药与病相遇，此则所谓使也。"[4] 柏斋此论，最为精切。旧以一君二臣三佐四使之定法，此不可泥。又以众药之和厚者为君，其次为臣、为佐，有毒者多为使，此说殊谬。设若削坚破积，大黄、巴豆辈岂得不为君耶？[5]

药之气味阴阳、配合、升降[6]

《本草》[7]云："天地万物各有阴阳，大小各有色类，寻究其理，并有法象，故羽毛之类皆生于阳而属于阴，鳞介之类皆生于阴而属于阳。所以空青法木，故色青而主肝；丹砂法火，故色赤而主心；云母法金，故色白而主肺；雌黄法土，故色黄而主脾；磁石法水，故色黑

---

① 《内经》曰"所述，语本《黄帝内经素问·至真要大论》。

② "张元素曰"所述，语本张元素《医学启源》卷下"用药各定分两"。

③ 何柏斋：明代大臣何瑭，字粹夫，号伯斋，怀庆武陟（今属河南）人，通医，撰有《医学管见》。

④ "何柏斋曰"所述，语本何瑭《医学管见·论君臣佐使》。

⑤ "柏斋此论"至"大黄、巴豆辈岂得不为君耶"：语本清代喻昌《医门法律》卷一《先哲格言》。

⑥ 此条所论，以李中梓《本草通玄》为本，而"《本草》云"为尤乘增补的内容。

⑦ 《本草》：此指五代后蜀韩保昇等编撰的《重广英公本草》，简称《蜀本草》，已佚，佚文散存于《证类本草》。

而主肾。余皆类推,可知也。"① 又如气味之中,"气薄者为阳中之阴,气厚者为阳中之阳;味厚为阴中之阴;辛甘淡而热者,为阳中之阳;辛甘淡而凉者,为阳中之阴;酸苦咸之寒者,为阴中之阴;酸苦咸之热者,为阴中之阳。夫辛甘淡,酸苦咸,乃味之阴阳,又为地之阴阳也。温凉寒热,乃气之阴阳,又为天之阴阳也。气味生成,自寓阴阳造化之机。"② 主对治疗者,不可不详审也。

元素曰:"附子气厚,为阳中之阳。大黄味厚,为阴中之阴。茯苓气薄,为阳中之阴,所以利小便,入手③ 太阳,不离阳之体也。麻黄味薄,为阴中之阳,所以发汗,入手太阴,不离阴之体也。"④

药有四气五味⑤。四气者,温凉寒热之气也。温者,应春生之气而主发育;热者,应夏长之气而主畅遂;凉者,应秋收之气而主清肃;寒者,应冬藏之气而主杀伐。故虚弱之人、不足之症,当以生长为先;壮实之人、有余之邪,当以肃杀为要。两者易以为治,是谓实实虚虚,损不足而益有余,如此死者,医杀之耳。五味者,苦辛甘酸咸之味也。苦者入心,直行而泄;辛者入肺,横行而散;酸者入肝,束而收敛;咸者入肾,止而软坚;甘者入脾,有和有缓,有补有泄,可上可下,可内可外,土味居中,能兼五行也。淡之一味,五脏无归,专入太阳而利小便,本草不言,附于甘也(详见前细款)。

---

① "《本草》云"所述,语本《蜀本草》对《陶隐居序》的注语,见《证类本草》卷一《序例上》。

② "气薄者为阳中之阴"至"自寓阴阳造化之机":语本李杲《脾胃论》卷上《君臣佐使法》。

③ 手:原文脱漏"手"字,据张元素《医学启源》补。

④ "元素曰"所述,系尤乘引自李中梓《本草通玄·用药机要》,而与张元素《医学启源》卷下"升降者天地之气交"原文有差异。

⑤ 此段论"药有四气五味",语本李中梓《本草通玄·用药机要》。

王好古曰："本草之味有五，气有四。然一味之中有四气。如辛味，石膏寒，桂、附热，半夏温，薄荷凉之类是也。夫气者，天也。温热者，天之阳；寒凉者，天之阴；阳则升，阴则降。味者，地也。辛甘淡，地之阳；酸苦咸，地之阴；阳则浮，阴则沉。有使气者，有使味者，有气味俱使者，先使气而后使味者，先使味而后使气者。有一物一味者，一物三味者，一物一气者，一物二气者。有生熟异气味，或根苗异气味，或温多而成热，或凉多而成寒，或寒热各半而成温。或热者多，寒者少，寒不为之寒；或寒者多，热者少，热不为之热。不可一途而取也。或寒热各半，昼服则从热之属而升，夜服则从寒之属而降，或晴则从热，雨则从寒，所从不一。变化类应，乃升而使之降，须其抑也；沉而使之浮，须其载也。鼓掌成声，沃火成沸，二物相合，象在其中矣。五味相制，四气相和，变可轻言哉！"①

药有七情②

《蒙筌》③云："有单行者，不与诸药共剂，而独行不用辅也，如方书所载独参汤、独桔汤之类。有相须者，二药相宜，可兼用之也，如人参、甘草，黄柏④、知母之类。有相使者，能为使卒，引达诸经也。有相恶者，夺我之能也。有相畏者，受彼之制也。有相反者，两相仇

---

① "王好古曰"所述，语本《本草纲目》卷一"气味阴阳"条及"升降浮沉"条所引王好古语。其文原见题为王好古所撰《汤液大法》卷二《用药气味》。本段亦见于顾元交《本草汇笺·气味寒热用法》。

② 此条所论，语出李中梓《本草通玄·用药机要》。"《蒙筌》云"为尤乘增补的内容，其中所述"七情"较李中梓所论更早且更详。

③ 《蒙筌》：原作《蒙荃》，此指明代陈嘉谟《本草蒙筌》。该书折衷会通《大观本草》、王纶《本草集要》、汪机《本草会编》，并附以己意，收药物700余种，每药论其气味、产地、采制、治疗方法等，后附按语和药图。

④ 黄柏：原作"黄檗"，今规范名称为"黄柏"，以下径改。

隙，不可使和合也，如画家胡粉与雌黄相近，便自黯妒变色之类。有相杀者，中彼毒药，用此即能杀除也（即解之谓），如中蛇虫毒，必用雄黄；中雄黄毒，必用防己之类。"[1] 此为七情也。有相畏相反同用者，霸道也。相须相使同用者，王道也。有经有权，在用者随症斟酌也。

治法提纲[2]

治热以寒，温而行之；治寒以热，凉而行之；治温以清，冷而行之；治清以温，热而行之。木郁达之，火郁发之，土郁夺之，金郁泄之，水郁折之。气之胜也，微者随之，甚者制之。气之复也，和者平之，暴者夺之。高者抑之，下者举之，有余者折之，不足者补之，坚者削之，客者除之，劳者温之，结者散之，留者行之，燥者濡之，急者缓之，散者收之，损者益之，逸者行之，惊者平之。又曰："逆者正治，从者反治。反治者，热因寒用，寒因热用，塞因塞用，通因通用，必伏其所主，而先其所用，其始则同，其终则异，可使溃坚，可使气和，可使必已。"又曰："诸寒之而热者取之阴，热之而寒者取之阳，所谓求其属以衰之也。"[3]

王太仆[4]云："粗工褊浅，学未精深，以热攻寒，以寒疗热，治热未已而冷疾已生，攻寒日深而热病更起，热起而中寒尚在，寒生而外热不除，欲攻寒则惧热不前，欲疗热则思寒又止。岂知脏腑之源，有

---

① "《蒙筌》云"所述，语本《本草蒙筌·七情》。

② 此条所论，语出李中梓《本草通玄·用药机要》。

③ 此段李中梓《本草通玄·用药机要》实际引用的是《本草纲目》卷一《神农本经名例》。李时珍注明"此皆约取《素问》之粹言"。文中两个"又曰"，语本《黄帝内经素问·至真要大论》，此段其余文字取自《黄帝内经素问·五常政大论》《黄帝内经素问·六元正纪大论》等篇。

④ 王太仆：唐代医家王冰，曾任太仆令，撰《补注黄帝内经素问》24卷，是继全元起《注黄帝素问》后又一次整理注释，世称《次注黄帝内经素问》。

寒热温凉之主哉?"①

风土有异②

丹溪曰:"西北之地多风寒,外感者多;东南之地多卑湿,湿热者众。北方风土浑厚,禀赋壮实,饮食加倍,宜以攻邪疏利为治;东南质柔,气弱,肌腠不密,食色奢侈,宜从调养为主。虽然,北方禀气固厚,安得人人皆实?南方禀气虽薄,安有人人皆虚?亦当察其人与证而施治之,斯无偏执之弊,所谓通方之学也。"③

世运不同④

叔季之世,人民虚薄,受补者常多,受克者常少。故补中、还少,日就增多;承气、抵当,日渐减少。奈何?今人之病十有九虚,医师之药百无一补,犹矜独得之秘,夭枉者比比,终不悔悟,悲夫!

四时用药例⑤

《经》曰:"必先岁气,毋伐天和。"⑥又曰:"升降浮沉则顺之,寒热温凉则逆之。"⑦故春宜辛温,薄荷、荆芥之类,以顺春升之气;夏

---

① "王太仆云"所述,语出《黄帝内经素问·至真要大论》王冰的注语。

② 此条所述,李中梓《本草通玄·用药机要》未载,系尤乘增补的内容。

③ "丹溪曰"所述,语本明代李中梓《颐生微论》卷二《风土论》所引朱丹溪语。

④ 此条所论,语出李中梓《本草通玄·用药机要》。补中、还少,指补中汤、还少丹。承气、抵当,指承气汤、抵当汤。

⑤ 此条所论,以李中梓《本草通玄·用药机要》为本,而"《经》曰""又曰"为尤乘增补的内容。"《经》又云""王好古曰"的内容,《本草通玄》亦见,但较《本草纲目》不完整,故尤乘以《本草纲目》卷一《序例·四时用药例》补全。

⑥ 必先岁气,毋伐天和:语出《黄帝内经素问·五常政大论》。

⑦ 本句见于王好古《此事难知》卷下《许先生论关中梁宽甫证》,亦见于朱震亨《格致余论·夏月伏阴在内论》。

宜辛热，生姜、香薷之类，以顺夏浮之气；长夏宜甘苦辛温，人参、白术、苍术、黄柏之类，以顺化成之气；秋宜酸凉，芍药、乌梅之类，以顺秋降之气；冬宜苦寒，黄芩、知母之类，以顺冬沉①之气，所谓顺时而养天和也。《经》又云："春省酸增甘，以养脾气；夏省苦增辛，以养肺气；长夏省甘增咸，以养肾气；秋省辛增酸，以养肝气；冬省咸增苦，以养心气。不伐天和，而又防其太过，所以体天地之大德也。"②

王好古曰："四时总以芍药为脾剂，苍术为胃剂，柴胡为时剂。十一脏皆取决于少阳，为发生之始故也。凡用纯寒纯热，及寒热相杂之药，并宜用甘草以调和之，惟中满者禁甘。"③

补气用参、芪，气主煦之也；补血用归、地，血主濡之也。然久病积虚，虽阴血衰涸，但以参、芪、术、草为主者，《经》所谓"无阳则阴无以生"④也。是以气药有生血之功，血药无益气之理。夫气药甘温，法天地春生之令，而发育万物，况阳气充则脾土受培，转输健运，由是食入于胃，变化精微，不特洒陈于六腑而气至，抑且和调五脏而血生，故曰气药有生血之功也。血药凉润，法天地秋肃之令，而收敛⑤万物，且粘滞滋润之性，在上则泥膈而减食，在下则滑肠而易泄，故曰血药无益气之理也。每见今医，疗虚热之症，往往以四物汤，或与知、柏、芩、连以投之，脾土受伤，上呕下泄，至死不悟，良可叹也。⑥

---

① 沉：原作"成"，《本草纲目》《本草通玄》俱作"沉"，据改。

② 此段语本《本草纲目》卷一《序例·四时用药例》。文中"又曰""又云"皆为李时珍化裁《黄帝内经素问》之语。

③ "王好古曰"所述，语本《本草纲目》卷一《序例·四时用药例》所引王好古语。

④ 无阳则阴无以生：语本《黄帝内经素问·四气调神大论》王冰注。

⑤ 收敛：李中梓《本草通玄·用药机要》作"凋落"。

⑥ 此段语出李中梓《本草通玄·用药机要》。

三法五治①

三法者，初、中、末也。初治之道，法当猛峻，因病得之新暴，感之浅，得之重，当以疾利之药急去之。中治之道，法当宽猛相济，为病得之非新非久，当以缓疾得中，养正去邪，相兼治之，仍逐时消息②，对症增减为法。末治之道，法当宽缓，谓药性平善，广服无毒，惟能安中养血气，盖为病久，邪气潜伏，故以善药养正而邪自去。五治者，和、取、从、折、属也。一曰和，假令小热之病，当以凉药和之，和之不已，次用取。二曰取，为热势稍大，当以寒药取之，取之不已，次用从。三曰从，为势既甚，当以温药从之。为药气温也，味随所为，或以寒因热用，味通所用，或寒以温用，或以汗发之，不已，又再折之。四曰折，为病势极甚，当以逆制之。制之不已，当以下夺之，下夺不已，又用属。五曰属，为求其属以衰之，因热深陷在骨髓，无法可出，故求其属以衰之。《经》曰"陷下者衰之"③是也。

医有八要④

《衍义》云："八要不审，病不能去，非病不去，医无可去之术也。故宜审辨，庶克有济。一曰虚，五虚是也。脉细、皮寒、气少、泄泻前后、饮食不进，此为五虚。二曰实，五实是也。脉盛、皮热、腹胀、前后不通、闷瞀，此五实也。三曰冷，脏腑受其积冷是也。四曰热，脏腑受其积热是也。五曰邪，非脏腑正病也。六曰正，非外邪所中

---

① 此条所论，李中梓《本草通玄·用药机要》未载，系尤乘增补的内容，语本王好古《此事难知·三法五治论》。

② 消息：指斟酌。

③ 陷下者衰之：《灵枢经·邪气脏腑病形》作"陷下者灸之"。

④ 此条所论，李中梓《本草通玄·用药机要》未载，系尤乘增补的内容。

也。七曰内，病不在外也。八曰外，病不在内也。审此八者，参之以脉，辨之以药，何有不可治之疾也。"①

《经疏》云："病在于阴，毋犯其阳；病在于阳，毋犯其阴。犯之者，是谓诛伐无过。病之热也，当察其源，火苟实也，苦寒、咸寒以折之；若其虚也，甘寒、酸寒以摄之。病之寒也，亦察其源，寒从外也，辛热、辛温以散之；动于内也，甘温以益之，辛热、辛温以佐之。《经》曰：'五脏者，藏精气而不泄者也，故曰满而不能实。'②是有补而无泄者，其常也。脏偶受邪，则泄其邪，邪尽则止。是泄其邪，非泄脏也。脏不受邪，毋轻犯也。世谓肝无补法，知其谬也。六腑者，传导化物糟粕者也，故曰实而不能满。③邪客之而为病，乃可攻也。中病乃已，毋尽剂也。病在于经，则治其经；病流于络，则及其络。经直络横，相维辅也。病从气分，则治其气，虚者温之，实者调之。病从血分，则治其血，虚则补肝、补脾、补心，实则为热、为瘀，热者清之，瘀者行之。因气病而及血者，先治其气；因血病而及气者，先治其血。因症互异，宜精别之。病在于表，毋攻其里；病在于里，毋虚其表。邪之所在，攻必从之。受邪为本，见证为标；五虚为本，五邪为标。譬如腹胀由于湿者，其来必速，当利水除湿，则胀自止，是标急于本也，当先治其标。若因脾虚渐成胀满，夜剧昼静，病属于阴，当补脾阴；夜静昼剧，病属于阳，当益脾气。是病从本生，本急于标也，当先治其本。举一为例，余可类推矣。病属于虚，宜治以缓。虚者，精气夺也。若属沉痼，亦必从缓。治虚无速法，亦无巧法。盖病已沉痼，凡欲施治，宜有次第，故亦无速法。病属于实，宜治以急。实者，邪气胜也。邪不速逐，则为害滋蔓，故治实无迟法，却有巧法。

---

① "《衍义》云"所述，语本北宋寇宗奭《本草衍义·序例上》。

② "《经》曰"所述，语本《黄帝内经素问·五脏别论》。

③ "六腑者"至"故曰实而不能满"：语本《黄帝内经素问·五脏别论》。

此病机缓急一定之法也。"①

脏气法时用药②

夫四时之气，行乎天地之间，人处其中，亦必因之而感者，其常也。春气生而升，夏气长而散，长夏之气化而软，秋气收而敛，冬气藏而沉。人身之气，自然相通。是故生者顺之，长者敷之，化者坚之，收者肃之，藏者固之。此药之顺乎天者也。春温夏热，元气外泄，阴精不足，药宜养阴；秋凉冬寒，阳气潜藏，勿轻开通，药宜养阳。此药之因时制宜，补不足以和其气者也。然而一气之中，初中末异；一日之内，寒燠或殊。假令大热之候，人多冒暑，忽发冰雹，亦复感寒。由先而感③者暑病，由后而感则为寒病。病暑者，投以暑药；病寒者，投以寒药。此药之因时制宜，以合乎权，乃变中之常也。此时令之不齐，所宜审也。假令阴虚之人，虽当隆冬，阴精亏竭，水既不足，不能制火，则阳无所依，外泄为热，或反汗出，药宜益阴，地黄、五味、鳖甲、枸杞之属是已。设从时令，误用辛温，势必立毙。假令阳虚之人，虽当盛夏，阳气不足，不能外卫其表，表虚不任风寒，洒淅战栗，思得热食，及御重裘，是虽天令之热，亦不足以敌其真阳之虚，病属虚寒，药宜温补，参、芪、桂、附之属是已。设从时令，误用苦寒，亦必立毙。此药之舍时从症者也。假令素病血虚之人，不利苦寒，恐其损胃伤血。一旦中暑，暴注霍乱，须用黄连、滑石以泄之；本不利升，须用葛根以散之。此药之舍症从时者也。从违之际，权其轻重耳。至于四气所伤，因而致病，则各从所由。是故《经》曰：

---

① "《经疏》云"所述，语本明代缪希雍《神农本草经疏》卷一《治法提纲》。

② 此条所论，李中梓《本草通玄·用药机要》未载，系尤乘增补的内容，语本缪希雍《神农本草经疏》卷一《脏气法时并四气所伤药随所感论》。

③ 感：原作"感寒"，于义不通，《神农本草经疏》作"感"，据改。

"春伤于风，夏生飧泄。"① 药宜升之、燥之，升麻、羌活、防风、柴胡之属是已。"夏伤于暑，秋必痎疟。"② 药宜清暑益气，以除寒热，石膏、知母、干葛、麦冬、橘皮、参、苓、术之属是已。邪若内陷，必便脓血，药宜清暑消滞，专保胃气，黄连、滑石、芍药、升麻、人参、莲实、扁豆、甘草之属是已。"秋伤于湿，冬必咳嗽。"③ 药宜燥湿清热，和表降气保肺，桑白皮、石膏、薄荷、杏仁、甘草、桔梗、苏子、枇杷叶之属是已。"冬伤于寒，春必病温。"④ 邪初在表，药宜辛寒、苦温、甘寒、苦寒，以解表邪，兼除内热，羌活、石膏、干葛、前胡、知母、竹叶、柴胡、麦冬、荆芥、甘草之属是已。至夏变为热病，六经传变，药亦同前。散之贵早，治在后时，邪结于里，上则陷胸，中下承气⑤，中病乃已，慎毋尽剂。勿懵勿忒，能事毕矣。已上皆四时六气所伤致病，并症重舍时，时重舍症，用药主治之大法，万世遵守之常经，圣哲复起，不能易已。所云六气者，即风、寒、暑、湿、燥、火是已。过则为淫，故曰六淫。淫则为邪，以其为天之气，从外而入，故曰外邪。邪之为中，各有其地，在表治表，在里治里，表里之间，则从和解。病有是症，症有是药，各有司存，不相越也。此古人之定法，治病之轨则也。

和剂治法⑥

夫虚实者，诸病之根本也。补泻者，治疗之纲纪也。何谓虚？

---

① 春伤于风，夏生飧泄：语出《黄帝内经素问·阴阳应象大论》。

② 夏伤于暑，秋必痎疟：语出《黄帝内经素问·阴阳应象大论》。

③ 秋伤于湿，冬必咳嗽：语本《黄帝内经素问·阴阳应象大论》。

④ 冬伤于寒，春必病温：语本《黄帝内经素问·阴阳应象大论》。

⑤ 此句中陷胸、承气分别指陷胸汤、承气汤。

⑥ 此条所论，李中梓《本草通玄·用药机要》未载，系尤乘增补的内容，语本缪希雍《神农本草经疏》卷一《论制方和剂治疗大法》。

五脏六腑虚所生病也。何谓实？五脏六腑实所生病也。《经》云："真气夺则虚，邪气胜则实。"①"虚则补之，实则泻之。"② 此万世之常经也。以补为泻，是补中有泻也；以泻为补，是泻中有补也。譬如参、芪、炙甘草之退劳倦气虚发热；地黄、黄柏之滋水坚肾，以除阴虚潮热，是补中之泻也；桑根白皮之泻肺火，车前子之利小便除湿，是泻中有补也。升降者，病机之要最也。升为春气，为风化，为木象，故升有散之之义；降为秋气，为燥化，为金象，故降有敛之之义。饮食劳倦，则阳气下陷，宜升阳益气。泻利不止，宜升阳益胃。郁火内伏，宜升阳散火。滞下不休，宜升阳解毒，开胃除热。因湿洞泻，宜升阳除湿。肝木郁于地中，以致少腹作胀、作痛，宜升阳调气。此病宜升之类。阴虚则水不足以制火，火空则发而炎上。其为证也，为咳嗽，多痰，吐血，鼻衄，齿衄，头痛，齿痛，眼痛，头眩，晕，眼花，恶心，呕吐，口苦舌干，不眠，寒热，骨蒸，是为上盛下虚之候。宜用苏子、麦冬、枇杷叶、白芍、五味子之属以降气，气降则火自降，而气自归元；又益之以滋水添精之药，以救其本，则诸症自瘳。此病宜降之类也。设宜降也妄升，当升而反降，将使轻变重，重必死矣。

论塞因塞用，通因通用，寒因热用，热因寒用，用热远热，用寒远寒③

《经》曰"塞因塞用"④，譬之脾虚中焦作胀，肾虚气不归元，致上

---

① 此句《黄帝内经素问·通评虚实论》作"邪气盛则实，精气夺则虚"。

② 此句《黄帝内经素问·三部九候论》作"实则泻之，虚则补之"。

③ 此条所论，李中梓《本草通玄·用药机要》未载，系尤乘增补的内容，语本缪希雍《神农本草经疏》卷一《论塞因塞用，通因通用，寒因热用，热因寒用，用热远热，用寒远寒》。

④ 塞因塞用：语出《黄帝内经素问·至真要大论》。此条后文所谓"通因通用""寒因热用""热因寒用"皆语出此篇。

焦逆满，用人参之甘以补元气，五味子之酸以收虚气，则脾得补而胀自消，肾得补而气自归元，上焦清泰而逆满自平矣。"通因通用"者，譬如伤寒挟热下利，或中有燥粪，必用调胃承气汤，下之乃安；滞下不休，得六一散清热除积而愈，皆其义也。"寒因热用"者，是药本寒也，而又佐之以热；"热因寒用"者，是药本热也，而反佐之以寒，则无拒格之患。故曰："必先其所主，而伏其所因也。"[①] 用热远热者，是病本于寒，法应[②] 热治，所投热治，仅使中病，毋令过焉，过则反生热病，所谓者此耳。用寒远寒，义亦同也。

虚实论[③]

《经》曰："邪气盛则实，精气夺则虚。"[④] 又曰："邪之所凑，其气必虚。"[⑤] 凡言虚者，精气夺也；凡言实者，邪气胜也。是故虚则受邪，邪客为实，法先攻邪，邪尽治本，邪犹未尽，勿轻补益，犯之者，是谓实实。精者，阴也；气者，阳也。设被削夺，是五脏之阴精、阳气皆虚也。宜从其类以补之，阴精虚者补阴精，阳气虚者益阳气，一切克伐攻击之药，概勿施用，犯之者，是谓虚虚。《经》曰："实实虚虚，损不足而益有余。如是者，医杀之耳。"[⑥] 戒哉！

---

① 必先其所主，而伏其所因也：《黄帝内经素问·至真要大论》作"必伏其所主，而先其所因"。

② 应：原作"因"，据缪希雍《神农本草经疏》改。

③ 此条所论，李中梓《本草通玄·用药机要》未载，系尤乘增补的内容，语本缪希雍《神农本草经疏》卷一《通评虚实论》。

④ 邪气盛则实，精气夺则虚：语出《黄帝内经素问·通评虚实论》。

⑤ 邪之所凑，其气必虚：语出《黄帝内经素问·评热病论》。

⑥ "《经》曰"所述，语本《难经·十二难》。

治虚宜护胃气①

夫胃气者,即后天元气也,以谷气为本。是故《经》曰:"脉有胃气曰生,无胃气曰死。"②又曰:"安谷则昌,绝谷则亡。"③可见先天之气,纵有未全,而他脏不至尽伤。独胃气偶有伤败,以至于绝,则死矣。谷气譬国家之饷道也,饷道一绝,则万众立散,胃气一败,则百药难施。若阴虚,若阳虚,若中风,或中暑,乃至泻利滞下,胎前产后,丁肿痈疽,疮疹惊疳,靡不以保护胃气、补养脾气为急务也。故益阴宜远苦寒,益阳宜防泄气,驱风勿过燥散,消暑毋轻下通,泻利勿加消导。滞下之忌芒硝、巴豆、牵牛,胎前泄泻之忌当归,产后寒热之忌芩、连、栀子,丁肿痈毒之未溃忌当归,痘疹之不可妄下。其他内外诸病,应设药物之中,凡与胃气相违者,概勿施用,宜加三思。

诸病惟虚与火为难治④

《经》曰:"精气夺则虚。"⑤又曰:"邪之所凑,其气必虚。"⑥虚者,

---

① 此条所论,李中梓《本草通玄·用药机要》未载,系尤乘增补的内容,语本缪希雍《神农本草经疏》卷一《论治阴阳诸虚病皆当以保护胃气为急》。

② 脉有胃气曰生,无胃气曰死:《黄帝内经素问·平人气象论》作"脉无胃气亦死",而"脉有胃气曰生"是后人发挥此句而来,例如元代滑寿《难经本义》注释第十五难:"有胃气则生,胃气少则病,无胃气则死。"缪希雍《神农本草经疏》袭用前人之说,将"脉有胃气曰生"也视为了《黄帝内经素问》之语。

③ 安谷则昌,绝谷则亡:南宋杨士瀛《仁斋直指》卷六《辩内伤饮食用药所宜所禁》引用"《经》曰"此语。此说化裁自《灵枢经·平人绝谷》。

④ 此条所论,李中梓《本草通玄·用药机要》未载,系尤乘增补的内容,语本缪希雍《神农本草经疏》卷一《论诸病惟虚与火为难治》。

⑤ 精气夺则虚:语出《黄帝内经素问·通评虚实论》。

⑥ 邪之所凑,其气必虚:语出《黄帝内经素问·评热病论》。

空也，无也。譬诸国内空虚，人民离散，则百祸易起。病之虚者，亦犹是已。是故《经》曰："不能治其虚，安问其余？"[1]盖言虚为百病之本也。夫火者，阳也，气也，与水为对待者也。水为阴精，火为阳气，二物匹配，名曰阴阳和平，亦名少火生气，如是则诸病不作矣。设不善摄养，以至阴亏水涸，则火偏胜，阴不足，则阳必凑之，是谓阳盛阴虚，亦曰壮火食气。是知火即气也，气即火也。一而二，二而一者也。东垣亦曰"火与元气不两立"[2]，亦指此也。譬诸水性本流、本寒，过极则凝而不流，为层冰矣，解则复常，非二物也。盖平则为水火既济，当斯时也，火即真阳之气矣。及其偏也，则即阳气而为火也。始于元气不两立，而成乖否之象矣。故戴人[3]亦曰："莫治风，莫治燥，治得火时风燥了。"[4]人苟解此，则已达阴阳水火之原，曲畅旁通，何施不可？正指火之变态多端，其为病也非一，了此则其余皆可辨矣。

治气三法[5]

《经疏》云："一补气。气虚宜补之，如人参、黄芪、羊肉、小麦、糯米之属是也。二降气、调气。降气者，即下气也。虚则气升，故法宜降。其药之轻者，如紫苏子、橘皮、麦冬、枇杷叶、芦根汁、甘蔗。其重者，如番降香、郁金、槟榔[6]之属。调者，和也。逆则宜和，和则

---

① 不能治其虚，安问其余：语本《难经·七十五难》。

② 火与元气不两立：语出李杲《脾胃论》卷上《脾胃虚实传变论》。

③ 戴人：金代医家张从正，字子和，号戴人，睢州考城（今河南兰考）人，著有《儒门事亲》。

④ "戴人亦曰"所述，语本张从正《儒门事亲》卷十四《辨十二经水火分治法》。

⑤ 此条所论，李中梓《本草通玄·用药机要》未载，系尤乘增补的内容，语本缪希雍《神农本草经疏》卷一《论治气三法药各不同》。

⑥ 槟榔：原作"梹郎"，今规范名称为"槟榔"，以下径改。

宜调也。其药如木香、沉水香、白豆蔻、缩砂仁、香附、乌药、橘皮之类。三破气。破者，损也。实则宜破，如少壮之人暴怒气壅之类，然亦可暂不可久。其药如枳实、青皮、枳壳、牵牛之属。盖气分之病，不出三端，治之之法，及所主之药，皆不可混滥者也，误则使病转剧。世多不察，故表而出之。"

治血三法[①]

《经疏》云："血虚宜补之。虚则发热及内热，法宜甘寒、甘平、酸寒、酸温，以益营血。药用生地黄[②]、熟地黄、白芍药、炙甘草、酸枣仁、牛膝、龙眼肉、鹿角胶、肉苁蓉、甘枸杞、甘菊花、人乳之属。血热者宜清之、凉之。热则为痈疽疮毒，为鼻衄、牙宣，为牙龈肿，为舌上出血，为舌肿，为血崩，为赤淋，为月事先期，为热入血室，为赤游丹毒，为眼暴赤痛。法宜酸寒、苦寒、咸寒、辛凉，以除实热。药用童便、牡丹皮、赤芍药、生地黄、黄芩、犀角、地榆、大小蓟、茜根、黄连、山栀、大黄、青黛、天冬、玄参、荆芥之属。血瘀宜通之。瘀必发热发黄，作痛作肿，及结块癖积。法宜辛温、辛热、辛平、辛寒、甘温，以入血通行，佐以咸寒，乃可软坚。药用当归、红花、桃仁、苏木、五灵脂、蒲黄、姜黄、肉桂、郁金、京三棱、延胡索、没药、虻虫、干漆、自然铜、韭汁、童便、牡蛎、芒硝之属。盖血为营阴也，有形可见，有色可察，有症可审者也。病既不同，药亦各异，治之之法，要在合宜，倘失其宜，为害不浅。"

[①] 此条所论，李中梓《本草通玄·用药机要》未载，系尤乘增补的内容，语本缪希雍《神农本草经疏》卷一《论治血三法药各不同》。

[②] 生地黄：缪希雍《神农本草经疏》无此三字。

吐血三要[1]

仲醇[2]云："吐血宜降气，不宜降火。气有余，即是火，气降则火降，火降则气不上升，血随气行，故血无上溢之患矣。降火必用寒凉之剂，寒凉伤胃，胃气伤则脾不能统血，血愈不能归经矣。今之治吐血者，大患有二：一则专用寒凉之品，如芩、连、栀、柏、知母、青黛、柿饼、四物之类，往往伤脾作泻，以致不救；一则专用人参，肺热伤肺，咳逆愈甚。亦有用参而愈者，此是气虚喘嗽，气属阳，不由阴虚火炽所致，然亦百不一二也。宜以白芍药、炙甘草制肝；枇杷叶、麦冬、薄荷、橘红、贝母清肺；苡仁、山药、茯苓[3]养脾；韭汁、番降香、真苏子下气；青蒿、鳖甲、银柴胡、牡丹皮、地骨皮补阴清热；酸枣仁、白茯神养心；山茱萸、枸杞子、牛膝、杜仲[4]补肾。此累试辄验之方。然阴无骤补之法，非多服药不效。病家欲速，医家张皇无主，百药杂试以致殒，覆辙相寻而不悟，悲夫！"

"吐血宜行血，不宜止血。血不循经络者，气逆上壅也。夫血得热则行，得寒则凝，故降气行血，则血循经络，不求其止而自止矣。止之则血凝，血凝必发热恶食，及胸胁痛，病日沉痼矣。"

"吐血宜补肝，不宜伐肝。《经》曰'五脏者，藏精气而不泻者也'[5]，'肝为将军之官'[6]，'主藏血'[7]。吐血者，肝失其职也。养肝则

---

[1] 此条所论，李中梓《本草通玄·用药机要》未载，系尤乘增补的内容，语本缪希雍《神农本草经疏》卷一《论治吐血三要》。

[2] 仲醇：明代医家缪希雍，字仲淳。淳，古同醇。

[3] 茯苓：《神农本草经疏》未见"茯苓"二字，当为尤乘所加。

[4] 杜仲：《神农本草经疏》未见"杜仲"二字，当为尤乘所加。

[5] 五脏者，藏精气而不泻者也：语本《黄帝内经素问·五脏别论》。

[6] 肝为将军之官：语本《黄帝内经素问·灵兰秘典论》。

[7] 主藏血：语本《黄帝内经素问·调经论》"肝藏血"。

肝气平,而血有所归,伐之则肝不能藏血,血愈不止矣。"

制用论[①]（七方十剂）

刘完素[②]曰:"制方之体,欲成七方十剂之用者,必本于气味也。寒、热、温、凉,四气生于天;酸、苦、辛、咸、甘、淡,六味成乎地。是以有形为味,无形为气。气为阳,味为阴。阳气出上窍,阴味出下窍。气化则精生,味化则形长。故地产养形,形不足者温之以气;天产养精,精不足者补之以味。辛甘发散为阳,酸苦涌泄为阴;咸味涌泄为阴,淡味渗泄为阳。辛散、酸收、甘缓、苦坚、咸软,各随五脏之症,而制药性之品味。故方有七,剂有十。方不七,不足以尽剂之用[③]。方不对症,非方也;剂不蠲疾,非剂也。此太古设绳墨而取曲直,叔世[④]出规矩以为方圆。夫物各有性,制而用之,变而通之,施于品剂,其功用岂有穷哉? 如是有因其性而用者,有因其所胜而为制者,有气相同则相求者,有气相克则相制者,有气有余而补不足者,有气相感则以意使者,有质同而性异者,有名异而实同者。故蛇之性上窜而引药,蝉之性外蜕而治翳,虻饮血而用以治血,鼠善穿而用以治漏,所谓因其性而为用者如此。弩牙速产,以机发而不括也;杵糠下噎,以杵筑下也,所谓因其用而为使者如此。浮萍不沉水,可以胜湿;独活不摇风,可以治风,所谓因其所胜而为制也如此。麻,

---

① 此条所论,李中梓《本草通玄·用药机要》未载,系尤乘增补的内容,语本《本草纲目》卷一《序例·十剂》所引刘完素语,与刘完素《素问病机气宜保命集》卷上《本草论》所载略有不同。

② 刘完素:金代医家,字守真,自号通玄处士,河间（今河北河间）人,故称刘河间,著有《素问玄机原病式》《素问病机气宜保命集》《黄帝素问宣明论方》等。

③ 尽剂之用:《本草纲目》卷一《序例·十剂》所引刘完素语作"尽方之变",且此句之后尚有"剂不十,不足以尽剂之用"一句,尤乘引用时有所缺漏。

④ 叔世:指乱世、末世。

木谷而治风;豆,水谷而治水,所谓气相同则相求者如此。牛,土畜,乳可以止渴疾;豕,水畜,心可以镇恍惚,所以因其气相克则相制也如此。熊肉振赢,兔肝明视,所谓其气有余补不足也如此。鲤之治水,鹜之利水,所谓因其气相感也则以其意使者如此。蜜成于蜂,蜜温而蜂寒;油生于麻,麻温而油寒,此同质而异性也。蘼芜生于芎䓖,蓬蘽[①]生于覆盆,此名异而实同也。如此之类,不可枚举。故触类而长,莫不有自然之理也。欲为医者,上知天文,下知地理,中知人事,三者俱明,然后可以语人之疾病。否则无目夜行,动必颠蹶,而欲愈疾者,未知有也。"

七方[②]

大方之说有三:有药力雄猛之大,有品味数多之大,有分两数多之大。此治下焦,疗大病之法也。

小方之说有三:有病势轻浅,不必雄猛之小;有病在上焦,宜分两轻微之小;有病无兼症,宜君一臣二之小。此治轻浅在上之症也。

缓方之说有六:有甘以缓之之说,有缓则治本之说,有缓以用丸之说,有品位众多之缓,有无毒治病之缓,有气味俱薄之缓。此治久病弱症之法也[③]。

急方之说有五:有宜急治之急,有汤液荡涤之急,有毒味性烈之急,有急则治标之急,有气味俱厚之急。此治急病之法也。

奇方之说有二:有独用一物之奇,有一、三、五、七、九之奇。此宜下不宜汗也。

偶方之说有三:有两味配合之偶,有二方合用之偶,有二、四、

---

① 蘽:原作"蘽",据《本草纲目》改。
② 此条所论,语本李中梓《本草通玄·用药机要》。
③ 此治久病弱症之法也:李中梓《本草通玄》无此句,系尤乘增补。

六、八、十之偶。偶方宜下不宜汗也。（桂枝汗药，反以五味成奇；承气下药，反以四味成偶，亦当别有法乎？）

复方之说有三：有二三方及数方相合之复，有本方之外复加他味之复，有分两均齐之复。（王太仆以偶为复，今七方有偶又有复。岂非偶乃二方相合，复乃数方相合乎？）此治痼疾之法也。

十剂[①]

宣剂。宣可去壅，生姜、橘皮之属。壅者，塞也；宣者，布也，散也。郁塞之病，不升不降，必宣布敷散之。如气郁，有余，香附、抚芎开之；不足，补中益气运之。火郁，微则山栀、青黛[②]散之，甚则升阳解肌以发之。湿郁，微则苍术、白芷以燥之，甚则风药以胜之。痰郁，微则南星、橘皮以化之，甚则瓜蒂、藜芦以涌之。血郁，微则桃仁、红花以行之，甚则或吐或下以逐之。食郁，微则山楂、神曲以消之，甚则上涌下泄以去之，皆宣剂也。

通剂。通可去滞，通草、防己之属。滞者，留滞也。湿热留于气分而痛痹、癃闭，宜淡味下降，通利小便，而泄气中之滞，通草是也。湿热留于血分而痛痹、癃闭，宜苦寒下引，通其前后，泄血中之滞，防己是也。

补剂。补可去弱，人参、羊肉之属。形不足者，补之以气，人参是也。精不足者，补之以味，羊肉是也。

泄剂。泄可去闭，葶苈、大黄之属。"闭"字作"实"字看，"泄"字作"泻"字看。实者泻之，葶苈泻气实而利小便，大黄泻血实而通

---

① 十剂：十剂之说，尚志钧从《备急千金要方》考证，认为是唐代陈藏器《本草拾遗》所提出。历代本草对十剂之说，多有增补。此条所论，除文末所引张从正语为尤乘增补的内容外，其余皆语本李中梓《本草通玄·用药机要》。

② 青黛：原作"青代"，据李中梓《本草通玄》改。

大便。

轻剂。轻可去实，麻黄、葛根之属。"实"字亦作"闭"字看[1]。表闭者，风寒伤营，腠理闭密而为发热头痛，宜麻黄轻扬之剂，发其汗而表自解。里闭者，火热抑郁，皮肤干闭而为烦热昏瞀，宜葛根轻扬之剂，解其肌而火自散。上闭有二：一则外寒内热，上焦气闭，发为咽痛，宜辛凉以扬散之；一则饮食寒冷，抑遏阳气在下，发为痞满，宜扬其清抑其浊。下实亦有二：阳气陷下，里急后重，至圊不能便，但升其阳而大便自顺，所谓下者举之也；燥热伤肺金，金气膹郁，窍闭于上，而膀胱亦闭于下，为小便不利，以升麻之类探而吐之，上窍通则下窍利，所谓病在下取之上也。

重剂。重可去怯，磁石、铁粉之属。重剂凡四：有惊则气乱魂飞者，有怒则气上发狂者，并用雄黄、铁粉以平其肝；有神不守舍而健忘不宁者，宜用朱砂、紫石英以镇其心；有恐则气下而如人将捕者，宜用磁石、沉香以安其肾。

滑剂。滑可去著[2]，冬葵子、榆白皮之属。著者，有形之邪留著于经络脏腑，如屎溺、浊带、痰涎、胞胎、痈肿之类，宜滑药以去其留滞之物。此与通以去滞，略相类而实不同。通草、防己淡渗，去湿热无形之邪；葵子、榆皮甘滑，去湿热有形之邪。故彼曰滞，此曰著也。

涩剂。涩可去脱，牡蛎、龙骨之属。脱者，气脱、血脱、精脱、神脱也。脱则散而不收，用酸涩温平以敛其耗散。夫汗出、便泻、遗溺，皆气脱也；肠风、崩下、血厥，皆血脱也；流精、骨痿，精脱也。龙骨、牡蛎、五味子、五倍子、粟壳、棕灰、诃子、石脂，皆涩药也。如气脱，兼参、芪；血脱，兼归、地；精脱，兼龟、鹿。至夫脱阳者见鬼，脱阴者目盲，此神脱也，去死不远，无药可治。

---

① "实"字亦作"闭"字看：李中梓《本草通玄》无此句，系尤乘增补。

② 著：原作"着"，据后文改。

燥剂。燥可去湿，桑白皮、赤小豆之属。外感之湿，由于水岚雨露；内伤之湿，由于茶酒蔬果。夫风药可以胜湿，淡药可以渗湿。桑皮、赤小豆，本非燥剂，以其能利水也。

湿剂。湿可去枯，白石英、紫石英之属。"湿"字，要作"润"字看。枯者，燥也，血液枯而成燥。上燥则渴，下燥则结，筋燥则挛，皮燥则揭，肉燥则裂，骨燥则枯。养血则当归、地黄，生津则门冬、五味，益精则苁蓉、枸杞，不独石英为润剂也。

张从正曰："湿即润剂，与滑相类，少有不同。《经》云'辛以润之'[1]，辛能走气、能化液故也。硝[2]味虽咸，属真阴之水，诚濡枯之上药也。人有枯涸皴揭之病，非独金化，盖有火以乘之，故非湿剂不能愈。"[3]

药有新陈所宜[4]

宜陈者，枳实、陈皮、半夏、麻黄、吴茱萸之类。宜新者，人参、白术、当归、泽泻之类。苟不拣选，何效之有？至于地道出产，性味亦别。诗云"老医迷旧病，朽药误新方"[5]，其斯之谓欤！

制剂有义[6]

药有宜丸，宜散，宜水煎者，宜酒渍者，宜煎膏者，亦有一物兼

---

① 辛以润之：语出《黄帝内经素问·脏气法时论》。

② 硝字前原有"咸"字，衍。据张从正《儒门事亲》改。

③ "张从正曰"所述，语本张从正《儒门事亲》卷一《七方十剂绳墨订》。

④ 此条所论，语本李中梓《本草通玄·用药机要》。

⑤ 老医迷旧病，朽药误新方：语本唐代耿沣《秋晚卧疾寄司空拾遗曙卢少府纶》。

⑥ 此条所论，李中梓《本草通玄》记载较为简略，尤乘有所增补。除末段语本缪希雍《先醒斋医学广笔记·煎药则例》外，其余皆语本缪希雍《先醒斋医学广笔记·药剂丸散汤膏各有所宜不得违制》。

宜者,亦有不可入汤、酒者,并随药性,不可过越。汤者,荡也^①,煎成清汁是也,去大病用之。散者,散也^②,研成细末是也,去急病用之。膏者,熬成稠膏也。液者,捣鲜药而绞自然真汁是也。丸者,缓也^③,作成丸粒也,不能速效,舒缓而治也。渍酒者,以酒浸药也。有宜酒渍以助其力,如地黄、当归、黄柏、知母,阴寒气味,假酒力而行气血也。有用药细剉^④如法,煮酒密封,早晚频饮,以行经络,或补或攻,渐以取效是也。凡诸汤用酒,临熟加之。细末者,不循经络,止去胃中及脏腑之疾^⑤,及肺病咳嗽为宜。气味厚者白汤调,气味薄者煎之和渣^⑥服。丸药去下部之病者,极大而光且圆;治中焦者次之;治上焦者极小。面糊丸,取其迟化,直至下焦。用酒取散,用醋取收。如半夏、南星,欲去湿者,以生姜汁稀糊丸,取其易化也;汤泡蒸饼尤易化,滴水更易化。炼蜜丸,取其迟化而气循经络也。蜡丸者,取其难化而迟取效也。

　　凡修合丸药,用蜜止用蜜,用饧止用饧,勿交杂用。且如丸药,用蜡取其能固护药之气味,势力全备,以过关膈而作效也。今若投蜜相和,虽易为丸,然下咽亦易散化,如何得到脏中?若其更用毒药,则便与人作病,不徒无益,而反害之,全非用蜡之本意。

---

① 天头批注:"荡涤其邪锋。"语本李中梓《本草通玄·用药机要》。

② 天头批注:"解散其结塞。"语本李中梓《本草通玄·用药机要》。

③ 天头批注:"缓养其正气。"语本李中梓《本草通玄·用药机要》。

④ 剉:原作"挫",据缪希雍《先醒斋医学广笔记》改。在古汉语中,"剉"有刀斫、刀切之义,如《康熙字典》所载"剉……【玉篇】去芒角也。斫也。【六书故】斩截也"。依据当前第7版《现代汉语词典》,"剉"为"挫""锉"的异体字,但"挫""锉"均无刀斫、刀切之义。故遵从古汉语。下同。

⑤ 疾:缪希雍《先醒斋医学广笔记》作"积"。

⑥ 渣:原作"查",据缪希雍《先醒斋医学广笔记》改。查,古同"渣"。

炼蜜法①，每蜜一斤，加水四两，待滚熟掠去沫，至滴水不散为度，则经久不坏。和末作丸，要乘热蜜和之，臼内捣千百杵，自然软熟，容易作条，好丸也。《衍义》②云："每蜜一斤，只炼得十二两。"③

凡丸散作末，先须细切晒燥，乃捣之。有各捣者，有合捣者。其润湿之品，如天麦冬④、地黄辈，皆先切晒之独捣，或以新瓦慢火焙燥，退冷捣之，则为细末。若入众药，随以和之，少停回润，则难为力矣。凡湿药焙燥，皆大耗蚀，当先增分两，待燥秤之乃准。若汤酒中，不须如此。

凡合丸药，用密绢令细。筛散药，尤宜精细。若捣丸，必于臼内捣千余下，色理和同为佳。

凡药浸酒，皆须切细，生绢袋盛，乃入酒密封，随寒暑日数，视其浓烈，便可漉出，不须待酒尽也。渣则曝燥⑤，微捣，更渍饮之，亦可为散服。

凡合膏，或以酒，或水，或油，须令淹浸密覆。至煮膏时，当三上三下，以泄其热势，令药味得出，上之使匝匝沸，下之，要沸静良久，乃上之。如有韭白在中者，以可折、两段焦黄为度；如有白芷、附子者，亦令小黄为度。绞膏要以新布，若是可服之膏，滓亦可以酒煮饮之；可摩之膏，渣亦宜傅患处，盖亦兼收其药力也。

---

① 炼蜜法：原目录列为小标题，但正文未列，以正文为准。另，"炼蜜法"至"则经久不坏"，并非出自《先醒斋医学广笔记》，而是语本李中梓《本草通玄·用药机要》。

②《衍义》：《先醒斋医学广笔记》文中作"《衍义》"，误。当为《雷公炮炙论》。

③ 每蜜一斤，只炼得十二两：语本《雷公炮炙论》，见《证类本草》卷二十"石蜜"条所引。

④ 天麦冬：缪希雍《先醒斋医学广笔记》作"天门冬"。

⑤ 渣则曝燥：原作"查则暴燥"，据缪希雍《先醒斋医学广笔记》改。暴，古同"曝"。

凡汤酒药中，用诸石药，皆细捣之，以新绢裹之，内中。《衍义》云："石药入散，如钟乳石之类，用水研乳极细，必要二三日乃已，以水漂澄极细，方可服饵，不但捣细以绢裹之便已。"[1]凡膏中，用雄黄、朱砂等，皆当令研如面，俟膏毕，乃投入，以物杖搅之。不尔，沉聚在下，不匀。

凡草药烧灰为末，如荷叶、柏叶、茅根、蓟根、十灰散[2]类，必烧焦枯，用器盖覆以存性。若如烧燃柴薪，煅成死灰，性亦不存，而罔效矣。

凡有膏油等，如桃杏、麻仁辈，皆另捣如膏，乃以内成众末中，旋次下臼，合研令匀。

凡汤药中，用一切完物，俱令劈破研碎，如苏子、豆蔻、莲子有皮壳等，如米之在谷，即煮之终日，米终不熟。及一切辛香开导之味，用入汤剂，先令众味煎好，然后入煎，略沸几次，则香气不散；不尔，气味皆散，功效难求。

修制法[3]

陈嘉谟[4]曰："制药贵在适中，不及太过，生熟各性。火有四：煅、炮、炙、炒也。水有三：洗、泡、渍也。水火共制，蒸、煮二焉。法造虽多，不离乎此。（煅则通红，炮则烟起，炒则黄而不焦，焙则燥而不黄。洗，去尘土也；泡，去烈性也；渍，取其气味兼尽也。）酒制升提，咸制润下。

---

[1] 以上所引《衍义》语，不见于今传本《本草衍义》。缪希雍《先醒斋医学广笔记》所引不知何据。

[2] 十灰散：出自元代葛可久《十药神书》，由大蓟、小蓟、荷叶、侧柏叶、白茅根、茜草根、栀子、大黄、牡丹皮、棕榈皮各等分，烧灰为末，修治。

[3] 此条所论，李中梓《本草通玄》所载较略，尤乘据陈嘉谟《本草蒙筌·制造资水火》增补。

[4] 陈嘉谟：明代医家，字廷采，祁门（今安徽祁门）人，撰有《本草蒙筌》。

姜取温散,醋取收敛。便制,减其温;蜜制,润其燥。米泔制,去燥性而和中;乳汁制,枯而生血。东壁土,取其入中;麦麸,借其谷气。酥炙者易脆,去穰者宽中,抽心者除烦,去壳者解闭,去尖者退锐。乌豆汤、甘草汤浸曝,并解毒性;羊酥油、猪脂油涂炙,咸令脆断。大概具陈,学者熟玩。"

用水①

煎药用水,各有其宜。中虚者,当用春雨水,取其发生。火旺者,宜用冰雪水,取其性寒。气凝、血滞、痰阻、便闭者,宜急流水,取其行而不滞。失血、遗精、溺多、肠泄者,宜井花水,取其止而不流。吐逆、喘嗽、胀满,宜东流水,取其顺下。阴不升、阳不降,宜甘澜水,取其调和。

煎法火候并服法②

煎药宜用银瓦器,忌用铜铁器,令老诚小心人看守,器须洁净,水须新汲。补药须封固,慢火久煎。利药须露顶,急火速就。热药宜冷服,冷药宜热服。上焦药,徐徐服;下焦药,急急服。

凡服膏子药,噙在口中,慢慢咽下,所谓在上者,服药不厌频而少之意也。汤调顿服,即非古人立膏子之意矣。何不随煎随服,乃用陈久之膏耶?凡病在上焦者,先食而后药;病在下焦者,先药而后食。病在上者,不厌频而少;病在下者,不厌频而多。少服则滋荣于上,多服则峻补于下。又服药留气法:凡服药须热饮为妙,倘不耐热,以水噀药面上,使气收在内不走也。

---

① 此条所论,语本李中梓《本草通玄·用药机要》。

② 此条所论,除"服药留气法"外,皆语本李中梓《本草通玄·用药机要》。

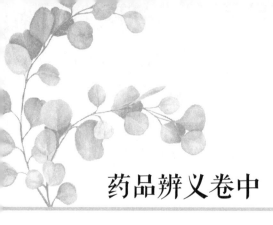

药品辨义卷中

气 药 类

（凡气药皆属辛香。辛香则通气，取其疏利导滞，为快气、破气、行气、清气、顺气、降气、提气之用，非补气药也。肺药、脾药门，有补气之品剂。）

桔梗、陈皮，主治气膈，为升提开散之品。

桔梗

属阴，体干，色白而淡黄，气和，味微苦，（云带辛，非。）性凉，（云温，非。）能升，力主开提，升气以利膈，性气味俱薄。入肺、脾二经，故属阴也。

桔梗[1]是根，根主上行，其气味俱薄而清，轻清者升，是以专入肺经，与甘草并用，为舟楫之剂。如入凉膈散，偕硝、黄诸品，以导胸中，使不峻下；入四物汤，同归、芍等，以治咽嗌，取其居于上焦，

---

[1] 天头批注："或问：桔梗为舟楫之品，浮而不沉者也，何以下气？生洲曰：桔梗甘而微苦，为阳中之少阴，甘者恋膈，苦者下气，故初则恋膈，久制下气。人能通气于地道也。"此批注虽标为"生洲曰"，实际是尤乘（字生洲）化裁自明代吴崑《医方考》卷三《噎膈门·栝蒌实丸》。

提载之力也。因其味苦，苦亦能发，若咳嗽喘急，痰火之邪郁在肺中，及利下腹痛，乃肺金之气郁在大肠，取其苦以开之也。又气味俱清，如风热壅闭，头目不清，咽痛不利，鼻塞不通，及胸膈痞满，能上行入表，达窍之先剂也。倘下虚及怒气并血病、火病炎上者，切不可用。（南产者佳。北产者味甘，但能提载，不能开发，用者别之。）

陈皮

属阳中有阴，体干大而轻，色皮黄、肉白，气香而细，味辛、苦，性温，能升能降，力理肺脾，性气薄而味厚。入肺、脾，兼走各经。

陈皮[1]留白，取其入肺，气香入脾，因体大则缓，缓则迟下，故主上部[2]而和中。味辛则散，散则分解，故泄气逆[3]而快膈。痰涎呕逆、谷食酒毒，功在枳壳、苏梗之上。以其性温，能补肺脾，须借监制之药用之。助参、芪[4]暖胃，佐白术健脾，和甘草益肺，同半夏渗湿，合青皮去滞，参竹茹治呃。且辛香泄气，如目痛胁胀，盛怒动气，俱忌用之。因主至高之分，故曰"陈皮治高气，青皮治低气"[5]。此言大略，然亦通用。（广产者佳，取其陈久，燥气全消。温中而不燥，行气而不峻，故曰陈皮。）

香附、乌药，主治气郁，为快滞散结之品。

香附

属阳中微有阴，体重实而小，色紫，气香，味辛重、苦微，（云甘，

---

① 天头批注："陈皮辛以醒脾，同藿香之窜，以开脾，治霍乱良。"语本吴崑《医方考》卷二《霍乱门·回生散》。

② 上部：《药品化义》作"二部"。

③ 气逆：《药品化义》作"逆气"，于义为胜。

④ 芪：《药品化义》作"苓"。

⑤ 陈皮治高气，青皮治低气：语出薛己《本草约言》"青皮"条。

非。)性温而燥，能降，力快气，性气重而味轻。入肺、肝、胆经。

香附①，辛主散，苦主降，用以疏气开郁，非独女人之圣药也。但女性偏滞，多气多郁，尤宜疏散耳。因气香燥，用童便制之，凡气横行胸臆，痞闷不舒，及客热气滞，借以降下而解散也。因味辛散，乃用醋炒，佐入肝经，以理两胁及小腹痛。凡血瘀经滞，借以行气而快滞也。若炒黑，治淋沥及崩漏，盖因气郁，以此疏之，顺其气而血自止也。由血随气行，血药中多用之，但气实而血不大虚者为宜。若气虚者用之，愈损其气，燥其血矣。故血虚崩漏者，又不可用。（童便浸，一日一换，多制妙，忌铁器。）

乌药

属阳中微有阴，体坚实而大，色肉苍、皮黑，气雄，味辛带微苦，性温，能降升，力行气，性气厚而味薄。入脾、肾、胃经②。

乌药③，气雄性温，故快气宣通，疏散凝滞，其于香附。外解表而理肌，内宽中而顺气。以此散寒气，则客寒冷痛自除；驱邪气，则天行疫瘴即却；开郁气，中恶、腹痛、胸膈胀满，顿然可减；疏经气，中风四肢不遂，初产血气凝滞，渐次能通，皆借其气雄之功也。（米泔水浸透，产天台者佳④，切片微炒。）

---

① 天头批注："辛香能开郁，故用香附、苍术。苦寒能泄火，故用芩、连、栀、柏。然三黄之寒，得苍、附而不滞；苍、附之香，得三黄而不燥，其互以成功，乃治郁火嘈杂之症。"语本吴崐《医方考》卷四《嘈杂门·加味三补丸》。

② 入脾、肾、胃经:《药品化义》作"入脾、胃二经"。

③ 天头批注："食不自膈也，或由气寒，或因火郁，然后停食而作膈。乌药快气温中，佐以栀子最效。"语本吴崐《医方考》卷三《噎膈门·食郁越鞠丸》。

④ 产天台者佳:《药品化义》未载。

厚朴[①]**、腹皮，主治气满，为平胃宽胀之品。**

厚朴

属阳中有阴，有土与火。体干、重，色紫，气微辛香，味微辛、略苦，性微温，能升能降，力泄实满，性气与味俱厚。入胃、脾经[②]。

厚朴，性味辛温，能散去寒湿之邪；带苦，能降泄肠胃之实。因脾胃恶湿，以此燥之，专平胃气，主泻中焦壅滞。若胸腹胀满，郁而不散，食积于胃，留而不行，非此不能条达舒畅，故用治痞闷嗳气、吞酸嘈杂、呕吐。同解散肌表之药，却卫气有余；助分理阴阳之剂，清大肠多阻。但泻而腹痛有积滞者，用之为宜。若暴泻如水、滑泻无度者，肠胃已虚，忌此辛散。（厚而色紫者佳。去粗皮，剉。忌豆同食，食之动气。）

大腹皮

属阴[③]，体轻枯，色苍，气和，味微咸，（云苦辛，非。）性凉，（云温、云寒，非。）能升能降，力消肿胀，性气与味俱薄而淡。入肺、脾、胃、大小肠五经。

大腹皮，皮主走表，故能宽胀；味咸敛物，故能消肿。体质轻枯，轻可去实，用此疏通脾肺之郁；气味淡薄，主渗泄，用此畅利肠胃之

---

① 天头批注："平胃散中，苍术味甘而辛，甘入脾，辛燥温；厚朴性温味苦，温则快脾，苦则燥湿，故二物可以平敦阜之土。陈皮泄气，甘草和中，气泄自无湿滞之患，湿去则有健运之能，一补一泄，用药之则也。"语本吴崑《医方考》卷一《湿门·平胃散》。其中"湿滞"原作"温滞"，据吴崑《医方考》改。

② 入胃、脾经：《药品化义》作"入胃经"。

③ 阴：原作"阳"，于义不合，据《药品化义》改。大腹皮"味咸敛物"，故属阴。汪昂《本草备要》"药性总义"指出"咸味涌泄为阴"，《药品辨义》卷上"药之阴阳属形"亦曰"酸、苦、咸属阴"，皆可证。后文海石、龟甲、芒硝皆味咸属阴，亦可佐证。

滞。若皮肤浮肿，若脚气胀痛，若鼓胀之阴阳不能升降，独此为良剂，丹溪常用之[①]。故疑为有毒，或轻为贱物，皆非其意矣。（其树多栖鸠鸟，恐染鸠毒，宜以酒净，或咸汤净，晒干。）

木香、槟榔，主治气壅，为调中降下之品。

木香

属阳，体重而坚，色苍，气香窜，味辛而苦，性热，能升能降，力调诸气，性气与味俱厚。入肺、脾、肝、三焦四经[②]。

木香[③]，香能通气，和合五脏，为调诸气要药。盖诸气膹郁，皆属于肺，故上焦气滞用之，为金郁则泄之也；中气不运，皆属于脾，故中焦气滞用之，为脾喜芳香也；大肠气闭则后重，故下焦气滞用之，为塞者通之也。以此治痞闷嗳气、水肿腹胀、痢疾脚气，皆散滞调气之功。但辛香属阳，阳则升浮，如中焦、下焦结滞，须佐槟榔坠之下行。因性香燥，同黄连、黄芩治痢疾，同黄柏、防己治脚气，皆借寒药以制其燥，则用斯神矣。若怒气拂郁攻冲，遍身作痛，以此使肺气调，则肝气自伏。若肝气郁，致胁肋小腹间痛，同青皮疏之，令肝气行，则血顺痛止。惟儿科痘疮实热者忌用。（广产者，体重如枯骨而坚，咬之粘[④]牙则良。临用切片，勿令隔宿，恐走香气，减力效少。）

---

① 丹溪常用之：诸如《丹溪心法》卷三记载"加味五皮散"治四肢肿满，用大腹皮；同卷"疏凿饮子"，治水气遍身浮肿，亦用大腹皮。

② 入肺、脾、肝、三焦四经：《药品化义》作"入肺、脾、肝三经"。

③ 天头批注："归脾汤用木香，交通之使也。火郁气滞，脾气不醒，不能上通于心，下达于肝，失其统属之令矣。参、芪、术、草、归、枣之滞，得木香之疏达，肝、心、脾三经流通无碍矣。"语本明代周慎斋《医家秘奥三书》卷之一《慎斋师口授记录》。

④ 粘：原作"沾"，据《药品化义》改。

槟榔

属阴中有阳[1]，体重实，色紫有花纹，气和，味辛、苦，性温，能沉降，力破结滞，性气轻而味厚。入肺、胃、大肠三经[2]。

槟榔，体重而实，味厚而沉，沉实主降，专坠诸药，以导中焦、下焦结滞之气也。故能逐水气，消谷食，除痰癖，削积块，追诸虫，攻脚气，通痢疾后重。数症之功，"性若铁石，验如奔马"[3]，东垣言之详矣。但泻至高之气，较枳实、青皮尤甚，不可过服。（顶尖状如鸡心者佳。闽粤人佩服，以逐瘴气。同类顶平者，名大腹子，功力不及，宜辨。）

莱菔子

（即萝卜子），为下气消食之品。莱菔子，属阳，体细而肉润，色肉白、皮黄，气炒香，味辛、甘，性温而锐，能降升，力下气，性气与味俱厚。入肺、脾、胃三经[4]。

莱菔子，体细性锐，味辛能升，熟则能降，入肺生用，吐风痰，散风寒，发疮疹，降则定喘嗽，调下痢后重，止气痛[5]，用之宽中满，解郁结，长于利气，且味甘气香，走脾而助胃化食，治老幼之佳珍也。丹溪云"莱菔子治痰，有冲墙倒壁之功"[6]，必取其生用耳。[7]（略炒香研用，不宜经久。）

苏梗、枳壳，主治气逆，为宽胸利膈之品。

---

① 阴中有阳：《药品化义》作"阳中有阴"。

② 入肺、胃、大肠三经：《药品化义》作"入肺与大肠二经"。

③ 性若铁石，验如奔马：语出李杲《珍珠囊补遗药性赋》卷二"槟榔"条。

④ 入肺、脾、胃三经：《药品化义》作"入脾、胃二经"。

⑤ "熟则能降"至"止气痛"：《药品化义》未载。

⑥ "丹溪云"所述，语本朱震亨《本草衍义补遗》"莱菔根"条。

⑦ "丹溪云"至"必取其生用耳"：《药品化义》未载。

苏梗

属阳，体干而虚，色青，气和，味甘、微辛，性微温，能升能降，力顺诸气，性气与味俱薄。入肺、脾、胃三经。

苏梗，体质中通，通可去滞，能使郁滞上下宣行。凡顺气诸品，惟此纯良。其性微温，比枳壳尤缓。病之虚者，宽胸利膈，疏气而不迅下。入[1]安胎饮，顺气养阴；入消胀汤，散虚肿满。（叶、梗、子、铃[2]，各分功用，向来混列。）

枳壳

属阴，体干大而空[3]，色淡黄而白，气微香，味苦、微辛，（鲜带酸。）性微寒而缓，能降，力利肺气，性气薄而味厚。入肺、脾、胃、大肠四经。

枳壳，色白味苦，专利肺气。因体质大，则性宽缓而迟下，通利结气而不致骤泄，故主上焦，以治气分。因味带辛，用之散滞。疗胸膈间痞满，宽膨胀，逐水气，消痰饮，推宿食，顺气逆，止咳嗽。又肺与大肠为表里，兼宽大肠，以除结痢，驱痔漏[4]，理肠风。抑其气以行血，使胎前无滞，佐白术安胎，最为神妙。凡快气之品，勿宜多用。（枳壳、枳实，本一种也，大者曰壳，小者曰实，用陈久者良[5]。）

枳实、青皮，主治气结，为调胃泻肝之品。

---

① 入：原作"如"，《药品化义》亦作"如"，于义不通，据文义改。

② 铃：《药品化义》未载。

③ 体干大而空：《药品化义》作"体干而大"。

④ 痔漏：《药品化义》作"痔痛"。

⑤ "用陈久者良"之后，《药品化义》有"能沉、力疏"四字。

枳实

属纯阴，体实，色黄，气香而雄，味大苦、微辛，(云酸，非。)性寒而酷，能降，力泄胃实，性气与味俱厚。入脾、胃、大肠三经。

枳实，色黄，味大苦，专泄胃实。因体质中，则性猛酷而速下，开导坚结，有推墙倒壁之功。故主中脘，以治血分。疗脐腹间实满，消痰癖，驱停水，逐宿食，破结胸，通便闭，非此不能也。若痞满者，因脾经有积血，如脾无积血则不满；若皮肤作痒，因积血滞于中，不能荣养肌表；若饮食不思，因脾气郁结，不能运化，皆取其辛散苦泻之力也。为血分中之气药，惟此称最。

青皮

属阴中有阳，体干而小，色青，气香而膻，味苦、辛，性凉而锐，(云温、云寒，皆非。)能沉，力疏肝气，性气与味俱厚。入肝、胆、三焦三经。

青皮，色青，味苦而辛，专疏肝气。因体质小，则性锐烈而直下。善导郁滞，有推陈致新之力。故主下部，以治气①分。因味辛重，用之削坚。疗小腹间积痛，治疝疾，散疝气，理胁下痛，解郁平怒，莫胜于此也。用二三②分入胆腑，能伏惊气。其气味厚，最能发汗。若表虚禁用。(青皮，即橘之小者，未成熟而自落。皮紧而厚，破裂四开者佳。醋炒，治胁痛；炒黑，入血分。)

豆蔻、砂仁、益智，主治气滞，为温上行下之品。

白豆蔻

属纯阳，体燥而细，色肉白、皮苍，气香而雄，味大辛，性热，能

---

① 气：原作"水"，《药品化义》亦作"水"，于义不通，据文义改。
② 二三：《药品化义》作"三四"。

浮,力温肺宽胀,性气厚而味薄。入肺、脾、胃三经。

白豆蔻,气香味辛,别有清高之气。荡散上焦结滞,专主肺胃。治胸中冷逆,胃冷呕吐,脾虚疟疾,肺寒眼白生翳,感寒腹痛,行气之功甚捷。以其气雄辛热,纯阳之品,服之暂快胸膈。虚人不宜,久用耗气,成痼疾,慎之。(去壳炒香,研碎用。不宜出气[①]。)

草豆蔻

味辛,却滞气,除痰饮;性温,理客寒胃痛、瘴疠寒疟,风寒客邪在上部,无不驱散。有郁热者忌用。(闽产名草寇,如龙眼而微长,皮黄白,薄而棱峭,仁如砂仁,而辛香气和。滇、广所产名草果,形如诃子,皮黑厚而棱密,子粗而气辛臭。虽是一物,略有不同。面裹煨,取仁用。[②])

砂仁

属阳中有阴,体细,色肉白、皮苍,气香,味辛带苦,性温,能降,力疏脾胃,性气与味俱厚。入肺、脾、胃、肾、大小肠、膀胱七经。

缩砂仁,辛散苦降,气味俱厚,主散结导滞,行气下气良品。取其香气能和五脏,随所引药通行诸经。若呕吐恶心,寒湿冷泻,腹中虚痛,以此温中调气;若脾虚饱闷,宿食不消,酒毒伤胃,以此散滞化气;若胎气腹痛,恶阻食少,胎胀不安,以此运行和气。肺有伏火者忌之。(出岭南,取仁,研用。[③])

---

① 出气:《药品化义》作"久宿"。

② "闽产名草寇"至"取仁用":《药品化义》未载,系尤乘据汪昂《本草备要》上卷"草豆蔻"条增补。

③ 出岭南,取仁,研用:《药品化义》未载,系尤乘据汪昂《本草备要》上卷"砂仁"条增补。

益智仁 [①]

属阳中有阴,体细,色肉白、皮苍,气香,味辛,性热,能升能降,力温中,性气与味俱厚,入心、脾、肾、胃、膀胱五经。

益智仁,味辛带散,开发郁结而温中;性燥助火,善逐胃寒而定呕。且辛温入肾,缩小便而固精。崩带泄精,因火致者,禁用。补心气命门之不足,其功独胜。(产岭南,形如枣核,取仁,咸水拌炒用。)

藿香

为和气开胃之品。藿香,属纯阳,体干枯,(鲜润。)色干苍,(鲜青。)气清香,味辛、甘,(云苦,非。)性温,能升能降,力行胃气,性气厚而味薄。入肺、脾、胃三经。

藿香,甘温入脾,兼辛入肺,其气芳香,善行胃气。以此调中,治呕吐霍乱;以此快气,除秽恶痞闷。且香能和合五脏,若脾胃不和,用之助胃而进饮食,有醒脾开胃之功。且辛能通利九窍,若岚瘴时疫用之,不使外邪侵犯,有主持正气之力。凡诸气药,独此体轻性温,大能卫正气,专养肺胃。但叶属阳,为生发之物,其性锐而香散,不宜多服。(今多用交、广产者,略无气味,莫如本土者佳。[②] 茴香气者真。薄荷气者,乃异种薄荷,非藿香也。晒干,取叶同梗用。与豆酱同食堕胎,忌之。)

沉香

为降气定痛之品。属纯阳,体重实而坚,色黄而带黑,气香而

---

① 本条所载与《药品化义》区别较大,后者作:"益智味辛,开发郁结而和中,性温,善逐胃寒而止呕,且温以入肾,治肾虚遗精,小便余沥,其功独胜。"

② "今多用交、广产者"至"莫如本土者佳":《药品化义》未载。

甘①，味苦、辛，带微甘，性温，能升能降。力和诸气，性气厚而味薄。入肺、心、肾、肝四经②。

沉香，纯阳而升，体重而沉，味辛上走，气雄横行。东垣云："上至天，下至泉。"③故有通天彻地之功。治胸背四肢诸痛，及冷风麻痹，皮肤作痒，且香能调和脏腑，心腹痛除。若寒湿滞于下部，以此佐舒经药，善逐邪气。若跌扑④损伤，以此佐活血药，散瘀定痛。若怪异诸症，以此佐攻痰药，降气安神。入肾与命门，暖精壮阳，行气不伤气，温中不助火，调气和血之圣剂也。（鹧鸪斑者名黄沉，如牛角黑者名角沉。咀之软，削之自卷者，名黄腊沉，尤难得。浮者名栈香，半沉者名煎香，虽沉而心空者名鸡骨香，俱不堪入药。又一种，色纯黑而沉，味酸者，亦非。⑤合丸忌用火焙。）

肉豆蔻⑥

为暖胃下气之品。属阳，体重而实，色苍黑，外有皱皮，内有斑纹，气香，味辛，性温，能降，力固大肠，性气与味俱厚。入脾、胃、大肠三经。

肉豆蔻，（一名肉果。）味辛温，气香，理脾暖胃，下气调中，逐冷积痰滞，心腹胀痛，醒脾解酒，中恶吐沫，小儿吐逆，乳食不下，皆其味

---

① 气香而甘：甘属五味，于气无涉。《药品化义》作"气香窜"，于义为长。

② 入肺、心、肾、肝四经：《药品化义》作"入肺、肾二经"。

③ "东垣云"至"通天彻地之功"及"及冷风麻痹"：《药品化义》未载，系尤乘据汪昂《本草备要》下卷"沉香"条增补。

④ 扑：原作"蹼"，据《药品化义》改。下文径改。

⑤ "入肾与命门"至"亦非"：《药品化义》未载，其中"入肾与命门"至"俱不堪入药"系尤乘据汪昂《本草备要》下卷"沉香"条增补。

⑥ 肉豆蔻：《药品化义》未列此药，系尤乘增补。此条所论，语本汪昂《本草备要》上卷"肉豆蔻"条。

辛气香之力。又能涩大肠，止虚泻冷痢，以其性温也，初起者忌用。（出岭南，形如草蔻，面裹煨熟用，忌犯铁。）

枇杷叶①

主肺、胃二经之火，下气清降之品。枇杷叶，味苦、甘、辛，平，气薄味厚，阳中之阴，降也。乃入手太阴、足阳明经。下气清热，定咳消痰。清理肺，则降火而除痰嗽。和胃，则宽中而止呕哕。按：《别录》"治卒哕不止"②。哕，哕也，其声浊而长。《经》曰："凡树枯者叶落，病深者声哕。"③病者见此，是为危候。枇杷叶善下气，气下则火不上升，而胃自安，故卒哕止也。（胃病姜汁炙，肺病蜜水炙④。肥大厚者良。刷去毛净⑤，不尔，令人咳⑥。）

冰片⑦

体热用凉，为散气善走之品。冰片，辛温香窜，善行能散。先入肺，次入心脾而透骨，通诸窍，散郁火。治惊痫痰迷，目赤障翳，耳

---

① 枇杷叶：《药品化义》未列此药，系尤乘增补。此条所论，语本缪希雍《神农本草经疏》卷二十三"枇杷叶"条。

② 治卒哕不止：语本《证类本草》卷二十三"枇杷叶"条所引《名医别录》。

③ 凡树枯者叶落，病深者声哕：《黄帝内经素问·宝命全形论》曰"病深者其声哕"，王冰注："木陈者其叶落，病深者其声哕。"

④ 胃病姜汁炙，肺病蜜水炙：语本汪昂《本草备要》下卷之二"枇杷叶"条。

⑤ 净：原作"争"，于义不通，据文义改。《太平惠民和剂局方》卷六"甘露饮"条有"枇杷叶（刷去毛令净）"的记载，可为佐证。

⑥ 不尔，令人咳：《新修本草》认为枇杷叶应"布拭去毛，不尔射人肺"，见《证类本草》卷二十三"枇杷叶"条所引。汪昂《本草备要》下卷之二"枇杷叶"条提及"拭净毛，毛射肺，令人咳"。

⑦ 冰片：《药品化义》未列此药，系尤乘增补。此条所论，语本汪昂《本草备要》下卷之一"冰片"条。

聋鼻瘜，喉痹舌出，骨痛齿痛，产难痘陷，三虫五痔。已上主治，皆其宣通开发、无微不透之功能也。（王纶曰："世人误以为寒，不知辛散性甚，似乎凉耳。诸香皆属阳，岂有香之至者而反寒乎?"[①] 或问姜性如何? 予谓辛者多热，然风热必用辛以散之，风热散自凉矣。故体热用凉，即《本草》所云性寒[②] 之义，今始得而昭明。[③] 云出南番，是老杉脂，以白如冰，作梅花片者良。以杉木炭养之，则不耗。今人以樟脑升打乱之。樟脑辛热，能于水中发火，通关利滞，燥湿杀虫，著鞋袜去脚气，熏衣服辟蛀虫。）

血 药 类

（凡血病有不同。用苦者，凉血; 酸者，敛血; 用辛苦者，行血破血。取其清热导滞，为破瘀活血之用，又有和血止血之品，取之甘、寒、枯、涩，及黑色之义，非补血药也。肝药、肾药门，则有补血之品。）

赤芍、地榆，主治血热，为凉血清肝之品。

赤 芍

属阴，体干，色赤，气和，味苦带酸，性寒，能降，力泻肝火，性气薄而味厚。入肝与小肠二经。

赤芍[④]，味苦能泻，带酸入肝，专泻肝火。益肝藏血，用此清热凉

---

① "王纶曰"所述，语出王纶《本草集要》卷四"龙脑香及膏香"条。

②《本草》所云性寒:《新修本草》指出冰片"微寒"，见《证类本草》卷十三"龙脑香及膏香"条所引。

③ 所谓"或问姜性如何"，实为汪昂向其家叔建侯公求教之语; 所谓"予谓辛者多热……即《本草》所云性寒之义"，则是建侯公的答语。

④ 天头批注:"能和阴气于发汗之中。"语本吴崑《医方考》卷一《感冒门·十神汤》。

血。入洞然汤,治暴赤眼;入犀角汤,清吐衄血;入神仙活命饮,攻诸毒热痛,以消散毒气;入六一顺气汤,泻大肠闭结,使血脉顺下。以其能止降[①],善行血滞,调女人之月水,消瘀通乳;以其性寒,能解热烦,去内停之湿,利水通便。较白芍味苦重,但散泻无补。产后忌之[②]。(内有花纹者佳,名金钱芍药。)

地榆

属阴,体干而重,色赤,气和,味苦,(云带酸、甘,皆非。)性寒,能沉、降[③],力凉血,性气薄而味厚。入肝、大肠二经。

地榆,色、性、气、味,与赤芍相同,但味苦稍重。取其苦寒胜热,用之凉血泻肝。因体重而沉,专主下部,凡肠红溺血、女人崩漏血淋,以此清之。若下部失血久痢,则清气下陷,虚寒者忌用。又以此除恶血,定痛,治金疮止血,解诸热毒痛,神良。(体软如绵,故名绵榆。凡凉血,枯芩为上使,黄连为中使,地榆为下使。因其体味,芩轻,连重,榆更重耳。)

五灵脂、延胡索,主治血痛,为活血化滞之品。

五灵脂

属阴,体润,色黑,气膻[④],味大苦,(云甘,非。)性寒,(云温,非。)能沉,力主通利,性气与味俱厚而浊。入肝经。

---

① 以其能止降:《药品化义》作"以其能主降",于义为长。

② 产后忌之:语本朱震亨《丹溪心法》卷五《产后》:"产后不可用芍药,以其酸寒伐生发之气故也。"

③ 能沉、降:《药品化义》作"能沉"。尤乘增一"降"字,亦有所据。张介宾《景岳全书》卷四十八"地榆"条论地榆"性寒而降",可证。

④ 气膻:《药品化义》作"气燥",误。此条文末既曰五灵脂"味苦气膻,入肝最捷",故尤乘"气膻"之说不误。按《药品辨义·辨药指南八法》记载,气有膻、臊、香、腥、臭、雄、和之别,并无"气燥"之说。

五灵脂,聚于土中,结如凝脂,受五行之灵气而成,故名。其味苦如胆,以苦寒泻火;生用行血而不推荡,非若大黄之力迅而不守。以此通利血脉,使浊阴有归下之能。治头风噎膈,痰痫颠病,诸毒热痛,女人经闭,小腹刺痛,产后恶露,大有神效。其色黑如铁,凡血遇黑即止,炒用以理诸血症,令血自归经而不妄行,及心腹血气一切诸痛皆除[1]。又能定崩中胎漏、肠风红痢,奏绩[2]尤奇。味苦气膻,入肝最捷。(状如沥青,色黑,糖心,润泽者佳。中多夹砂石,研末,酒淘去,晒干用。与人参同用损人,忌之。此北地鸟,名寒号虫之矢也。夏月毛采五色,鸣曰凤凰不如我。冬月毛落,忍寒而号,鸣曰得过且过。[3])

延胡索

属阴中有阳,体实而小,色黄,气和,味苦、略辛,(云甘,非。)性凉,(云温,非。)能降、升[4],力破血滞,性气薄而味厚。入肺、心包、脾、胃、肝五经[5]。

延胡索,味苦能降,辛能利肺[6],色黄入脾。益脾统血,则总理一身上下血中气滞、气中血滞诸症。用醋炒,止产后血晕,暴血上冲,胸膈胃气痛,小腹肝气疼。酒炒,行血,女人月候不调,崩中淋瘕,产后恶露。生用破血,炒用调血。凡血凝滞者,悉可治之。但常于

---

[1] 及心腹血气一切诸痛皆除:《药品化义》未载,系尤乘据汪昂《本草备要》下卷之五"五灵脂"条增补。

[2] 绩:原作"迹",于义不通,据《药品化义》改。

[3] "此北地鸟"至"鸣曰得过且过":《药品化义》未载,系尤乘据汪昂《本草备要》下卷之五"五灵脂"条增补。

[4] 能降、升:《药品化义》作"能降"。尤乘增一"升"字,亦有所据,李中梓《雷公炮制药性解》卷二"玄胡索"条指出"玄胡索可升可降",可证。

[5] 入肺、心包、脾、胃、肝五经:《药品化义》作"入脾、胃、肺、肝四经"。

[6] 辛能利肺:《药品化义》作"辛利窍"。

行血，胎前忌之。血热气虚者，亦忌用之。[①]

红花、桃仁，主治血滞，为行血破瘀之品。

红花

属阳，体轻，色红，气膻，味辛、微苦，性温，能升能降，力少则补、多则散，性气薄而味浓。入心、肝二经。

红花，类血，味辛性温，善通利经脉，为血中气药。能泻而又能补，各有妙义。若多用三四钱，则力味厚，使血走散。同苏木逐瘀血，合肉桂通经闭，佐芎、归善治周身胸腹血气刺痛，此其引导活血之力也。若少用七八分，取其味辛以疏肝气，色赤以助血海，大补血虚，此其调畅和血之能也。若略用二三分，取其色赤入心，以配心血，又借辛味解散心经邪火，令血调和，此其滋养而生血也。分量之多寡，有如此之义，岂可忽乎！

桃仁

属阴中有微阳，体润，色肉白、皮赤，气和，味苦重、微甘，性温[②]，能降，力行血润肠，性气轻而味浊。入心包、肝、大肠三经[③]。

桃仁，味苦，能泻血热，体润，能滋肠燥。若连皮研碎多用，借其赤色，以走肝经，主破蓄血，逐月水及遍身疼痛，四肢木痹，左半身不遂，左足痛甚者，以其舒经，活血行血，有去瘀生新之功。若去皮

---

① 此条中"止产后血晕，暴血上冲""生用破血，炒用调血""血热气虚者，亦忌用之"，《药品化义》皆未载，系尤乘据汪昂《本草备要》上卷"延胡索"条增补。

② 性温：《药品化义》作"性寒"，误。《神农本草经》已言桃仁性平。尤乘订为性温，亦有所据，张元素《医学启源》卷下"桃仁"条指出"桃仁气温"，《本草纲目》卷十八"牵牛子"条指出"桃仁之辛温除燥"，可证。

③ 入心包、肝、大肠三经：《药品化义》作"入肝与大肠二经"。

捣碎少用,取其纯白,以入大肠,治血枯便闭,血燥便难,以其濡润,凉血和血,有开结通滞之力。味苦入心包血海,理畜^①血发热如狂。血虚者禁用。(桃为五木之精,故花、仁、枝、叶并可辟邪。生者食多,生痈疽。双仁者有毒。香附为使。)^②

三棱、蓬术,主治血积,为消血破气之品。

三棱

属阴,体重而实,色黄而带白,气和,味微苦而淡^③,性凉,能升能降,力破血中之气,性气与味俱轻。入肺、肝二经。

三棱,色白入肺,属气分,以其味苦体重,专破血中之气,能彻上彻下,有雷厉风行之势。主消老块癥瘕,结瘀气胀,女人经闭,死胎难下,产后宿血,扑损积瘀,无不奏效。恐伤真气,不宜久服。虚人及孕妇,亦勿用之。(若鲫鱼而小者佳^④。面裹火煨,加醋炒用。)

蓬术

属阳,体坚而肥,色紫,(云黑,非。)气和,味微辛,性温而烈,能升能降,力破气中之血,性气薄而味厚。入肝、脾、胃经^⑤。

蓬术,色紫,入肝,属血分。以其味辛性烈,专攻气中之血,主破积削坚,有星移电闪之能。去积聚癖块,心腹诸疾,女人经闭,扑

---

① 畜:通"蓄"。

② "味苦入心包血海"至"香附为使":《药品化义》未载,系尤乘据汪昂《本草备要》下卷之二"桃仁"条增补。

③ 味微苦而淡:《药品化义》作"味微苦"。

④ 若鲫鱼而小者佳:《药品化义》作"体重者佳",虽不误,但尤乘据《证类本草》卷九"京三棱"所谓"黄色体重,状若鲫鱼而小",而订为"若鲫鱼而小者佳",于义更为明确。

⑤ 入肝、脾、胃经:《药品化义》作"入肝经"。

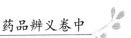

损瘀疼，与三棱功用颇同。虽为泄剂，亦能益气。王好古治气短不能接续[1]，大小七香丸、集香丸，皆用之。（根如生姜。灰火煨透，乘热切之，入气分；或醋磨、酒磨，入血分。）[2]

槐花

为大肠凉血之品。属阴，体轻，色淡黄，气和，味苦，性凉，能降，力凉血，性气薄而味厚。入肝、大肠、胃三经[3]。

槐花，二三月萌蕊，四五月开放，从木令生，而成于火月。火性味苦，苦能直下，且味厚能降。主清肠血，痔疮肿痛，脏毒淋沥。其凉血之功，独在大肠也。风热目赤，以木令入肝之义，所能治也。（陈久者良，止血炒黑用。）槐实（又名槐角），苦寒，纯阴，入肝经气分，疏导风热，润肝燥，凉大肠，血痔必用。（拣去单子、五子，研碎蒸用。）[4]

蒲黄

为脾经止血之药。属阳，体轻，色黄，气微香，味甘，性平[5]，能升能降，力生用破血，炒黑止血，性气薄而味厚。入脾经。

蒲黄，色黄气香，专入脾经。味甘和血，兼入心肝，舌胀满口，频傅乃愈。（一加干姜末，是阴阳相济之义。）[6] 凡诸失血，久而不止，炒

---

[1] 王好古治气短不能接续：当为"孙用和治气短不能接续"。王好古《汤液本草》卷中"蓬莪术"条记载："故孙用和治气短不能接续，所以大小七香丸、集香丸散及汤内多用此也。"

[2] "虽为泄剂"至"入血分"：《药品化义》未载，系尤乘据汪昂《本草备要》上卷"莪荗"条增补的内容。

[3] 入肝、大肠、胃三经：《药品化义》作"入肺、大肠二经"。

[4] "风热目赤"至"研碎蒸用"：《药品化义》未载，系尤乘增补的内容。

[5] 性平：原作"平"，据《药品化义》改。

[6] "味甘和血"至"是阴阳相济之义"：《药品化义》未载，系尤乘据汪昂《本草备要》上卷"蒲黄"条增补的内容。

黑用,佐补脾之药,摄血归源,使不妄行。又取体轻上行,治吐衄咯血;炒黑下降,止肠红崩漏。但失血之初,不宜即用。收功之力,非此不能[①]。生用凉血,消肿敷舌之效也。

侧柏叶

为清上敛血之品。属阴,(有金。)体润,色青翠,气清香,味苦涩,性凉,能降,力敛血,性气轻清而味浓。入肺、肝、心、脾四经。

侧柏叶,味苦滋阴,带涩敛血,专清上部逆血。凡吐血、衄血、咳血、唾血诸症,功高犀角。取其色常青,而凌冬不凋,长生之物。主养肝胆,胆气清则能上升,余脏从之宣化。其气清香入心,味涩敛心,心主血,心气散而血不守,心敛则神安而血自生。其体润性凉,故能滋肺,肺清则脏和而气自生。又得阴气最厚,如梦遗白浊、尿管涩疼,属阴虚脱者,合牛膝治之。(柏有数种,惟取侧叶者良。万木向阳,柏独西指,故养阴滋肺为最。且利于脾胃,更治冷风湿痹、历节风痛,日缓夜急者[②]。阴干炒为末,每服二钱调下。又治痔痛奇效。)

苏木

为行下破血之品。属阳中有阴,体重实,色赭黄,煎汁红,气和,味其汁,乘热甘带咸,冷则苦,(云辛酸,非。)性凉,能降,力破瘀,性气薄而味浓。入肝、胃、脾、肾、大肠五经[③]。

苏木,味甘能润肠胃,浓则降下,带咸能软坚,有苦则去垢。以此活血逐瘀,善行下部积热,女人月闭,产后血晕血胀,跌扑所凝。

---

① 收功之力,非此不能:《药品化义》未载,系尤乘增补的内容。

② "万木向阳"至"日缓夜急者":《药品化义》未载,系尤乘据汪昂《本草备要》下卷之一"侧柏叶"条增补的内容。

③ 入肝、胃、脾、肾、大肠五经:《药品化义》作"入肝、胃、大肠三经"。

同红花、桃仁、延胡索、灵脂，皆血滞所宜。然苏木煎浓汁，如血同类，及红花二品，用破瘀结，功力最胜。（嚼则无味，须煎汁尝，热则味甘带咸，待冷再尝，但苦而已。味之难辨有此。）

郁金①

主治肝郁，为行滞破瘀之品。属纯阴，体锐，色外黄内赤，气微香，味苦带甘，辛者是姜黄，性寒，能升，力破瘀，性气与味俱薄。入心、肺、心包、肝、胃五经。形如蝉肚。

郁金，味苦气寒，入心凉血，其性轻体锐，兼入肺经，气香味带甘，散肝郁，下气破血。治唾血，衄血，吐血，尿血，妇人血脉逆行，血气、心腹诸痛，产后败血攻心，颠狂失志，痘毒入心。又下蛊毒，同升麻服，不吐即下。（出川、广，味苦带甘者真。）

椿樗根白皮②

主治湿热，为收涩固脱之品。属阴，体润，色赤白者为椿樗，气香臭为椿樗，味苦涩，性寒，能降，力主收涩，性气味俱厚，入肺、胃、大肠三经。

椿樗根皮，味苦燥湿，根主下行，故治泄泻久痢，肠风崩带，梦遗滑精，有断下之功。性寒胜热，涩能收敛，凉血分而固血脱，去肺、胃之陈痰，亦因燥湿清热之功。椿皮入血分而性涩，樗皮入气分而性利，多服微利人，与苓、芍有赤白之别。（去粗皮用，或醋炙，采须取东行者良，忌肉面。）

---

① 郁金：《药品化义》未列此药，系尤乘增补。此条所论，语本汪昂《本草备要》上卷"郁金"条。

② 椿樗根白皮：《药品化义》未列此药，系尤乘增补。此条所论，语本汪昂《本草备要》下卷之一"椿樗白皮"条。湿药类亦载此药，可参读。

丹参

主养血，清热调脉通经之品。（见心药类。）

姜黄①

主下气破血，疏肝快脾之品。与郁金同功，入脾。兼治血中之气，除风消肿，气胀血积，产后恶血攻心，通经止痛。形如干姜者，为片子姜黄，能入手臂，治风寒湿痹痛。（出川、广。）

肝 药 类

（有补肝，有养肝，有疏肝，有平肝，清肝，伐肝，有温肝，敛肝，有调肝，缓肝之类②。）

牡丹皮

主益肝，为清血益气③之品。属阴中有微阳，体皮干，色紫，气辛香，味微苦、略辛，性微凉，（云寒、云温，皆非。）能降，力疏肝清血，性气薄而味厚。入肝、肾、心包三经。

牡丹，钟天地之精，群花之首，发于冬而盛于春。特取其皮入肝，泻阴中之火。因味苦则补阴，辛则散结，以此疏畅肝气，使血清和。所妙在微苦略辛，味厚可降，故能降火而不推荡，益血而不腻滞。若肝有余，则火盛血逆，血热妄行，以其微苦，下行降

---

① 姜黄：《药品化义》未列此药，系尤乘增补。此条所论，语本汪昂《本草备要》上卷"姜黄"条。

② "有补肝"至"缓肝之类"：《药品化义》未载，系尤乘增补的内容。

③ 益气：《药品化义》作"行气"。

火，兼以辛散阳，用治吐血、衄血，通经逐瘀。若肝不足，则营中血少，热气郁结，以其辛，散结止痛，兼以苦益阴，用治牙疼腰痛、赤淋白带。以此清热疏郁，使阴血不受火烁，不患阻滞，推陈致新，滋阴养血，为调经产后必用要药。胎前忌之。以能去血中之热，故痘疮、壮热、烦红，用为良剂。取其皮能降火散表，以丹皮治无汗骨蒸，骨皮[①]治有汗骨蒸，大有殊功。（川丹皮内外俱紫，气香甚，味重，治肝之有余。亳州丹皮外紫内白，气和，味轻，治肝之不足。取皮厚而粗壮者佳。去心，酒洗用。紫参与牡丹皮，形色相同。世但用丹皮，遂弃紫参，今采者亦罕，姑载之。紫参益肝，丹参养心，人参健脾，沙参补肺，玄参滋肾，各为主治。盛后湖[②]故尝叹世莫知用。今之市肆绝少，存此俟考。）

续断

主调肝[③]，为通血续筋之品。属阴中有微阳，体根干，色淡紫、微黄，（鲜青。）气和，味苦带辛，性凉，（云甘、温，非。）能升能降，力续筋和血，性气轻而味清。入肝、肾、肺三经。

续断，苦养血脉，辛养皮毛，善理血脉伤损，接续筋骨断折，故名。外消乳痈瘰疬，内清痔漏肠红。以其气和味清，胎产调经，最为稳当。且苦能坚肾，辛能润肾，可疗小水频数，精滑梦遗，腰背酸疼，足膝无力，皆肾症也。若同紫菀用之，润肺调血，老人枯闭便结，大能宣通，而不走泄。（状如鸡脚，皮黄绉者佳。酒浸一宿，切，晒干。）

---

① 骨皮：即地骨皮。《药品化义》作"地骨皮"。
② 盛后湖：明代人，生平里贯欠详，著《行囊备用方》一卷，已佚。
③ 调肝：《药品化义》作"凉肝"。

生地

主清肝，为凉血养心之品。属阴中有微阳，体濡润，色紫，气和，味甘带微苦，性凉，能浮能沉，力清肝凉血，性气薄而味厚。入肝、心、脾、胆、肾五经[①]。

生地，味甘凉血，带苦益阴，色紫入肝，通彻诸经之血热。若吐血衄血，便血溺血，血崩胎漏，血晕及疮疡诸症，皆系肝经血热，以此清热凉血。若骨蒸劳怯，五心烦热，目痛头眩，大小肠闭[②]，腰腿酸疼，皆系阴虚，以此滋阴养血。若忧患焦思，文章苦志，与为政劳神，三者未有不动心火也，心火动则肝血耗，以致血耗心虚，怔忡惊悸，目昏头眩，舌干口燥，宜取其濡润，而同麦冬清心养血。盖肝气热则胆虚，此能使肝清而胆受其荫，故有益胆之功。肝木旺则克土，此又使肝平而脾去其仇，更有助脾之力。（产于怀庆，内如菊花，紫色心而肥大者佳。酒净，晒干用。生掘取汁饮[③]，止吐衄如神。忌铁。生则寒，干则凉，熟则温[④]。合丸，酒浸三日，打碎晒。）

熟地

主温肝，为补血滋肾之品。属纯阴，体濡润，色黑，气香，味甘，性温，能沉，力补血，性气与味俱厚。入肝、心、胆、心包、肾五经[⑤]。

熟地，产于中州，独受中央戊土，土之色黄，故名地黄。以酒蒸熟制黑，而为纯阴，味苦化甘，性凉变温，专入肝脏补血。因肝苦急，

---

① 入肝、心、脾、胆、肾五经：《药品化义》作"入肝、心、肾、胆四经"。

② 大小肠闭：《药品化义》作"大小肠燥"。

③ 生掘取汁饮：语本汪昂《本草备要》上卷"生地黄"条。

④ 生则寒，干则凉，熟则温：语出汪昂《本草备要》上卷"生地黄"条。

⑤ 入肝、心、胆、心包、肾五经：《药品化义》作"入肝、肾、心、胆四经"。

用甘缓之。兼主温胆。又心为肝之子，能益心血。取色黑走肾，更补肾水。凡内伤不足，苦志劳神，忧患伤血，纵欲耗精，调经胎产，皆宜用此。安五脏，和血脉，润肌肤，养心神，宁魂魄，滋补真阴，封填骨髓，为圣药也。取其气味浓厚，为纯阴重降，以补肝肾。凡生熟地黄、天麦门冬、山萸、枸杞、当归、牛膝、龟甲、阿胶，皆濡润味厚之品，用滋阴血，所谓阴不足者补之以味也。（用怀庆大生地，好酒浸三日，加砂仁拌匀，蒸晒九次，忌铁刀。咬咀用。本性寒，得酒、火、日则温。本性滞，得砂仁则气利，且能引入丹田，六味丸用为君。[①] 有痰在膈，以姜汁拌炒用之。）

天麻

主缓肝，为益血养胆之品。属阳，体重而实，色苍白，气和，味甘，（云辛、云苦，非。）性平而缓，（云温，非。）能升能降，力缓肝，性气与味俱薄。入肝、胆二经[②]。

天麻，性气和缓，《经》曰"肝苦急，急食甘以缓之"[③]，用之以缓肝气。盖肝属木，胆属风。若肝虚不足，致肝急坚劲，不能养胆，则胆腑风动，如天风之鼓荡，为风木之气，故曰"诸风掉眩，皆属肝木"[④]。由肝胆性气之风，非外感天气之风也，是以肝病则筋急。用此甘和缓其坚劲，乃补肝养胆，为定风神药。若中风、风痫、惊风、头痛、眩晕，皆肝胆风症，悉此以治。若肝劲急甚，同黄连清其气。又取其体重降下，味薄通利，能利腰膝，条达血脉，诸风热滞于关节者，此能舒畅。凡血虚病中之神剂也。（取色白、明亮者佳。油黑者勿用。湿纸裹，煨软，切片。饭上蒸亦可。）

---

① "加砂仁拌匀"至"六味丸用为君"：语本汪昂《本草备要》上卷"熟地黄"条。
② 入肝、胆二经：《药品化义》作"入肝经"。
③ 肝苦急，急食甘以缓之：语出《黄帝内经素问·脏气法时论》。
④ 诸风掉眩，皆属肝木：语本《黄帝内经素问·至真要大论》。

当归

主补肝，为养血润营之品。属阳，体濡润，色黄而白，气香，味辛带甘，(云苦，非。)性温，能升能降，力补肝，性气与味俱厚。入肝、脾二经。

当归，辛温能散，带甘能缓，《经》曰"肝欲散，以辛散之"[1]，又"肝苦急，以甘缓之"[2]。缓之散之，肝性所喜即所为补，故专入肝，以助血海，使血流行。凡药体性，分根升、稍降、中守，此独一物而全备。头补血上行，身养血中守，稍破血下流，全活血，运行周身。治血虚不足，纵欲耗精，阴虚劳怯，去血过多，痈毒溃后，此皆血脱，用归头以补血也。治精神困倦，腰痛腿酸，女人血沥，目痛牙疼，疟久虚症，纯血痢疾，此皆血少，用归身以养血也。治诸肿毒，跌扑金疮，皮肤涩痒，湿痹瘕癖，经闭瘀畜[3]，此皆血聚，用归尾以破血也。若全用，治血虚昏乱者，服之即安。能使血气各有所归，故名当归。取其气香体润，同参、术用，滋脾阴。如脾虚者，米拌炒用，使无滑之虞[4]。凡痰涎者，恐其粘腻；呕吐者，恐其泥膈，以姜同炒[5]；气喘声哑者，恐其辛温。心性喜敛，肺性欲收，皆须忌之。(川产力刚善攻，秦产力柔善补。皮黄、肉白、粗大者佳。枯小、油黑者，勿使。酒洗，晒干用。畏菖蒲、海藻、姜。[6])

---

① 肝欲散，以辛散之：语本《黄帝内经素问·脏气法时论》。

② 肝苦急，以甘缓之：语本《黄帝内经素问·脏气法时论》。

③ 畜：通"蓄"。《药品化义》作"蓄"。

④ 使无滑之虞：《药品化义》作"使无便滑之虞"。

⑤ 以姜同炒：《药品化义》未载，系尤乘增补的内容。

⑥ "川产力刚善攻，秦产力柔善补"及"畏菖蒲、海藻、姜"：《药品化义》未载，系尤乘据汪昂《本草备要》上卷"当归"条增补的内容。

川芎

主暖肝①，为助血流行之品。属纯阳，体重而实，色干黄、内白②，气香，味辛，性温，能升能降，力暖肝③，性气厚而味薄。入肝、脾、三焦三经。

川芎④，芎者，穷也。取其气香上窜，能入至高之分，引清阳之气居上部。又因性味辛温，横行利窍，使血流气行，为血中气药。以其气升，主治风寒头痛，三焦风火，头面游风，暴赤目疼，血虚头眩，用之升解。以其辛散，主治胸膈郁滞，胁肋疼痛⑤，腰背拘急，腿足酸疼，寒痹筋挛，癥瘕瘰疬，用之疏散。以其性温，流行血海，能通周身血脉，宿血停滞，女人月事不调，一切胎前产后，用之温养。但单服久服，反走散胆中真元，故丹溪云"久服能令暴亡"⑥。凡禁用者，如心虚血少，惊悸怔忡，肺经气弱，有汗骨蒸，恐其辛温发散故也。又火气升上，吐衄咳嗽，热极痰喘，中满肿胀，恐其引气上行故也。（蜀产如雀脑形者佳。秦产名西芎，气劣不堪用。江南产者，小而中虚，名抚芎，

---

① 暖肝：《药品化义》作"缓肝"，误。《黄帝内经素问·脏气法时论》："肝苦急，急食甘以缓之。……肝欲散，急食辛以散之，用辛补之。"味甘之药，如天麻，才具有缓肝的功效。川芎味辛性温，非为缓肝，尤乘所谓暖肝之说近之。

② 色干黄、内白：《药品化义》作"色干灰白（鲜青）"。

③ 暖肝：《药品化义》作"缓肝"，误。理据同上。

④ 天头批注："辛温气厚，彻上彻下，而行血中之气。"语本吴崑《医方考》卷六《妇人门·四物汤》。

⑤ 痛：原作"通"，于义不合，据《药品化义》改。

⑥ 久服能令暴亡：语本朱震亨《本草衍义补遗》"芎"条，实际出于沈括《梦溪笔谈》卷十八《技艺》："芎䓖不可久服，多令人暴死。"寇宗奭《本草衍义》引《梦溪笔谈》之语，朱震亨《本草衍义补遗》又引用且加以解释。

亦能开结宽胸。内白不油，辛甘者良。畏黄芪、黄连、滑石、硝石、山茱萸。白芷为使。①）

白芍

主平肝，为敛血补脾之品。属阴，体实，色白，气和，味微苦、略酸，性生寒、炒凉，能升能降，力平肝，性气薄而味厚。入肝、脾、肺三经。

白芍②，酸苦③，以能补阴；略酸，亦能收敛。因酸走肝，暂用之养肝。肝性欲散恶敛，又取酸以抑肝，故谓白芍能补复泻，专行血海。女子调经胎产，男子一切肝病，悉宜用之，调和血气。其味苦酸，性寒，本非脾经药，炒则去其性，脾气散能收之，胃气热能敛之。清热呕，止泄泻，除脾虚腹痛，肠胃湿热，以此泻肝之邪，而缓中焦脾气，《难经》所谓"损其肝者缓其中"④。同炙甘草，为酸甘相合，成甲己化土之义，调养脾阴，称为神品。取其色白，属在西方，若久嗽者，借此收肺；又痢下腹痛，为肺金之气郁在大肠，用酸以收缓，苦以去垢。故丹溪治痢⑤，每用至三四钱，大有殊功。若纯下血者，又非其所宜。以其力不能通行渗泄也，然主利水道者，取其酸敛，能收诸湿而益津液，使血脉顺而小便自行，欲利水必用以滋阴也。若痘疮血不归附者，用以敛血归根。惟疹子忌之。凡诸失血后及初产二十日

---

① "畏黄芪"至"白芷为使"：《药品化义》未载，系尤乘据汪昂《本草备要》上卷"芍药"条增补的内容。

② 天头批注："桂枝汤用之，恐其走泄阴气，用此敛之。"语本吴崑《医方考》卷一《伤寒门·桂枝汤》。

③ 酸苦：《药品化义》作"微苦"。

④ 损其肝者缓其中：语出《难经·十四难》。

⑤ 丹溪治痢：朱震亨《金匮钩玄》卷上《痢》："凡痢疾腹痛，必以白芍药、甘草为君。"

内，肝气空虚，不可以酸寒泻之，以伐其新生脏气，亦禁用。（白而粗大者佳。细小、黑者，不堪用。生则伐肝，炒则入脾肺，酒炒补肝行经。赤芍功用，专入血分[1]。）

吴茱萸[2]

主润肝，为燥脾下气之品。属阳中有阴，体锐，色黑带青，气膻，味辛、苦，性大热，有小毒，能升能降，力抑肝，性气与味俱浊。入肝、脾、肾、大肠四经。

吴茱萸，辛能散，主治风寒湿诸痹。苦能降，主下气厥逆，冷胀心腹之疼，皆燥脾之力也。且辛能润燥，辛能温中，寒犯胃脘，肾气哕逆，疝气控睾，脚气上冲，皆取其引下之功也。或云茱萸性上，似不尽然。东垣云："浊阴不降，厥气上逆，甚而其气不得上下，非茱萸不可治也。"[3] 所以利大肠、痔漏、肠血，下产后余物，又其次也。然血虚有火，不可与之。（陈久者良，去梗，泡去烈汁用。治血，醋炒；治疝，咸水炒；止呕逆，黄连水炒。恶丹参。）

肉桂[4]

主伐肝，为益火消阴之品。属纯阳，体干、肉厚，色紫，气香，

---

① 赤芍功用，专入血分：《药品化义》未载，系尤乘据汪昂《本草备要》上卷"赤芍"条增补的内容。

②《药品化义》"肝药"未载此条，系尤乘据汪昂《本草备要》下卷之一"吴茱萸"条增补的内容。另，《药品化义》及《药品辨义》在寒药类皆载有此药，内容与此条相异。

③"东垣云"所述，语本李杲《医学发明》卷四"木香顺气汤"条。

④《药品化义》"肝药"未载此条，系尤乘据汪昂《本草备要》下卷之一"肉桂"条及李中梓《医宗必读》卷四《本草征要》"桂"条增补的内容。另，《药品化义》及《药品辨义》在寒药类皆载有此药，内容与此条相异。

味辛、甘，性热，能浮能沉，力走散，性气与味俱厚，入肝、肾、命门三经。

肉桂[①]，辛、甘，大热，气厚，纯阳，入肝、肾血分，补命门之不足。温经暖脏，扶脾胃之虚寒，霍乱腹痛，定惊痫，止泄泻，属平肝之力。坚筋骨，壮阳道，乃助火之功。下焦疝瘕奔豚，腰痛沉寒痼冷，宣通百药，善堕胞胎。如一切血症非挟寒，目疾非脾虚者，俱不可服。（紫色厚而辛甜者佳。忌见火及生葱、石脂。）

何首乌

主敛肝，为滋阴收脱之品。属阴，体熟干实，（生润。）色熟黑，（生有紫、白二种。）气和，味熟甘、涩，（生纯涩。）性熟温，（生凉。）能沉，力敛血，性气薄而味厚。入肝、胆、肾、膀胱四经。

何首乌藤夜交合，得阴气最厚。借久蒸制熟，成紫黑色，入肝兼肾。取味甘平、略涩，能益肝、敛血、滋阴。主治腰膝软弱，筋骨酸疼。截虚疟，止肾泻，除崩漏，解带下，皆神验也。且涩能敛热，用此疗头面风疹、皮肤搔痒。涩又能收脱，故云何首乌，久痢为宜；白芍药，始末俱用。（生山谷间，以大如拳、五棱、润嫩者良。凡使紫、白各半，米泔浸，竹刀切片，黑豆拌匀，蒸晒九次用。若平土出者，老硬多筋，服之塞血，令人麻木，不堪用。茯苓为使，忌诸血、无鳞鱼、葱、蒜、韭及铁刀切片用。[②]）

---

① 天头批注："肉与枝不同，枝则味薄，故用之以解肌；肉则味厚，故用之以达里。五苓散用之，乃有化气之功，并称曰五苓。"语本吴崑《医方考》卷一《伤寒门·小建中汤》："桂肉与桂枝不同，枝则味薄，故用之以解肌；肉则味厚，故用之以建里。"吴崑《医方考》卷一《伤寒门·五苓散》："桂有化气之功，故并称曰五苓。"

② "以大如拳"至"竹刀切片"及"茯苓为使"至"及铁刀切片用"，《药品化义》未载，系尤乘据汪昂《本草备要》上卷"何首乌"条增补的内容。

山茱萸

主助肝，为宁神固精之品。属阴，体润，色紫，气和，味酸，性平，(云微温，非。)能沉，力养肝，性气薄而味厚。入心、肝、肾三经。

山茱萸，色紫味酸，体质濡润，专入肝胆，滋阴益血。主治目昏耳鸣，口苦舌干，面青色脱，汗出振寒，为补肝助胆良品。心为肝子，心苦散而喜收，收敛则宁静，静则清和，以此收其涣散，治心气虚弱，惊悸怔忡，是虚则补其母之义也。肾为肝母，肾喜润恶燥，主藏精气，以此酸能收脱，敛水生津，治遗精白浊，阳道不兴，小水无节，腰膝软弱，腿足酸疼，即子令母实之义也。(酒润，去核用。恶桔梗、防风[1]。)

木瓜

主泻肝，为舒筋收气之品。属阴中有阳，体干实，色紫，气和，(鲜者香。)味酸、涩[2]，性凉，能升能降，力泻肝收气，性气与味俱厚。入肝、肺、脾三经。

木瓜，味酸，得肝木之本气，入肝，为血分之涩药。盖筋之不舒，气之不固，皆因于湿热。酸涩能敛热收湿，主舒筋固气，良品。肝藏血，若湿热伤肝，血为热所迫，则筋转而痛，多见于霍乱及脚气红肿，一切湿痹之症，以此酸敛其血热，而筋自舒。因其舒筋，故能益血脉也。肺主气，若湿热伤肺，气为湿所滞，则筋缓而软，多见于暑月，四肢困倦，神昏，腰背脚膝无力，以此酸能收脱散之气，则气自固。因其固气，故能生津液也。但肝喜疏散，此味酸

---

① 恶桔梗、防风：《药品化义》未载，系尤乘据汪昂《本草备要》下卷之一"山茱萸"条增补的内容。

② 味酸、涩：《药品化义》作"味酸"。

重，用多泻肝，体质干实而不濡润，非若山萸之可养肝耳。方书云：利筋骨之湿，莫如木瓜[①]；合筋骨之离，莫如杜仲[②]。古方山萸、木瓜酒煎治痢[③]，为酸则能收，涩则固脱之义，所谓"气脱能收，气滞能和"[④]也。

益母草

主疏肝，为活血散滞之品。属阴中有微阳，体干，色青，气和，味微苦、略辛，(云甘，非。)性微凉，(云温，非。)能升能降，力疏肝活血，性气薄而味厚。入心包、肝二经。

益母草，味微苦、略辛，入肝，清热疏散，专治胎前产后诸症，故名益母。凡胎前气易滞，故恶阻而胎不安；产后血易凝，故血晕而腹痛。以此活血行气，而不推荡，使血气流通，而无凝滞，大有益于阴分，故云"有补阴之功"[⑤]。包络为血海，因并入之[⑥]。此非濡润，仅取枝叶之通散，不取滋补。惟用之疏滞气，即所以养真气；用之行瘀血，即所以生新血[⑦]耳。(种有不同，取紫色者良。五月采嫩枝叶，阴干，去老干用。)

---

① 利筋骨之湿，莫如木瓜：南宋魏岘《魏氏家藏方》卷八《脚气》："木瓜丸，除风湿，暖筋脉，壮脚力。"

② 合筋骨之离，莫如杜仲：刘完素《素问病机气宜保命集》卷下《药略》："杜仲，壮筋骨两全。"同书，卷中《中风论·天麻丸》："杜仲，治筋骨相着。"

③ 古方山萸、木瓜酒煎治痢：南宋陈言《三因极一病证方论》卷五《五运时气民病证治》记载的"附子山茱萸汤"，配伍山茱萸、木瓜，治肠鸣溏泄。

④ 气脱能收，气滞能和：语出《本草纲目》卷三十"木瓜"条所引李杲语。

⑤ 有补阴之功：语本朱震亨《丹溪治法心要》卷七《妇人科·胎孕》。

⑥ 包络为血海，因并入之：《药品化义》未载，系尤乘增补的内容。

⑦ 新血：原作"新"，据《药品化义》补。

大黑枣①

主养肝，为补血助脾之品。属阳中有阴，体粘润，色肉紫、皮黑，气微香，味甘，性温，能沉，力养肝补血，性气与味俱厚。入肝、脾、肾三经。

大黑枣，体粘润，味甘甜，故助脾②补血。气味厚，色紫黑，故入肝走肾。主治虚劳，善滋二便。凡补肝肾药中，如滋阴降火汤、茯苓补心汤、产后芎归调血饮、保胎丸、养营丸③、四神丸，俱宜为佐使。因性味甘温，尤能扶脾养胃耳。且大枣之甘，生姜之辛，二味配合，《经》云"辛甘发散为阳"④是也。故发表、疏散、温中⑤，剂内必用之。若中满气喘，呕吐疳积，牙疼虫病，皆忌之。（取肉厚而大者，去蒂、核用。小枣味酸，不用。）

枣仁

主温肝胆，为益心安神之品。（辨义见心药类。）

柏子仁

主补肝胆，为养心滋肾之品。（见心药类。）

竹叶

主清肝胆，为凉心利窍之品。（见心药类）

---

① 大黑枣：大枣因加工的不同，有红枣、黑枣之分。大黑枣，即大枣加工成的黑枣。
② 助脾：《药品化义》作"助阴"。
③ 养营丸：《药品化义》作"养荣丸"。
④ 辛甘发散为阳：语出《黄帝内经素问·阴阳应象大论》。
⑤ 温中：《药品化义》未载，系尤乘增补的内容。

龙胆草①

主益肝胆，为除热燥湿之品。属纯阴，体干而细，色苍黄，气膻，味大苦，性大寒，能下行，力泻火，性气与味俱浊。入肝、胆二经，又入胃、肾经。

龙胆草，味苦，性寒，沉阴下行，益肝胆而泻火，兼入膀胱、肾经，除下焦之湿热，与防己同功。酒浸亦能外行、上行。治骨蒸寒热，惊痫邪气，时气温热，热痢疸黄，寒热脚气，咽喉风热，赤睛弩肉。过服伤胃。（根似牛膝而短，甘草水浸，晒干用。贯众、小豆为使。）

雄黄②

主泻肝，消涎积，化血解毒杀虫之品。

代赭石③

主镇肝，为养阴血之品。（按：仲景"伤寒汗吐下后，心下痞鞕，噫气，用旋覆代赭汤。"④取其重以镇虚逆，而赤以养阴血也。入肝与心包。煅红，醋焠，水飞。）

---

① 龙胆草：《药品化义》"肝药"未载此条，系尤乘据汪昂《本草备要》上卷"龙胆草"条增补的内容。另，《药品化义》及《药品辨义》在火药类皆载有此药，内容与此条相异。

② 雄黄：《药品化义》未列此药，系尤乘增补。此条所论，语本《本草纲目》卷九"雄黄"条。

③ 代赭石：《药品化义》未列此药，系尤乘增补。此条所论，语本汪昂《本草备要》下卷之四"代赭石"条。

④ 仲景语，语本张仲景《伤寒论·辨太阳病脉证并治》。

夏枯草①

主缓肝，为散结解热之品。（味辛、苦，微寒，气禀纯阳，补肝血，治目珠夜疼，瘰疬湿痹。用花茎。）

心 药 类

丹参

主清心，为宁神调血之品。属阴中有阳，体干，色赤，气和，味微苦，性凉，能升能降，力清心调血，性气与味俱轻清。入心及包络二经。

丹参，原名赤参，色赤，味苦，与心相合，专入心经。盖心恶热，如有邪热，则脉浊而不宁。以此清润之，使心神常清，心清则气顺，气顺则冲和，而血气皆旺也。取其微苦，故能益阴；气味轻清，故能走窍。以此通利关节，调养血脉。主治心腹邪气，寒热痼疾，骨节肿痛，四肢不遂，经水不调，胎气不安，血崩胎漏，丹毒凝聚，暴赤目痛，此皆血热为患。用之清养其正，而邪自去也。古人以此一味代四物②，通主调经胎产、诸失血症，大有奇功。盛后湖每颂此为血药良剂，大抵长于调血也。（酒炒用。畏咸水，忌醋，反藜芦。）渍酒服，能疗足痹。（又名奔马草。）③

---

① 夏枯草：《药品化义》未列此药，系尤乘增补。此条所论，语本汪昂《本草备要》上卷"夏枯草"条。

② 四物：《药品化义》作"四物汤"。

③ "酒炒用"至"又名奔马草"：《药品化义》未载，系尤乘增补的内容。其中"畏咸水，忌醋，反藜芦"语出汪昂《本草备要》上卷"丹参"条；"渍酒服，能疗足痹。（又名奔马草。）"语本唐慎微《证类本草》卷七"丹参"条所引萧炳语。

茯神

主补心，为助神生气之品。属阳，体重实而坚，色白，气和，味甘淡，性微温，能守定，力补心气，性气无而味薄。入心、脾二经①。

茯神，生于枯松根下，因无枝叶上升津气，向下抱根附结，得松之神气而成，不离于本，有依守之义，故名茯神。特取此镇伏心神，能中守而不移。以其体沉重，重可去怯；其性温补，补可去弱。戴人曰："心本热，虚则寒。"②如心气虚怯，神不守舍，惊悸怔忡，魂魄恍惚，劳怯健忘，俱宜温养心神，非此不能也。（即茯苓之抱根生者，去皮并中木用。茯神心木，名黄松节，疗筋挛缩，偏风喝邪，心掣健忘。松节散，心木一两，乳香一钱，石器内焙研，每服二钱，木瓜汤下，治一切筋挛疼痛。乳香能伸筋，木瓜能舒筋故也。③）

酸枣仁

主养心，为安神补血之品。属阳，体肥润，色皮赤、肉黄白，气炒香，（生腥。）味微甘，（云酸，非④。）性炒微温，（生平。）能升能降，力助血，性气薄而味略厚。入心、肝、胆、脾四经。

枣仁，仁主补，皮赤类心，用益心血。其气炒香化为微温，借香气以透心气，得温气以助心神。凡志苦伤血，用智损神，致心虚不足，精神失守，惊悸怔忡，恍惚多忘，虚汗烦渴，所当必用。又取香温肝胆，若胆虚血少，心烦不寐，用此使肝胆血足，则五脏安和，睡

---

① 入心、脾二经：原作"入心、脾气分二经"，据《药品化义》改。
② 心本热，虚则寒：语出张从正《儒门事亲》卷十三《刘河间先生三消论》。
③ "即茯苓之抱根生者"至"木瓜能舒筋故也"：《药品化义》未载，系尤乘据汪昂《本草备要》下卷之一"茯神"条增补的内容。
④ 云酸，非：原作"云甘、酸，非"，于义不合，据《药品化义》改。前文已言酸枣仁"味微甘"。

卧自宁。如胆有实热则多睡，宜生用以平胆气。因其味炒香，香气入脾，甘且香，能醒脾阴，用治思虑伤脾及久泻者，皆能奏效。（临用略炒，研用。勿使隔宿，香气走散则效少。）

柏子仁

主润心，为养神滋肾之品。属阴中有阳，体润，色白，气微香，味微甘，（云微辛，非。）[①] 能浮能沉，力滋养心肾，性气轻而味浓。入心、脾、肝、肾四经[②]。

柏子仁，柏为百木之长，得阴气最厚。其子生于树杪，含蓄精粹。取香气透心，体润滋血，同茯神、枣仁、生地、麦冬，为浊中清品，主治心神虚怯，惊悸怔忡，颜色憔悴，肌肤燥痒，皆养心血之功也。又取气味俱浓，所以归肾，同熟地、龟甲、枸杞、牛膝，为封填骨髓，主治肾阴亏损，腰背重痛，足膝软弱，阴虚盗汗，皆滋肾燥之力也。味甘亦能缓肝，补肝胆之不足，极其稳当。但性平力缓，宜多用之为妙。（拣去壳用，入丸，以温火隔纸微焙，压去油，为末。若油黑者，勿用。）

石菖蒲

主开心，为通神利窍之品。属阳，体干，色皮赤、肉白，气腥，味辛、苦[③]，性温，能升，力开窍，性气清而味薄。入心、肝二经。

石菖蒲，寒暑不凋，经岁繁茂，受天地清阳之气而能上升，用入心经以通神明。取味辛利窍，气香而能透心气，主治气闭胸膈，痰迷

---

① 云微辛，非：《药品化义》后有"性平，（云温，非）"五字，尤乘未录。

② 入心、脾、肝、肾四经：《药品化义》作"入心、肝、肾三经"。

③ 味辛、苦：《药品化义》作"味辛"。甄权《药性论》认为石菖蒲味"苦、辛"，见《本草纲目》卷十九"菖蒲"条。

心窍，昏昧健忘，耳聋口噤。暂用此开发孔窍，使神气昌，故名菖蒲。但心性喜敛而恶散，菖蒲、远志皆属辛散，心脏所忌，不可久用及多用。（一寸九节者良。去毛切，微炒用。①）

远志②

主疏心，为开窍豁痰之品。属阳，体干而轻，色苍，气和，味辛重而雄，性温，能升，力豁痰，性气重而味薄。入心经。

远志，味辛重、大雄，入心开窍，宣散之药。凡痰涎沃心，壅塞心窍，致心气实热，为昏愦神呆，语言蹇涩，为睡卧不宁，为恍惚惊怖，为健忘，为梦魇，为小儿客忤，暂以此豁痰利窍，使心气开通，则神魂自宁也。又取其辛，能醒发脾气，治脾虚久困，思虑郁结，故归脾汤中用之。及精神短少，竟有虚痰作孽，亦须量用。若心血不足，以致神气虚怯，无痰涎可驱，即芎、归味辛，尚宜忌用，况此大辛者乎！诸家谓其味辛润肾，用之益精强志，不知辛重暴悍，戟喉刺舌，与南星、半夏相类，《经》云"肾恶燥"③，乌能入肾耶？但谓心气开通，则阳不妄举，肾精坚固可也。若谓因益其精，令志气强，得以上通于心，则误矣。故引仲淳《经疏》，始正为手少阴。周慎斋云："茯神、远志，开胸膈而使邪火下行。"④今得九如⑤之论益畅，以正自来之谬。⑥

① "一寸九节者良"至"微炒用"：《药品化义》未载，系尤乘据汪昂《本草备要》上卷"石菖蒲"条增补的内容。

② 远志：原作"远志肉"，据《药品化义》改。

③ 肾恶燥：语出《黄帝内经素问·宣明五气》。

④ "周慎斋云"所述，语本明代周慎斋《医家秘奥》脉法卷上："如单左寸旺，为相火未动而君火独盛……加茯神、远志、枣仁，入心而敛之使下也。"

⑤ 九如：明代医家贾所学，字九如。

⑥ "但谓心气开通"至"以正自来之谬"：《药品化义》未载，语本明末清初顾元交《本草汇笺》卷一"远志"条。

（凡用须甘草汤浸，去骨[①]，即以此汤煮熟，晒干用。生用戟人之咽。梗不去，令人烦闷[②]。）

竹叶

主凉心，为彻热[③]除烦之品。属阳中有阴，体润，色青，气清香，味泡汤甘淡，嚼之微苦，性凉，能升能降，力清热，性气与味俱轻。入心、肺、胆三经。

竹叶，清香透心，微苦凉热，气味俱清，《经》所云"治温以清"[④]，专清心气。叶锐能散，味淡利窍，使心经热邪分解，主治暑热消渴，胸中热痰，伤寒虚烦，咳逆喘促，皆为良剂也。又取色青入胆，气清入肺，是用清气分之热，非竹叶不能；凉血分之热，除柏叶不效。（竹类颇多，须择味淡者佳。水净用。苦重者，不宜使。）

灯心

主涤心，为导上渗下之品。属阳[⑤]，（有金与水。）体虚而最轻，色白，气和，味淡，性平，（云寒，非。）能升能降，力淡渗，性气与味俱轻清。入心、肺、小肠及膀胱四经。

灯心，气味俱轻，轻者上浮，专入心肺。其味最淡，淡能利窍，使上部郁热下行，从小便而出。主治咳嗽咽痛，眼赤目昏，淋闭水肿，小水不利，暑热便浊，小儿夜啼，皆清热之功也。世疑轻淡之物，以为力薄而忽之。不知轻可去实，淡主于渗，惟此能导心肺之热自

---

① 去骨：《药品化义》作"去梗"。
② 梗不去，令人烦闷：《药品化义》未载，系尤乘增补的内容。
③ 彻热：《药品化义》作"散热"。
④ 治温以清：语出《黄帝内经素问·五常政大论》。
⑤ 阳：原缺，据《药品化义》补。

上顺下,通调水道,下输膀胱,其力独胜。

麦门冬

主清心宁神,为润肺生津之品。(见后肺药类。)

生地黄

主清心养血,为导热下行之品。(见前肝药类①。)

连翘

凉心火,为散结疏通之品。(见后火药类②。)

黄连

抑心火,为泻脾厚肠之品。(见后火药类③。)

朱砂④

主镇心清肝,为安神驱邪之品。体阳性阴,色赤类火。禀离卦之象,性反凉者,离中有阴也。纳浮溜之火,安君主之官,秉阳明之德,辟幽昧之邪。(形如箭头,透明者良。研细,水飞三次为度。)

川楝子⑤

主导小肠、膀胱之热,为引心包相火下行之品。通利小便,为疝

---

① 肝药类:原作"肝胆类",据前文改。

② 火药类:原作"火类",据后文改。

③ 火药类:原作"火类",据后文改。

④ 朱砂:《药品化义》未列此药,系尤乘增补。此条所论,语本李中梓《本草通玄》卷下"朱砂"条。

⑤ 川楝子:原作"川練子",误。練与楝,形近而讹。《药品化义》未列此药,系尤乘增补。此条所论,语本汪昂《本草备要》下卷之一"苦楝子"条。

气要药，亦治伤寒热狂热厥、腹痛，杀三虫，疗疮疥。脾胃虚寒者忌之。（川产者良，酒蒸俟皮软，寒因热用，去肉取核，槌碎用，用肉则去核。茴香为使。味苦寒，有小毒。）

浮麦①

即小麦中淘水浮起者，主自汗、盗汗，入心经，退虚热之品。（微炒用。）

脾 药 类

人参

主补脾，为生气助阳之品。属纯阳，（有土与金。）体微润，色黄，气香而清韵，味甘，（带苦者次之。）性大温，能升能降，力补脾、肺，性气与味俱厚。入脾、胃、肺三经。

人参②，产于辽左，地之阳在北，受地阳气，不畏冰雪，性大温，色淡黄，原名黄参。取其气香而韵，脾性最喜。脾土生金，兼能益肺。又取味甘而纯，甘则补阳，用补阳气，以固真元，为温脾之胜药也。主治思虑过度，劳伤心脾，食后昏倦，自汗恶寒，久病胃弱，四肢畏冷，肠鸣作泻，小便频短，此系脾气虚寒，用此温补脾阴。又治劳役过度，饮食不思，怠惰嗜卧，四肢不收，精神困倦，恶寒懒怯，面黄肌瘦，气短虚烦，此系元气下陷，用此升阳益气。若遗精便浊，久

---

① 浮麦：《药品化义》未列此药，系尤乘增补。此条所论，语本李中梓《本草通玄》卷上"浮麦"条。

② 天头批注："人参、甘草，助中气不虚，使邪不传里。"语本吴崑《医方考》卷一《伤寒门·小柴胡汤》："用人参、甘草者，欲中气不虚，邪不得复传入里耳。"

泄脾虚，则元阳去而真气散，用此固气，使气固而精不遗。若疟疾久，而邪气衰而元气耗，用此补气，使气实而邪自去。若痢疾久，则积热将尽，而脾脏困极，用此扶脾，使肠胃俱健，痢自能止。若失血久而脉已虚，则血将止而无所统，用此补脾，使脾气旺而能统血，血自归经。若痘疮色白，气虚寒者，用之为宜；其色红紫，属实热者，又须禁用。若病后气血两虚，此时几微之血不能速生，得参以领气归元，血从气附，即阳生阴长之谓也；如血衰气盛，火烁真阴，又宜戒用。三伏间，火令克金，人多气虚，故入生脉散补养肺气。《雷公》又云：“人参夏月少用，恐发心疭之患。”[1] 盖谓火令炎蒸，流金烁石，参性大温，必伤心气，是知参同麦冬、五味，则功益水而助气，独用则反增热也。凡脾胃实热，肺受火邪，喘嗽痰盛，阴虚劳怯，失血初起，胸膈痛闷，噎膈便闭，有虫有积，皆不可用。若二三月及四五月，内郁温热，病初起误用之，如剑锋相刺，下咽即死。热退愈后，余邪未尽，服之必危。务宜慎之。（山西襄垣县，古名上党，有紫团山，出人参，久绝其种。今惟辽东清河[2]，所产为良，朝鲜者次之。）

黄芪

主助脾，为固气实表之品。属阳，（有土。）体柔软，色皮微黄、肉带白，气和，味甘、淡，性温，能升能降，力益气固表，性气微厚，味薄。入脾、肺、三焦三经。

黄芪，皮黄入脾，肉白走肺，性温能升阳，味甘、淡，用蜜炙，能温中。健脾，故内伤气虚，少用以佐人参，使补中益气，脾虚泄泻，疟疾日久，吐衄肠红，诸久失血后，及痘疮惨白。主补肺，故表疏卫

---

① “《雷公》又云”所述，语本《本草纲目》卷十二“人参”条所引南朝刘宋时期药学家雷敩《雷公炮炙论》。

② 清河：原作“清和”，误。据《药品化义》改。

虚宜多用，以君人参，使敛汗固表，治自汗盗汗，诸毒溃后，收口生肌，及痘疮贯脓，痈疽久不愈者，从骨托毒而出，必须咸水炒。痘疮虚不发者，在表助气为先，又宜生用。若气有余，表邪旺，而腠理实，及三焦有火，切宜戒之。至于中风手足不遂，痰壅气闭者，始终俱不可加。（芪出绵上、陇西者良。取单股不岐，色润柔软，肉白心黄[1]，故名绵芪。）

白茯苓

主健脾，为养气益肺之品。属阳，（有土与金。）体重而实，色白，气和，味甘、淡，性平，能升能降，力补脾肺，性气薄而味厚。入脾、肺、肾、膀胱四经。

茯苓，苓字世俗讹传。《史记》及《仙经》皆名茯灵，假松之真液而生，受松之灵气而结，禀坤阴最厚，味独甘淡。甘则能补，淡则能渗，甘淡属土，用补脾阴，土旺生金，兼益肺气。主治脾胃不和，泄泻腹胀，胸胁逆气，忧思烦满，胎气少安，魂魄惊跳，膈间痰气。盖甘主补则脾脏受益，中气既和，则津液自生，口焦舌干，烦渴亦解。又治下焦湿热，淋沥水肿，便溺黄赤，腰脐不利，停蓄邪水。盖淡渗则膀胱得养，肾气既旺，则腰脐间血自利，津道流行，益肺于上，补脾于中，令脾肺之气从上顺下，通调水道，下输膀胱，故小便多而能止，涩而能利。惟痘疮起胀时忌用，恐渗泄不能贯浆。赤者[2]，淡赤而黄，不堪入肺，助脾利痰，功与白等。因松种不同，故分赤、白，原无补泻之别[3]。（取坚实者佳。去粗皮用。）

---

① "陇西者良。取单股不岐" 及 "肉白心黄"：《药品化义》未载，系尤乘据郭佩兰《本草汇》卷九 "黄芪" 条增补的内容。

② 赤者：《药品化义》作 "赤茯苓"。

③ 原无补泻之别：《药品化义》作 "原无白补赤泻之分"。

白术

主润脾，为助气除湿之品。属阴中有阳，体微润，色苍白，气微香，味微苦、略辛，(云甘，非。)性微温，能升能降，力健脾，性气与味俱厚。入脾、胃、三焦三经。

白术，微苦、略辛，取其辛燥湿、苦润脾，燥之润之，脾斯健旺。盖脾属湿土，土无水泽，则不滋润，非专宜燥。《经》曰"脾苦湿"[①]，为太湿则困滞。然过燥则干裂。此以辛燥脾，苦润脾，主治风寒湿痹，胸膈痰痞，嗳气吞酸，恶心嘈杂，霍乱呕吐，水肿脾虚，寒湿腹痛，疟疾，胎产。能使脾气健运，正气胜而邪气自却也。且润脾益胃，为滋生血气、痘疮贯脓时必须之品。凡郁结气滞，胀闷气积，及吼喘壅塞，胃痛由火，痈疽多脓，黑瘦人气实作胀，皆宜忌用。(取内干白者佳。油黑者，不用。同陈壁土炒，或人乳浸[②]，饭上多蒸用。)

甘草

主缓脾，为和气温中之品。属阳，(有土。)体实，色黄，气和，炙香，味大甘，性生凉、炙温，能升能降，力生泻火、炙补脾，性气薄而味厚。入脾、胃、肝三经。

甘草，色黄味甘，属土，土居中央，兼乎五行，专入脾经。取性气缓，缓可去急，同热药用之缓其热，寒药用之缓其寒，使补不至于骤，而泻不至于迅，有调和相协之义，故称为国老。生用凉而泻火，主散表邪，消痈肿，利咽痛，解百药毒，除胃积热，去尿管痛，此甘凉除热之力也。炙用温而补中，主脾虚滑泻，胃虚口渴，寒热咳嗽，气短困倦，劳役虚损，此甘温助脾之功也。但味厚而太甜，补药中不宜

---

① 脾苦湿：语出《黄帝内经素问·脏气法时论》。
② 或人乳浸：《药品化义》作"或人乳制"。

多用，恐恋膈不思食也。如心肺火盛，痢疾初起，中满肿胀，气郁呕吐，并嗜酒者，均宜远此。《本经》载甘草治"烦满短气"[①]，此专指内乏阳气，劳伤不足，因虚所致之烦满耳。虚实之辨，尤宜致详。[②]（坚实中条者良。大者，消毒，入六一散。细者，勿用。与大戟、芫花、甘遂、海藻相反。）

芡实

主实脾，为益气助胃之品。属阳，（有土与金、水。）体干，（鲜润。）色干白，（鲜玉色。）气和，味甘、平，性干温，（鲜凉。）能浮能沉，力健脾，性气薄而味厚。入脾、胃、肝、肾四经[③]。

芡实，从纯阴时生长，成实于夏令，受纯阳而凝结，本得阳热之气多。然生于水泽间，有地水比和之义，故味甘平而性和缓，所谓清中浊品，专健脾阴。主治泄泻呕吐，水肿，小便不禁，遗精白浊，女人带下，小儿疳积及久泻久痢，久疟久嗽，诸失血后，无不奏效。但力缓性和，多用则效。

白扁豆

主醒脾，为顺气和胃之品。属阳，体干，（鲜润。）色白带黄，气和，味甘，性温、平，能升能降，力醒脾和胃，性气与味俱和。入脾、胃、肺三经。

扁豆，味甘平而不甜，气清香而不窜，性温和而色微黄，与脾性

---

① 烦满短气：语出《名医别录》。见《证类本草》卷六"甘草"条所引。

② "《本经》载甘草"至"尤宜致详"：《药品化义》未载，系尤乘增补的内容。其中"《本经》载甘草"至"因虚所致之烦满耳"，语本缪希雍《神农本草经疏》卷六"甘草"条。

③ 入脾、胃、肝、肾四经：《药品化义》作"入脾、胃、肝三经"。

而最合。主治霍乱呕吐，肠鸣泄泻，炎天暑气，酒毒伤胃，和中益气佳品。又取其色白，气味清和，独受清中之清，用清肺气，故云"清以养肺"①。肺清则气顺下行，能化清降浊，通利大便。善疗肠红久泻，清气下陷，此腑虚补脏之法也。（俗名羊眼豆。种亦不同，取其壳肉俱白者是。解一切草木、鱼豚毒，用两许煎汤服。）

薏米

主佐脾，为抑气舒筋之品。（云仁者，非。）属阳，（有土、金。）体干、重，色白，气和，味甘、淡，性温，能沉，力补脾，性气薄而和②。入脾、胃、肺、肝四经③。

薏米，味甘气和，清中浊品，能健脾阴，大益肠胃。主治脾虚④泄泻，致成水肿；风湿筋缓，致成手足无力，不能屈伸。盖因湿胜则土败，土胜则气复，肿自消而筋自舒⑤也。取其色白入肺，滋养化元，用治上焦消渴，肺痈腹痛。又取体性沉下，用治脚气肿痛，肠红崩带，亦以其利湿培土之能也。若咳血久而食少者，假其气和力缓，倍用见功。但孕妇忌之，又嫌其下气也。（取白而新者用，陈而油色者忌之。）

神曲

主平胃，为化谷消痰⑥之品。属阳，体干，色黄白、炒焦黄，气炒

---

① 清以养肺：语本张从正《儒门事亲》卷十三《刘河间先生三消论》："清养肺。"
② 性气薄而和：《药品化义》作"性气薄而味厚"，误。前言"味甘、淡"就非"味厚"；前言"气和"，此言"性气薄而和"，正为对应。
③ 入脾、胃、肺、肝四经：《药品化义》作"入脾、胃、肺三经"。
④ 脾虚：原作"皮肤"，于义不通，据《药品化义》改。
⑤ 筋自舒：《药品化义》作"力自生"。
⑥ 化谷消痰：《药品化义》作"解面散积"。

香,味甘、平,性温,能升能降,力消米食,性气与味俱厚。入脾、胃二经。

神曲,味甘炒香,香能醒脾,甘能洽胃,以此平胃气,理中焦。用治脾虚难运,霍乱吐逆,寒湿泄泻,孕妇胎动抢心,下血不止。生用力胜,主消米食积滞,痰饮癥结,胸满疟痞,小儿腹坚,皆能奏功。又能回乳,炒研酒服。《启微集》[①]云:"治目疾,生用能发其生气,熟用能敛其逆气。"[②](附造法:用白面十斤,一曰勾陈,苍耳草;一曰螣蛇,野蓼草;一曰青龙,青蒿草;一曰玄武,杏仁泥;一曰朱雀,赤小豆末。三草各取自然汁三合,同杏泥、豆末各三合,和面作饼。必于六月六日,为诸神聚会之辰,故名神曲。楮叶、荷叶包署,待黄色,出毛衣,取晒干,收用。[③])

大麦芽

主开胃,为解面散积之品。属阳,体轻,色黄,气炒香,味甘,(云咸,非。)性温,能升能降,力消米面,性气与味俱薄。入脾、胃二经。

大麦,为五谷之长,甘温入脾,以此发芽,取其体轻性锐,轻可去实,锐能消散,炒香开胃,以除烦闷。生用力猛,主消面食积滞,癥痕气结,胸膈胀满,郁结痰涎,小儿伤乳。又能行上焦滞血,若女人气血壮盛,或产后无儿饮乳,乳房胀痛,以麦芽二两,炒香,研末

---

①《启微集》:即《原机启微》(又名《元机启微》),元末明初倪维德撰,明代薛己校注。《启微集》云"所述,语本倪维德《原机启微》卷下附方"千金磁朱丸"条:"神曲辛温甘……生用者,发其生气;熟用者,敛其暴气也。服药后,俯视不见,仰视渐睹星月者,此其效也。"

②"又能回乳"至"熟用能敛其逆气":《药品化义》未载,系尤乘据《本草纲目》卷二十五"神曲"条增补的内容。

③"楮叶"至"收用":《药品化义》未载,系尤乘据《本草纲目》卷二十五"神曲"条增补的内容。

去皮，分四服，立消。其性锐，能行上焦气血。乳者，血所成也。迅速如此，勿轻视之。凡痰火哮喘及孕妇，切不可用。

谷芽[①]

主消米食，为温中助脾之品。（功胜麦芽。）

山楂

主疏胃，为消肉导滞之品。属阴中有微阳，体干，色赤，气和，味酸带甘，性平，能升能降，力消肉食，性气薄而味厚。入脾、肝二经。

山楂，古方罕用，自朱丹溪始著其功，遂为要药。取其味酸属甲，带甘属己，酸甘相合，甲己化土，以其入脾，助其运化。主消牲肉食积，油腻腥膻，果实，痰饮，痞满膨胀，闷气吞酸，小儿乳滞。又因酸走肝，肝藏血，能化血块，用治产后恶露，儿枕作痛，崩漏肠红，更行痘疮血滞，使血活起发，止痛解毒，始末俱用。同棱、术[②]，攻一切积块，自能化散。抑且色类乎血，凡失血后气血两虚，以佐人参疏理肝脾，酸甘收耗，最为良品。（伤生冷瓜果，用干姜、青皮，合二陈汤去寒。伤素食、豆腐，用干姜、半夏，同平胃散燥湿。胃有邪热不杀谷，用芩、连，同神曲、麦芽，除热消谷。伤索粉，成积，用杏仁。伤鱼蟹，用紫苏。伤酒，甘蔗汁、西瓜、乌梅、砂仁[③]。）

车前子

主养窍，治痰泻热泻之品。属阳中有阴，体轻细，煎汁稠浊而

---

① 谷芽：《药品化义》未列此药，系尤乘增补。此条所论，语本汪昂《本草备要》下卷之三"谷芽"条。"功胜麦芽"系尤乘的见解。

② 棱、术：《药品化义》作"蓬术、三棱"。

③ "伤酒"至"砂仁"：《药品化义》未载，系尤乘增补的内容。

滑,色黑带紫,气和,味淡,(云甘、云咸,非。)性平,(云寒,非。)能降[①],力渗热,性气薄而味浓。入脾、肝、膀胱三经。

车前子,子主下降,味淡入脾,渗热下行。又因汁浊,浊阴走下窍[②],且又滑能养窍,故入膀胱,能行水而不动真气。主治痰泻热泻,胸膈痰热,周身湿痹。盖水道利而清浊分,脾斯健矣。取其味淡而且浊滑,滑则去着,淡能渗热之力也。用入肝经,又治暴赤眼痛,泪出脑疼,翳膜障目,及尿管涩痛,遗精溺血,下疳便毒,男子阳挺肿胀,或出浓浊,女人阴癫作痛,或发肿痒,凡此俱属肝热,其导热下行,则肝斯清矣。(去壳,略炒用。治横生逆产,炒为末,酒调服二钱[③],不顺再服,必自见效。)

木通

主通气,为治热泻火泻之品。属阴中有微阳,体轻而通,色黄,气和,味苦重、微辛,性凉,能降,力通气导赤,性气轻清而味厚。入脾、心、小肠、膀胱四经。

木通,体质松通,通可去滞,味苦能降,带辛能散。取其色黄,入脾,导脾胃之积热下行,主治火泻热泻。盖利小肠火郁,行膀胱水闭,使水火分,则脾气自实也。又能去黄疸之湿,解诸热毒痈,开耳聋,出声音,通鼻塞,行经下乳,催产下胎,分消痞满,导除气结,皆以其通经利窍之力也。且心移热于小肠,而脏病由腑结,腑通则脏安。凡为惊病由心气郁,及嗜卧心烦者,以此直彻下行。古人立方,

---

① 能降:原无,据《药品化义》增。

② 浊阴走下窍:原作"浊因走下窍",据《药品化义》改。《黄帝内经素问·阴阳应象大论》"浊阴出下窍"可证。

③ 二钱:原作"三钱",据《药品化义》改。《证类本草》卷六"车前子"条附方:"《子母秘录》:治横生不可出,车前子末,酒服二钱匕。"

心火为邪,用木通导赤;肺火为邪,用桑皮泻白,良有深意也。(色黄而条中者良。色黑、条粗大者,不堪用。)

泽泻

主导水,为虚泻肾泻之品。属阳中有微阴[①],体大而实,色黄白[②],气和,味淡、咸[③],性凉[④],能渗利,力降下,性气与味俱清[⑤],入肺、肾、膀胱三经[⑥]。

泽泻,色白微苦,入肺;味咸,以利膀胱。凡属泻病,小水必短数,以此清润肺气,通调水道,下输膀胱。主治湿泻、水泻,使大便得实,则脾气自健也。因能利水道,令邪水去,则真水得养,故消渴能止。又能除湿热,通淋漓[⑦],分消痞满,逐三焦蓄热停水,此为利水第一良品。金为肾水之母,故云"水出高源"[⑧],此能引肺气从上

---

① 阳中有微阴:《药品化义》作"属阴",王焘《外台秘要》卷三十一《米药时节》"泽泻,阴"可证。但李杲《医学发明》卷四"木香顺气汤"指出"气之薄者,阳中之阴",又以泽泻为气薄者,故尤乘认为泽泻为"阳中有微阴"亦有所据。

② 体大而实,色黄白:《药品化义》作"体干,色白"。

③ 味淡、咸:《药品化义》作"味微咸、略苦"。

④ 性凉:《药品化义》作"性平(云寒,非)",尤乘未取其说。《神农本草经》以泽泻为性寒,金元以来医家对此多有争议,张元素《医学启源》、张从正《儒门事亲》、李杲《医学发明》皆认为泽泻性平;李中梓《雷公炮制药性解》则认为泽泻性寒。尤乘折中诸说,提出泽泻性凉,可备为一说。

⑤ 性气与味俱清:《药品化义》作"性气薄而味稍厚",于义为胜。尤乘据泽泻"性凉",推导其"性气与味俱清"。据《药品辨义》卷上《药性清浊》所言:"凉者为清,气味俱轻,薄而淡者。"泽泻味淡、咸,味淡可称清,但味咸也可称厚。明末清初吕留良注明代赵献可《医贯》卷四《先天要论》"泽泻"一味,即为"味厚"。

⑥ 入肺、肾、膀胱三经:《药品化义》作"入脾、肺、肾、小肠、膀胱五经"。

⑦ 漓:《药品化义》作"沥",于义为胜。

⑧ 水出高源:语出李杲《兰室秘藏》卷上《胃脘痛门》。

顺下，如雨露之膏泽，故名泽泻。所以六味丸中，同茯苓、山药补肺金，导引于上源，降下而生肾水，用疗泄精，退阴汗，去虚烦；又有熟地、丹皮、山萸，补肝木以生心火，上下相生，阴阳交互，取《易》理之地天泰、水火既济之义。如斯玄妙，非深达造化之微者，孰能制此良方。昧者误以为泻肾减之。若小便不通而口渴者，热在上焦气分，宜用泽泻、茯苓以清肺气，滋水之上源也。如口不渴者，热在下焦血分，则用黄柏、知母以泻膀胱，滋水之下源也。须分别用之。（取白色者良。黄油色者，不用。其性易蛀，用柴灰拌，藏之。）

猪苓

主利便[1]，治水泻湿泻之品。属阳，体干，色肉白、皮黑，气和，味淡，（云微苦，非。）性平，（云燥，非。）能降，力淡渗，性气与味俱轻。入脾、膀胱二经。

猪苓，味淡，淡主于渗，入脾以利水道，用治水泻、湿泻。通淋除湿，消水肿，利黄疸，惟此为最捷，故云"与琥珀同功"[2]。但不能为主剂，助补药以实脾，领泄药以理脾，佐温药以暖脾，同凉药以清脾。凡脾虚甚者，恐泄元气，慎之！（车前、木通、泽泻、猪苓四味，不专利水，亦能通气。又不专主脾经，但实脾以利水为先，因列于此。凡利水道，治在上焦，使水下行，非下部品也，特拈出以告。）

莲肉

主启脾，为养胃厚肠之品。属阳，（有土、水与火。）体干，（鲜润。）

---

① 利便：《药品化义》作"利脾"。

② 与琥珀同功：《本草纲目》卷十八"通草"条引李杲语："凡气味与之同者，茯苓、泽泻……与琥珀同功。"李杲《医学发明》卷二"通可去滞通草防己之属"："凡与通草同者，茯苓、泽泻、灯草、猪苓、琥珀、瞿麦、车前子之类，皆可以渗泄，利其滞也。"

色干肉淡黄，鲜衣赤，心青，气香，味肉甘、衣涩、心苦，性平，能浮能沉，力补脾，性气与味俱厚。入脾、胃二经。

莲肉，生于水泽，长于夏令，凝纯阳而结，得天阳地阴浃洽之气，禀性和平，成清芳之质。用之去衣，主醒脾和胃，益肺厚肠，养精神，补元气，利耳目，长肌肉，止脾泄，泻痢后宜倍加之。若莲①衣色类乎血，味涩能敛，凡诸失血后，佐参、苓以补脾阴，使统血归经。如大便燥者，勿用。（黑而沉水者，名石莲，清心除烦，开胃进食，专治噤口痢、淋浊之症。肆中一种，出广中树上，味大苦，不宜用。）②

荷叶

主益脾，为升阳助胃之品。属阳，体轻而仰，色青，气清香，味苦，平，性和凉，能升，力助脾，性气与味俱清而厚。入脾、胃二经。

荷叶，味苦，平，其色青，其形仰③，其中空，其象震卦，清轻上升，与少阳甲胆清净之腑相合。用此以佐胆气，升发清阳。如嗽久者，肺金火炽，克伐肝胆，用小荷钱入煎剂治之，诚良法也。虽取其气香，香能益脾，开胃和中，洁古制枳术丸，用荷叶煮饭为丸，滋养脾胃。然其义深远，不专补脾。盖饮食入胃，必得少阳胆气，运行脾胃，而化津液。若脾胃土虚，则胆气弱而不升运，无以转化，虽用此治脾，实资少阳生发之气也。东垣晚年始悟其理。又治雷头风症，头面疙瘩肿痛，憎寒壮热，状如伤寒，病在三阳，不可过用寒药重剂，诛伐无过，制清震汤治之。（荷叶一枚，升麻、苍术各五钱，煎服可愈。）痘

---

① 莲：原作"连"，于义不通，据文义改。

② "如大便燥者"至"不宜用"：《药品化义》未载，系尤乘据汪昂《本草备要》下卷之二"莲子"条增补的内容。

③ 其形仰：《药品化义》作"其形轻"。

疮倒靥①，用此发之。（同僵蚕等分共为末，胡荽汤下。）一切血症，及吐衄，（生捣汁服，立止。）洗肾囊风（煎汤。）②

桂圆

主滋脾，为补血生津之品。属阳，（有土、火与水。）体润，色熟紫，（生，淡黄。）气熟香，味甘，性温，能沉，力补血，性气与味俱厚。入肝、心、脾三经。

桂圆，味甘而鲜，气香而和，用入脾经，功过于枣。色紫，体润，大滋阴血。凡上部失血之后，入归脾汤，同莲、芡③以补脾阴，使脾旺统血归经。如神思劳倦，心经血少，以佐麦冬、生地补养心血。又劳伤筋骨，肝脏空虚，以助归、熟④培补肝血。但甘甜助火，亦能作胀。若心肺火盛，中满呕逆，及气膈郁结，皆禁用。（种亦多，惟桂圆甘鲜，其余无取。产后、痘后、老年、脾弱，不可食多，难化。）

川椒⑤

主暖脾胃，为散寒导火下行之品。属纯阳，体轻小而空，色红，（子，光黑），味辛辣，性热，能升能降，力燥湿散寒，性气与味俱烈。入脾、胃、肾、肺四经。

川椒，辛热走肺，散寒发汗，止咳嗽，色红属纯阳，入命门补火，而暖胃燥湿，消食除胀。治心腹冷痛，吐泻，澼积，痰饮，水肿，理肾

---

① 倒靥：指天花患者疮毒外发时，身上、脸上长的疱疹。

② "又治雷头风症"至"煎汤"：《药品化义》未载，系尤乘据汪昂《本草备要》下卷之二"荷叶"条增补的内容。

③ 莲、芡：《药品化义》作"莲肉、芡实"。

④ 归、熟：《药品化义》作"熟地、当归"。

⑤ 川椒：《药品化义》未列此药，系尤乘增补。此条所论，语本汪昂《本草备要》下卷之一"川椒"条。

气上逆,下焦阳衰,溲数,泄精,通经,安蛔,杀鬼蛀,(即劳虫也。)解鱼虫毒。子名椒目,苦、辛,专行水道,能消水蛊,除胀定喘,及肾虚耳鸣。(川产肉厚皮皱,子光黑。闭口者杀人。微炒出汗,研去黄壳,取红,名椒红。)

胡椒 ①

主暖胃快膈,为寒痰肠滑之品。属纯阳,体干,色苍,气辛,味大辣,性酷热,能升,力动火走气,性气与味俱烈。入胃经。

胡椒,与荜澄茄,一类两种。止胃寒吐水,阴毒腹痛,食积冷痢,牙齿浮热作痛,杀一切鱼肉鳖菌 ② 毒,食料宜之。多食伤肺,令人吐血,发痔疮脏毒,齿疼目昏,用者慎之。

---

① 胡椒:《药品化义》未列此药,系尤乘增补。此条所论,语本汪昂《本草备要》下卷之一"胡椒"条。

② 菌:原作"箘",于义不合,汪昂《本草备要》作"蕈"。蕈,为菌类。

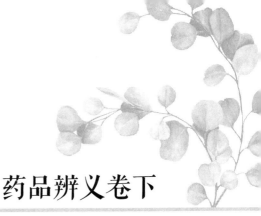

药品辨义卷下

肺 药 类

萎蕤①

主润肺，为补中益气之品。属阳中有阴，体润，色白，气味甘，平，能升能降，力润心肺，性和，入心、肺、脾三经。

萎蕤，补心肺，除烦渴。治风淫湿毒，目痛眦烂，寒热痁疟，中风，不能动摇，自汗，一切不足之症。

沙参

主助肺，为清热补阴之品。属阴中有微阳，体轻，色肉白、皮淡黄，气和，味微苦，性凉，（云寒，非。）能升能降，力清肺，性气与味俱轻。入肺、肝二经。

沙参，色白，原名白参，体轻虚，味微苦，气味皆清，为清中清品，专入肺经。《经》曰："肺苦气上逆。"②以此清顺其气，肺性所喜，

---

① 萎蕤：《药品化义》未列此药，系尤乘增补。此条所论，语本汪昂《本草备要》上卷"萎蕤"条。

② 肺苦气上逆：语出《黄帝内经素问·脏气法时论》。

即谓之补。主治久嗽痰逆，鼻塞热壅，皮肤搔痒，失血病久，皆补阴而制阳也。盖肺与大肠为表里，以使肺清则大肠受其荫，故肠红下血久者，得此而不妄泄矣。又肺清则不克肝，而肝气得养。用治血积惊烦，心腹结热，能益阴血，邪气自宁。所以肺寒用人参，肺热用沙参，迥然相别。（人参补五脏之阳，沙参补五脏之阴。沙参，北地沙土所产，故名沙参。皮淡黄、肉白、中条者良。南产色苍，体飽，味苦；另有粉沙参，味甘，俱不堪用。恶防己。①）

石斛

主益肺，为清气强肾之品。属阳中有阴，体轻，色黄，（形如钗，故名金钗②。）气和，味苦，性凉，能浮能沉，力养肺，性气与味俱清，（云厚，非。）入肺、胃、肾三经。

石斛，生于石岩，不涉沙土，色如黄金，象肺之体，气味轻清，合肺之性，性凉而清，得肺之宜。丹经③云"肺名娇脏"④，独此最为相配。主治肺气久虚，咳嗽不止，邪热痱子，肌表虚热。其清理之功，不特于此。盖肺出气，肾纳气，子母相生，使肺金清则真气旺，顺气下行，以生肾水，强阴益精，更治囊湿精少，小便余沥。且上焦之势，能令热气委曲下行，无苦寒沉下之弊。并善长肌肉，厚益肠胃，诚仙

① "人参补五脏之阳，沙参补五脏之阴"及"恶防己"：《药品化义》未载，系尤乘据汪昂《本草备要》上卷"沙参"条增补。

② 形如钗，故名金钗：《药品化义》未载，系尤乘增补的内容。

③ 丹经：《药品化义》作"丹家"。

④ 肺名娇脏：南宋医家杨士瀛《仁斋直指》卷八《咳嗽方论》已有"肺为娇脏"的说法。明代赵献可《医贯》卷一《五行论》："肺金之气，夜卧则归藏于肾水之中，丹家谓之母藏子宫，子隐母胎，此一脏名曰娇脏。"

106

品也。（产温州，体短、色黄、状如金钗者佳。川产，形长、味淡、中虚及竹叶者，不用①。）

甘菊

主清肺，为和气明目之品。属阴中有阳，（及金、土、水。）体轻，色有白有黄，气清香，味白者微苦，黄者略苦，性凉，能升能降，力清肺，性气与味俱清。入肺、肝、心三经。

甘菊，得秋气之深，应候而开，受金正气，秋金本白，故取白者入肺。其体轻，味微苦，性气和平，至清之品。《经》云："治温以清。"② 凡病热退，其气尚温，以此同桑皮，理头痛，除余邪；佐黄芩，治眼昏，去翳障；助沙参，疗肠红，止下血；领石斛、扁豆，明目聪耳，调达四肢。是以肺气虚，须用白者；如黄者，气香味重，肺热者宜之。主头晕风眩，鼻塞，热壅，暴赤眼肿，肌肤湿痹，四肢游行③，肩背疼痛，皆由肺气热，以此清润肺金。金清则肝木有制，并治目痛泪出，是以清肺实热者，须用黄甘菊。从来未悉此义，今特订正，以俟同志鉴诸。（菊种甚多，须择家园所植，清香者良。阴干，去蒂用。其茎紫，其叶厚至柔，花微大，单瓣味甘者真。山野茎青叶细，气烈，花小，瓣细味苦者，名苦薏，不堪入药，能误人。④）

山药

主补肺，为助气健脾之品。属阳，（有土与金、水。）体干⑤，色白，

---

① 中虚及竹叶者，不用：《药品化义》未载，系尤乘增补的内容。

② 治温以清：语出《黄帝内经素问·五常政大论》。

③ 行：《药品化义》作"风"，于义为胜。

④ "其茎紫"至"能误人"：《药品化义》未载，系尤乘据《本草纲目》卷十五"菊"条增补的内容。

⑤ 体干：《药品化义》作"体轻"。

气微香,味甘、淡①,性温,能浮能沉,力补肺脾,性气与味俱薄。入肺、脾、肾三经。

山药,生者性凉,熟则化凉为温,所以古方特加一"干"字,其色纯白,专入肺部,温补而不骤,微香而不燥,循循有补肺之功。治肺虚久嗽,何其稳当!因其味甘气香,用之助脾,治脾虚腹泻,怠惰嗜卧,四肢困倦。又取甘则补阳,以能补中益气,温养肌肉,为肺、脾二脏要药。土旺生金,金盛生水,功效相仍,故六味丸中用之,治肾虚腰痛,滑精梦遗,虚怯阳痿。但性缓力微,剂宜倍用。(产怀庆者良,色白气香乃佳,西产者次之。生捣,敷伤寒发颐,并冻疮良;同生蜜捣罨②,便毒立消矣。)

百合

主养肺,为补气和中之品。属阳,体干,色白,气清香,味甘,(带苦者,次之。)性平,能升,力补肺,性气与味俱清。入肺、心、胆、肝、大肠五经③。

百合,体叶象肺,色白性平,专入肺经,主治肺热咳嗽,痰中带血,必不可缺。至若肺劳、肺痿,咳久痰火,同薏米补肺收功,击其惰归之神药也。取其味甘而不甜,气香而不窜,又能补中益气,和合百脉,盖肺为百脉之宗也。服之令心气欢和,安神益胆,调养五脏,通利二便④,皆在其中。仲景治伤寒坏病,定百合汤;东垣立中和饮,治百病,用之为君,良有深义也。中寒下陷者忌之。(取白花,叶短而阔,似竹叶

---

① 味甘、淡:《药品化义》作"味甘"。

② 罨:覆盖,掩盖。

③ 入肺、心、胆、肝、大肠五经:《药品化义》作"入肺、心、胆三经"。

④ 通利二便:《药品化义》未载,系尤乘据汪昂《本草备要》下卷之三"百合"条增补的内容。

者,百合也。如黄花、赤花者,名山丹,俱不堪用。^①又名夜合,夜服之妙。)

桑白皮

　　主利肺,为疏气渗湿^②之品。属阳,体轻,色白,气和,味甘而淡,(云辛、云酸,非。^③)性平,(云寒,非。^④)能升,力清肺气,性气与味俱清。入肺、大肠二经。

　　桑皮,皮主疏散,味甘、淡,淡主于渗,体轻色白,专入肺经,疏气定喘,是其职司。凡肺中有水气,及肺火有余者宜之。《十剂》云:"燥可去湿,桑白皮、赤小豆之属是也。"^⑤又皮主走表,以此治皮里膜外,水气浮肿,及肌肤邪热,浮风燥痒,悉能去之。盖治温^⑥以清,此为清中清品,同甘菊、扁豆,通鼻塞热壅;合沙参、黄芪,止肠红下血,皆有神效。(取白色者佳。如色灰、味苦者,不用。钱乙泻白散,桑皮、骨皮各两许,甘草五钱,每服五钱,入粳米百粒煎,食后服^⑦。时珍曰:"桑皮、地骨,皆能泻火从小便出,甘草泻火缓中,粳米清肺养血,乃泻肺方之准绳也。"^⑧)

---

① "中寒下陷者忌之"至"俱不堪用":《药品化义》未载,系尤乘据郭佩兰《本草汇》卷十三"百合"条增补的内容。

② 渗湿:《药品化义》作"渗热"。

③ 云辛、云酸,非:《药品化义》作"云辛、云苦、云酸,非"。

④ 云寒,非:《药品化义》作"云寒、云燥,非"。

⑤ "凡肺中有水气"至"赤小豆之属是也":《药品化义》未载,系尤乘据汪昂《本草备要》下卷之一"桑白皮"条增补的内容。"《十剂》云"所述,语本《证类本草》卷一《序例上》所引陈藏器《本草拾遗》序例。

⑥ 治温:原作"温",据《药品化义》改。

⑦ 食后服:原作"食前服",误。南宋严用和《济生方》卷二《咳嗽·泻白散》、《本草纲目》卷三十六"桑"条,均作"食后温服",据改。

⑧ "钱乙泻白散"至"乃泻肺方之准绳也":《药品化义》未载,系尤乘据汪昂《本草备要》下卷之一"桑白皮"条增补的内容。"时珍曰"所述,语本《本草纲目》卷三十六"桑"条。

紫菀

主滋肺，为凉血润燥之品。属阳中有微阴，体润，色粉紫，气和，味甘带苦，性凉，（云温，非。）能升能降，力清肺血，性气清而味略厚。入肺、心、肝、肾、膀胱、大肠六经[①]。

紫菀，味甘带苦，性凉体润，恰合肺部血分，主治肺焦叶举，久嗽，痰中带血，及肺痿痰喘，消渴，使肺窍有清凉润泽之功。因其色紫类肝，用入肝经。凡劳伤不足，肝之表病也；蓄热结气，肝之里病也；吐血衄血，肝气逆上也；便血尿血，肝气妄下也，无不奏效。因其体润，善能滋肾。盖肾主二便，以此润大便燥结，利小便短赤，开发阴阳，宣通壅塞，大有神功。同生地、麦冬入心，宁神养血，同丹皮、赤芍入肝[②]，清热凉血。其桑皮色白，为肺中气药；紫菀色紫，为肺中血药，合宜而用。（净去沙土，须中有白色者亦去之。芦头并稍不用，蜜水拌，焙干用[③]。）

款冬花

主安肺，为顺气宁嗽之品。属阴中有阳，（云纯阳，非。）体轻，色粉红，气香，味微苦、略辛，（云甘，非。）性平，（云温，非。）能升，力宁嗽，性气与味俱轻清。入肺经。

款冬花，用蕊，蕊乃发生之品，含蓄未放，生于冬，能耐寒，得一

---

① 入肺、心、肝、肾、膀胱、大肠六经：《药品化义》作"入肺、心、肝、肾、膀胱五经"。

② 同丹皮、赤芍入肝：《药品化义》作"同丹皮、赤芍入胃"，误。前文肝药类"牡丹皮"条明言牡丹皮"主益肝……入肝、肾、心包三经"；血药类"赤芍"条则言赤芍"专泻肝火"，"入肝与小肠二经"，入肝之义显见，均无入胃之说。

③ 芦头并稍不用，蜜水拌，焙干用：《药品化义》未载，系尤乘据汪昂《本草备要》上卷"紫菀"条增补的内容。

阳初动之气，开发生机。且喜其味苦略辛，下气温肺，气香主散热烦，故清肺中之血，顺肺中之气。咳逆气喘，痰涎腥臭，肺痿肺痈，久嗽肺虚要药。寒热虚实皆宜。（出上党、常山水旁，世多以枇杷花蕊相似混之。①去蒂梗用。）

马兜铃

主凉肺，为抑气止嗽之品。属阴，体轻飘，色灰白，气平，味微苦，性凉，能升，力凉肺之气，性气与味俱清。入肺、大肠二经②。

马兜铃，体质轻清，轻清上浮，专入肺经，主治肺热久嗽，痰结喘促，肺气上急，坐卧不安。盖嗽久则肺虚，肺虚则气热，以此味苦者凉之、降之，使肺热去而嗽自止也。盛后湖云：肺热久嗽，喘促连声不绝者，非此不除。时珍曰："钱乙阿胶补肺散用之，非取其补肺，取其清热降气，则肺自安也。其中阿胶、糯米，乃补肺正药。"又治血痔，瘘疮，大肠经热；亦可吐蛊，以其味苦带辛，汤中用多，能作吐。③又因其性轻升上，直入脑囊，主治脑漏。（蔓生，其状如马铃，故名。去筋膜，取扁子用之。）

麦门冬

主润肺，为凉气生津之品。属阳中有微阴，体濡润，色白，气和，味甘，性凉，能浮能沉，力润肺，性气薄而味略厚。入肺、心二经。

麦冬，色白体润，主滋肺，味甘性凉，主清肺。盖肺苦气上逆，

---

① "寒热虚实皆宜"至"相似混之"：《药品化义》未载，系尤乘据汪昂《本草备要》上卷"款冬花"条增补的内容。

② 入肺、大肠二经：《药品化义》作"入肺经"。

③ "时珍曰"至"能作吐"：《药品化义》未载，系尤乘据汪昂《本草备要》上卷"马兜铃"条增补的内容。其中"时珍曰"所述，语本《本草纲目》卷十八"马兜铃"条。

滋之清之，肺气得保。若咳嗽连声，若客热虚劳，若消渴，若促①痿，皆属肺热，无不悉愈。同生地，令心肺清则气顺，结气自释，虚人元气不运，胸腹虚气痞满，及女人经水枯，乳不下，皆宜用之。同黄芩扶金制木，治鼓胀浮肿。同山栀清金利水，治支满黄疸。又取其四时叶青，凌冬不凋，长生之物。同小荷叶清养胆气，以佐少阳生气。入固本丸以滋阴血，使心火下降②，肾水上升，成坎离既济、心肾相交之义。（取肥大而白者良。抽去心用。）

天门冬

主保肺，为平气滋肾之品。属阴中有微阳，体润而重，色微黄，气和，味苦带微甘，性寒，能浮能沉，力保肺滋肾，性气与味俱厚而浊。入肺、肾二经。

天冬，本非肺部药，为肺出气，气有余便是火，反能克肺，以此体润性寒，最能保定肺气，勿令火扰，则肺清气宁。凡肺热极，痰火盛，以致肺焦叶举，或咳嗽，或喘急，或吐衄，或风热，或湿痹，俱宜用之，此皆保肺之功也。又取其味厚苦寒，俱属于阴，因肾恶燥，以寒养之，肾欲坚，以苦坚之，故能入肾。助元精，强骨髓，生津液，止消渴，润大便，利小便，此皆滋肾之力也。但肺寒及脾虚者禁用。（取肥大而白者佳。打扁，抽去心。）

杏仁

主抑肺，为破气利膈之品。属阴中有微阳，（及火与金、水。）体润，

---

① 促：原作"足"，于义不合，据《药品化义》改。

② 使心火下降：原作"使阴火下降"，据《药品化义》改。《本草纲目》卷三上《百病主治药上》："麦门冬……降心火。"唯"心火下降，肾水上升"，才合后文所谓"心肾相交之义"。

色皮黄、肉白，气和，味苦、略辛，性凉，（云温、云热，非。）能浮能沉，力破气润燥，性气薄而味厚。入肺、大肠二经。

杏仁，味苦略辛，辛能散结破气，苦能利下润燥，色白入肺。主治暴感风寒，发热咳嗽，气逆喘促，小儿风热疹子。盖病由客热犯肺，以佐风药发散，则气清肺宁矣。因其味浊主沉，以能坠痰，治喉痹不通；以能下气，润大肠结燥。盖肺与大肠为通道，如老年便闭，以此同桑皮、紫菀，宣通涩滞。其桃仁疗狂，用治破血，除血分之燥；杏仁下喘，用治破气，除气分之燥，当分别而用。（去皮、尖则缓，连皮、尖则锐。忌见火。如花六出，必双仁，独粒有毒，忌用，杀人。）

五味子

主敛肺，为固气益精[①]之品。属阳中有阴，（形具五行。）体润，色鲜红，（蒸熟紫黑。）气香而雄，味肉酸，皮甘，核中苦、辛、咸，性温，能升能降，力敛肺固气，性气与味俱厚。入肺、肾二经。

五味子，五味咸备，而酸独胜。酸能收敛肺气，主治虚劳久嗽。盖肺性欲收，若久嗽则肺热叶举，津液不生；虚劳则肺困气乏，烦渴不止。以此敛之润之，遂其脏性，使咳嗽宁，精神自王[②]。但嗽未久，不可骤用，恐肺火郁遏，邪气固闭，必至邪退火清，用之收功耳。因其色黑味厚入肾，若元气不足，肾精不固，久泻久痢，以此收其散气，则能强阴益精，肠胃自厚，其力胜味倍。每剂常用十数粒，多至二十粒。若小儿食乳多痰，恐酸能吊痰引嗽，忌之。（北产，肉厚者有力，良。南产者次之。）

---

① 益精：原作"益津"，据《药品化义》改。五味子入肺、肾二经，前言五味子"主敛肺"，此言其"益精"，方合其义。后文言五味子"强阴益精"亦可证。

② 王：通"旺"。

诃子

主泄肺，为清音涩肠之品。属阴，体干，气和，味苦重、微酸带涩，性寒，能降，力开窍清音，性气轻而味重浊。入肺、大肠二经。

诃子，味苦泄气，带酸敛肺。《经》曰："肺苦气上逆，急食苦以泄之。"[1]以酸补之，补泄两兼，能降能收矣。[2]盖金空则清，肺为火邪所遏，则哮喘咳嗽，或至音哑。用此降火敛肺，则肺窍清而无塞，声音自晓[3]矣。又取其涩可去脱，若久泻久痢，则实邪去而元气脱，用此同健脾之药，固涩大肠，泻痢自止。但泄气下降，倘真气太虚者，不宜用也。（取六棱，黑色者佳。面裹，文火煨，去裹用。）

乌梅

主收肺，为止呕除烦之品。属阴，体润，色黑，气和，味酸，性寒，能升能降，力收肺涩肠，性气与味俱重而浊。入肺、胃、大肠三经。

乌梅，味酸主敛，肺性所喜，用入肺经。治久嗽热呕，夜间烦渴，口无津液，皆收敛之功也。其大肠为肺之腑，以此同补脾药，止久痢，固元气，有壮神之力也。又能安蛔止腹疼，盖虫遇酸则静，能杀之耳。若嗽起初时，气实喘促，胸膈痞闷，恐酸敛束邪，反为不美，忌之。（青梅蒸黑。稻灰汁淋之，则肥泽不蛀。[4]）

---

[1] 肺苦气上逆，急食苦以泄之：语出《黄帝内经素问·脏气法时论》。

[2] "《经》曰"至"能降能收矣"：《药品化义》未载，系尤乘据汪昂《本草备要》下卷之一"诃子"条增补的内容。

[3] 晓：指声音响亮。

[4] "青梅蒸黑"至"则肥泽不蛀"：《药品化义》未载，系尤乘据汪昂《本草备要》下卷之二"乌梅"条增补的内容。

阿胶

主润肺，为养营安胎之品。属阴，体润，色黑绿，气腥，味微苦，性平，能降，力补血液，性气与味俱厚而浊。入肺、肝、肾三经。

阿胶，用黑驴皮，取北方玄武之义。又取山东东阿井水，煎成为胶。其水系济水伏流，性急下趋，清而且重，专入肺经，以清炎上之火、逆上之痰。治虚劳咳嗽，痰中带血。因其性气和平，力补血液，能令脉络贯通，血气无阻，善治崩漏带下，为安胎圣药。及痢疾久虚，伤暑伏热在内，须用之。或骨蒸内热，入肾以润水，入肝以清火，女人血枯，男子精少，及一切风病。陈自明曰："补虚用牛皮胶，去风用驴皮胶。"[1]杨士瀛曰："小儿惊风后，瞳人不正者，以阿胶倍人参服，最良。"[2]凡治风须治血之义也。（夏月不软，陈久者良。剉炒成珠，面与蛤粉同炒，则不联，去痰用。止血用蒲黄同炒，入膏，汤化，酒化，童便和之更妙。得火良。山药为使。[3]）

忍冬[4]

主保肺，治风除胀，消毒解痢之品。茎叶及花功用相同。其藤左缠，一蒂两花二瓣，始开俱白，二三日变黄，新旧相承，黄白相映，故名金银花。愚因列入肺药。古人言其驱风除胀、解痢逐尸，后世不知，但知其消肿散毒之功。味甘，性微寒，通行十二经，以其性味色臭，为清中清品，宜乎主疗多重浊之疾疢也。

---

① "陈自明曰"所述，语本南宋陈自明《妇人大全良方》"辨识修制药物法度"。

② "杨士瀛曰"所述，语本南宋杨士瀛《仁斋小儿方论》卷二《中风证治·阿胶散》。

③ "陈自明曰"至"山药为使"：《药品化义》未载，系尤乘据汪昂《本草备要》下卷之五"阿胶"条增补的内容。

④ 忍冬：《药品化义》未列此药，系尤乘增补。此条所论，语本《本草纲目》卷十八"忍冬"条。

肾　药　类

玄参

主润肾，为和血抑火之品。属阴，体润，色黑，气和，味微苦，带微咸，略甘，性凉，能降，力滋阴，性气轻味浊。入肾、膀胱二经[①]。

玄参，色黑，原名黑参，得玄武[②]之象，味苦咸沉下，用入肾脏。戴人谓："肾本寒，虚则热。"[③] 如纵欲耗精，真阴亏损，致虚火上炎，以此滋阴益水，则火自平。及头疼热毒，耳鸣咽痛，喉风瘰疬，伤寒阳毒，心下懊恼，皆无根浮游之火为患，此有清上彻下之功。凡治肾虚，大有分别。肾之经虚，则寒而湿，宜温补之；肾之脏虚，则热而燥，宜凉补之。独此性凉体润，色黑滋养肾水，功胜知、柏，为肾家要药。咸能软坚，故瘰疬、结核并治也。（取大而肉坚、黑者佳。忌铜器。蒸过焙用。恶黄芪、茱萸、姜、枣。）[④]

龟甲

主养肾，为补血滋阴[⑤]之品。属纯阴，（有水、土与金。）体坚，色内白，外皮有黑有黄，气膻臭，味咸，性寒，能沉，力补阴，性气与味俱

---

① 入肾、膀胱二经：《药品化义》作"入肾经"。

② 玄武：《药品化义》作"玄水"，误。孙思邈《备急千金要方》卷十四《风癫·九物牛黄丸》："玄参，玄武精。"

③ 肾本寒，虚则热：语出张从正《儒门事亲》卷十三《刘河间先生三消论》。

④ "咸能软坚，故瘰疬、结核并治也"及"忌铜器。蒸过焙用。恶黄芪、茱萸、姜、枣"：《药品化义》未载，系尤乘据汪昂《本草备要》上卷"玄参"条增补的内容。

⑤ 补血滋阴：《药品化义》作"助气补阴"。

厚。入肾、肝二经。

龟甲，龟之性喜静，常居土中，近水泽，遇阴雨则出行，其头常缩，眼耳口鼻皆伏于地，得地之阴气最厚。取其底甲纯阴，气味厚浊，为浊中浊品，专入肾经。主治咽痛口燥，干咳喘嗽，或劳热骨蒸，四肢发热，产妇阴脱发躁。病由肾之水虚，以致相火无依，非此气卑性静[①]者，何能息其炎上之火？古有云"至静而能制群动"[②]，诚为妙理。又取其凉润滋阴，味咸养脉，通心入肾，主治夜热朝凉，盗汗遗精，神疲力怯，腰腿酸疼，瘫痪拘挛，手足虚弱，久疟血枯，小儿囟颅不合。病由真脏衰，致元阴不生，非此味浊纯阴者，不能补其不足之阴。古云"寒养肾精"[③]，职[④]此义耳。（取甲中血筋多，润泽厚大者佳。以铁丝作帚，洗刷极净，用酒浸之，炭火慢炙，至脆为度。如煎胶，则力倍。但脾虚肠滑，慎之。医乃仁术，恐伤生命，鹿取自解之角，龟用灼过之甲，故名败龟板。奈有认作自败者，不思病龟乃为自败，甲必枯朽，不惟无益，而反有损。特为订正。）

枸杞

主滋肾，为助血添精之品。属阳中有阴，体润，色紫红，气和，味甘，性平，（云微寒、云温，皆非。）能沉，力补肝肾[⑤]，性气薄而味浓。入肝、肾二经。

枸杞，体润滋阴，入肾补血，味甘助阳，入肾补气。故能明目聪

---

① 气卑性静：《药品化义》作"气柔贞静"。

② 至静而能制群动：这一思想可以上溯到老子。《老子》第二十六章曰"静为躁君"，王弼注："不动者制动。"

③ 寒养肾精：语本张从正《儒门事亲》卷十三《刘河间先生三消论》。

④ 职：《药品化义》一本作"识"。

⑤ 力补肝肾：《药品化义》作"力补肾"。

耳，添精髓，健筋骨，养血脉，疗虚损劳怯，骨节痛风，腰痛膝肿，大小便不利。凡真阴不足之症，悉宜用之。又色紫类肝，故能益肝，起男子阴痿，女人血枯。体味俱厚，为峻补之品。盖人参固气，令精不遗，枸杞滋阴，使火不泄，二品相须并用，补元要剂。（甘州者，体润圆小，核少，色紫，味甜乃良。如枯大，色赤黯，味淡者，不堪用。南产者，无肉味苦，勿使。）

菟丝子

主固精，为益气补脾之品。属阳中有阴，体细，色苍，气和，味甘、淡，（云辛，非。）性微温，能浮能沉，力补脾肾，性气薄而味厚。入脾、肝、肾三经[①]。

菟丝子，蔓延草上，无根，假气而生，如丝萝附木然，故名。凝仲春正阳之气，方始结实，黄若黍粒，禀得中和，性味甘平。取子主降，用之入肾，善补而不峻，益阴而固阳。凡精滑便浊，尿血余溺，虚损虚劳，腰膝积冷，顽麻无力，皆由肾虚所致，以此补养，无不奏效。又因味甘，甘能入脾，疗脾虚久泻，饮食不化，四肢困倦。脾气渐旺，则卫气自充，肌肉得养矣。（其苗如丝，子色如兔。水淘去土，酒煮熟，作饼晒干，为末，入丸用。一法，酒洗晒干，炒为末用，取其性锐，煎汁稠滑，用之治横生逆产，催生下胎，亦神方也。）

牛膝

主益肾，为活血强筋之品。属阴，体润，色黄，气和，味甘带涩、略苦，性凉，能沉，力滋阴活血，性气与味俱厚浊。入肝、肾二经。

牛膝，味甘能补，带涩能敛，兼苦则下，用之入肾。盖肾主闭藏，涩精敛血，引诸药下行。生用则宣，主治癃闭管涩，白浊茎痛，瘀血

---

① 入脾、肝、肾三经：《药品化义》作"入肾、脾二经"。

阻滞，癥瘕凝结，女人经闭，产后恶阻，取其活血下行之功也。酒制熟用则补，主治四肢拘挛，腰膝腿疼，骨节流痛，疟疾燥渴，湿热痿痹，老人失溺，取其补血滋阴之力也。若泻痢脾虚，中气下陷，腿膝肿酸，及孕妇，皆忌。（取川产，长肥润泽者佳。怀庆者亦佳。下行生用，滋补酒蒸。恶龟甲，忌牛肉。[①]）

杜仲

主坚肾，为调气续骨之品。属阴中有微阳，体干，色紫，气和，味苦，（云辛、云甘，非。）性凉，（云温，非。）能降，力补腰膝，性气薄而味厚。入肝、肾二经。

杜仲，味苦沉下，入肾。盖肾欲坚，以苦坚之，用此坚肾之气，壮骨强筋。主治腰背酸疼，脚膝作痛，阴下湿痒，小便余沥。又因其质折之不断，如丝绵者，能补肝虚，使筋骨相着，治产后交骨不合，及[②]胎产调理，跌扑损伤，所谓合筋骨之离莫如杜仲也。盖牛膝主下部血分，杜仲主下部气分，故二味相需而用。（取厚而润者佳。刮去粗皮，切片，咸水酒拌炒，慢火去丝用。）

鹿角胶

主补肾，为壮精益血之品。属纯阳，体润，色红黑而明亮，气腥，味微咸，性温，能浮能沉，力补肾精元，性气与味俱厚。入肝、肾二经。

鹿角胶，鹿乃纯阳之物，其头常向尾，善通督脉，其精华在角。以此煎胶，气味浓厚，用补精血，莫过于此，非寻常草类可比。故助火衰，兴阳道，健腰膝，为壮肾扶肝捷胜之神物也。盖阿胶补阴，

---

① "怀庆者亦佳"至"忌牛肉"：《药品化义》未载，系尤乘据汪昂《本草备要》上卷"牛膝"条增补的内容。

② 及：原作"乃"，于义不合，据《药品化义》改。

鹿胶补阳,功力各奏。(造法:取新角寸截,河水浸七日,刮净,桑火煎七日,取汁,加无灰酒,熬成胶用。其角已枯,名曰角霜,入醋少许,捣末,治滑脱。[①])

虎胫骨[②]

《易》曰风从虎,虎啸则风生,天地呼吸之气,亦从其去来,其阳刚之利也如此。虎踞而睡,必口含前左胫,故精力倍之,入药取胫之义本此。(胫,胕骨也,非膝盖骨也。胫曰膝盖,非。)《本草》言其头骨之功与胫同。合养精补血之药,主治精血衰少,腰腿足膝软弱无力,不能行动,或筋骨疼痛,难以屈伸。若伤于湿者,筋骨弛长而软,或肿痛;若过于酒色劳碌,肾肝血热者,腰疼腿痛,相似虎骨症候,不宜误用。(虎骨用酥润之,炭火缓炙,再润数遍,至易脆为度。)

补骨脂

主暖肾,为温经止泻之品。属阳,体干细,色皮黑、肉黄,气炒香,味带辛、苦,性温,能沉,力温肾,性气与味俱厚。入脾、肾二经。

补骨脂,气香透骨,味辛入肾,专温补足少阴经络。主治阳道痿而精自流,丹田弱而尿不禁,小腹寒而阴囊湿,下元虚而腰膝软,此皆少阴经虚寒所致。借此辛温以暖之,则元阳坚固,骨髓充实矣。盖肾主二便,若五更时大泻一次者,为肾泻。以此入四神丸,温补肾经。又取肉黄气香,更能醒脾,则肚泻自止,脾气自健[③]。但性味辛

---

① “造法”至“治滑脱”:《药品化义》未载,系尤乘据汪昂《本草备要》下卷之五“鹿角”条增补的内容。

② 虎胫骨:即风药类所列虎骨,今已禁用。

③ 脾气自健:原作“胃气自健”,据《药品化义》改。前言醒脾,其结果当为“脾气自健”。

温，少年色欲劳损，阴虚内热者，不宜用。（酒淘，微炒香，研用。）

肉苁蓉

主壮肾，为扶阳固精之品。属阳中有微阴，体润而肥，色黑，气和，味甘、咸，性温，能沉，力补肾，性气与味俱厚。入肝、肾二经。

肉苁蓉，味咸入肾，厚浊补肾，主治精寒无子，阳道不举，女人绝阴，久不怀孕。缘少阴火衰，用此峻补肾元，子宫虚冷，最为神妙。凡老年血枯便闭，以此滋养其血，大便易通。但相火旺、肠胃滑者，忌用。与锁阳、巴戟功用相同。《本经》不载，丹溪续补出二味，后世知之方用①。（以酒浸去浮甲，去咸味，劈开中心，去白膜一重，再用白酒煮烂为度用。）

锁阳②

主温肾，为兴阳养筋之品。（鳞甲栉比，状如男阳。酥炙用。）

巴戟天③

主助肾，为滋血强阴之品。（味甘、辛，微温，入肾经血分。治五劳七伤，辛散风邪，治风气、脚气、水肿。根如连珠，劈开中紫而鲜洁者，伪也。中

---

① 《本经》不载，丹溪续补出二味，后世知之方用：此处记载有误。肉苁蓉为《神农本草经》药物，并非《本经》不载。丹溪续补的药物是锁阳。此处记载删掉"二味"两字，移入下条"锁阳"条为宜。正如李中梓《雷公炮制药性解》卷三"锁阳"条所言："按：锁阳咸温，宜入少阴，《本经》不载，丹溪续补，以其固精，故有锁阳之名。主用与苁蓉相似。"

② 锁阳：《药品化义》未列此药，系尤乘增补。此条所论，语本汪昂《本草备要》上卷"锁阳"条。

③ 巴戟天：《药品化义》未列此药，系尤乘增补。此条所论，语本汪昂《本草备要》上卷"巴戟天"条。

略紫，微有白糁，粉色而理小暗者，真也。蜀产者佳。去心，酒浸焙用。有山萹根相似，宜辨。）

五加皮①

主坚肾，为驱风胜湿之品。属阳中有阴，体干，（鲜润。）色苍，气香，味辛、苦，性温，能浮能沉，力祛风壮骨，性气与味俱厚。入肝、肾二经。

五加皮，皮主宣散，辛顺气而化痰，苦坚骨而益精，温驱风而胜湿。逐皮肤之瘀血，疗筋骨之拘挛，治虚羸五缓，阴痿囊湿，女子阴痒，小儿脚弱。明目愈疮，酿酒尤良。王纶曰："风病饮酒，能生痰火，惟五加皮浸酒有益。"②（茎青，节白，花赤，皮黄，根黑，上应五车之精，故名。芬香五叶者佳。远志为使。恶元参。）

女贞子③

主补肾，为益精养血之品。属阴，体干，（鲜浊。）色黑、青，气和，味苦、甘，性平，能沉能浮，力补肝肾，性气与味俱平，入肝、肾二经。

女贞子，苦甘而平，少阴之精，隆冬不凋，益肝补肾，赡养五脏，滋润精神，明耳目，乌须发，补风虚，除百病。时珍曰："女贞，补肾阴之上品，古方罕用，何哉？"④（女贞、冬青本一物也。冬至收采，酒蒸用。）

---

① 五加皮：《药品化义》未列此药，系尤乘增补。此条所论，语本汪昂《本草备要》下卷之一"五加皮"条。

② "王纶曰"所述，语本明代王纶《明医杂著》卷四《风症》。

③ 女贞子：《药品化义》未列此药，系尤乘增补。此条所论，语本汪昂《本草备要》下卷之一"女贞子"条。

④ "时珍曰"所述，语本《本草纲目》卷三十六"女贞"条。

骨碎补[①]

主温肾，为续补折骨之品。（治耳鸣、肾虚久泻。能破血止血，故治折伤，兼入厥阴心包、肝经。又治耳鸣牙疼，是入肾也。似姜。去皮毛，蜜蒸用。）

山萸、熟地

皆补肾要药。（俱见前肝药类。）

沙苑蒺藜[②]

体细，形如肾，色绿亦似肾，气香、味清，故补肾。（焙用。代茶。）

覆盆子[③]

主益肾，为固精缩便之品。属阳中有阴，体干，（鲜润。）色青，气和，味甘、酸，性微温，能沉，力补肝肾，性气与味俱清。入肝、肾、膀胱三经。

覆盆子，甘、酸，微温，益肾固精，补肝明目，起阳痿，缩小便，泽肌肤，乌须发，助孕育。同蜜炼膏，治虚寒肺病。（其状如覆盆，又能止遗溺，故名。去蒂，酒拌蒸用。叶绞汁，滴目中，出目弦虫。除皮赤，收湿止泪。）

---

① 骨碎补：《药品化义》未列此药，系尤乘增补。此条所论，语本汪昂《本草备要》上卷"骨碎补"条。

② 沙苑蒺藜：《药品化义》未列此药，系尤乘增补。此条所论，语本汪昂《本草备要》上卷"蒺藜子"条。

③ 覆盆子：《药品化义》未列此药，系尤乘增补。此条所论，语本汪昂《本草备要》上卷"覆盆子"条。

胡桃[①]

主通命门，为补气养血之品。属阳,(中有木。)体干,鲜皮汁青黑,干内皮涩、肉润、有油汁,色干壳黄,肉苍白,气炒香,味甘,性温,能升能降,力利三焦,性气味俱和。入心、肺、肾、三焦四经。

胡桃,味甘,性温,皮涩,肉润,皮汁青黑,属水入肾。通命门,利三焦,温肺润肠,补气养血。佐骨脂,一木一火,大补下焦,通利三焦者。上而虚寒喘嗽,(温肺化痰方:胡桃肉三枚,姜三片,卧时嚼服,即饮汤,再嚼桃、姜如前数,安卧自愈。又方:一子病痰喘,梦大士令服人参胡桃汤,服之而痊。明日剥去皮,喘复作,仍连皮用,信宿而瘳,皮敛肺也。[②])下而腰脚虚痛,内而心腹诸痛,外而疮肿之毒,皆可除也。然动风痰,助肾火,有痰火积热者忌食。油者有毒,杀虫治疮。壳外青皮,压油,乌髭发。

痰 药 类

橘红

主诸痰,为利气化滞之品。属阳中有微阴,体干,色黄,气雄,微香,味辛、苦,性温,能升能降,力散结气,性气重而味清。入肺、脾二经。

橘红,味辛带苦,辛能横行散结,苦能直行降下,为利气要药。

---

① 胡桃:《药品化义》未列此药,系尤乘增补。此条所论,语本汪昂《本草备要》下卷之二"胡桃"条。

② 温肺化痰方、又方,皆出于张杲《医说》卷三"人参胡桃汤"条所引南宋洪迈《夷坚志》佚文。

盖治痰须理气，气利痰自愈，故用入脾、肺。主一切痰病，功在诸痰药之上。佐竹茹以疗热呃，助青皮以导滞气；同苍术、厚朴，平胃邪之实；合葱白、麻黄，表风湿之邪。消谷气，解酒毒，止呕吐，开胸膈，推陈致新，皆辛散苦降之力也。（橘红即广陈皮去白，功用各别，取其力胜故也。）

贝母

主虚痰，为清热开郁之品。属阴中有微阳，体滑腻，色白，气和，味苦、微辛，性凉，（云微寒，非。）能降，力清痰，性气与味俱厚而清。入心、肺二经。

贝母，味苦，能下气，微辛，能散郁，气味俱清，故用入心、肺。主治虚痰、热痰、郁痰及痰中带血，虚劳咳嗽，胸胁逆气，烦渴热甚，此导热下行，痰气自利也。取其下气则毒去，散气则毒解，用疗肺痿肺痈，咽痛喉痹，瘿瘤痰核，痈疽疮毒，此开郁散结，血脉流通也。又取其色白，体瓣象肺，性凉能降，善调肺气，治胃火上炎，冲迫肺金，致痰嗽不止，此清气滋阴，肺部自宁也。（取川产者佳。去心用。浙产者，解毒。）

半夏

主湿痰，为燥脾逐寒之品。属阳中有微阴，体燥，色白，气和，味大辛、微苦，性温而烈，能降，力燥湿痰，性气与味俱浊。入脾、胆、胃三经。

半夏，非专治痰药也，味辛能散结，性燥能去湿，脾家所喜。盖痰者，湿土不运而成。东垣云"大和脾胃气"[1]，治其本也。主疗痰厥咳逆，头疼头眩，肠鸣痰泻，痰疟，诚快剂也。若呕家，必用半夏，以

---

[1] 大和脾胃气：语本李杲《东垣试效方》卷一《药象门·药象气味主治法度》。

其性燥，善能去水，水去则呕止。又能温胆，盖心惊胆怯，由于痰聚经络，胆气不得上升，以此豁痰，胆气自平。孕妇头晕呕吐，名曰恶阻，俗云病日 [1]，由胃气怯弱，中脘有痰所停，以此开痰滞而运脾，须以黄芩、白术等监制之。仲景大小柴胡汤，皆用半夏，善却半表半里之邪。如邪气传里，里热已深者，又不可用，恐其性燥，耗液损血，慎之。（《礼》云"半夏五月生" [2]，当夏之半，故名。用水浸透，内无白星为度。入明矾、生姜，水煮透，略干，切片。）

栝蒌根

（即天花粉。）主热痰，为止渴生津之品。属纯阴，体干而润、肥大，色白，气和，味微苦，性微凉，能降，力清热痰，性气薄而味厚。入心、肺二经。

栝蒌根，味苦性凉，纯阴之品，专清膈上热痰。痰由肺受火迫，失其降下之令。善导上焦之火下行，使肺气清，则声音顿发；胃热减，则消渴即除。唇干口燥，益其津液自止；热毒诸痈，和其血脉必消。疗烦满，驱黄疸，内外同归清热；下乳汁，调月水，上下总是行津。但脾气虚寒易泻者，忌之。若汗下亡阳作渴，亦不宜用。（南产，肥白者佳。天然有花纹，故名。黄黑者，不堪用。）

南星

主风痰，为破结通经之品。属阳中有阴，体干燥，色白，气雄，味大辛、微苦，性热而急毒，能升能降，力豁风痰，性气与味俱浊。通行十二经。

南星，味辛烈，能散，复能燥，气雄猛，能通，复能开，故力豁风

---

① 病日：或为"病阻"之误。恶阻亦名病阻、阻病。

② 半夏五月生：《礼记·月令》指出仲夏之月（即五月）"半夏生"。

痰湿痰，主治卒暴中风不省。从来论中风者不一，曰湿、曰火、曰痰，总之湿郁生火，火盛生痰，痰火相搏，而成风之象。有痰涎壅塞，口眼㖞邪，手足瘫痪，半身不遂之症，以此开痰破结，则风摇火焰之势自然而息。若湿痰横行经络，壅滞而不通，致语言费力，呵欠喷嚏，头面眩晕，颈项痰核，肩背酸疼，双臂作痛，两手软痹，为患多端，以此导其痰，则诸症悉愈。但辛燥之品，不宜多用。（体中者佳。大者名鬼芋，勿用。入白矾、生姜、皂荚，煮透，晒干。）

胆星

主惊痰，为益肝凉胆之品。属阳中有阴，体干，色黄，气和，味微辛而大苦，性凉，能升能降，力清惊痰，性气薄而味浓。入肝、胆二经。

胆星，意不重星，而所重在胆汁，借星以收取胆汁耳，非他药监制可比。故必须九次①，则纯是胆汁，色染黄黑，味变为苦，性化为凉，专入肝胆。《经》云“肝为将军之官”②，“十一脏皆取决于胆”③。是以肝胆之气一发，周身无处不到，借胆以清胆气，星以豁结气，大能益肝镇惊。主治一切中风，风痫，惊风，头风眩晕，老年神呆，小儿发搐，产后怔忡，为肝胆性气之风，非外来之邪，此乃调和之神剂也。《本草》言其功如牛黄④，是即胆汁之力也。（用腊月黄牛胆，以南星末收入胆，俟干，取出再末，重收，如此九次，约二三年，挂风檐，阴干者良。）

---

① 九次：《药品化义》作“九制”，于义为长。
② 肝为将军之官：语本《黄帝内经素问·灵兰秘典论》。
③ 十一脏皆取决于胆：语本《黄帝内经素问·六节藏象论》。
④ 其功如牛黄：文渊阁四库全书本《普济方》卷三百七十《婴孩惊风门·保命丹》：“牛黄，如无以胆星代。”可证胆星与牛黄同功。

瓜蒌仁

主老痰，为润肺利膈之品。属阳中有阴，(有土与水。)体润而滑，色肉白、衣青，气和，味甘，(云苦，非。)性平，(云寒，非。)能降，力利热痰老痰，性气薄而味浊。入肺、大肠二经。

瓜蒌仁，体润能去燥，性滑能利窍。凡稀痰在肺者，易消易清，不必用此。如郁痰浊，老痰胶，顽痰韧，食痰粘，皆滞于内，不得升降，致成气逆，胸闷咳嗽，烦渴少津，或有痰声不得出，借其滑润之力，以涤膈间垢腻，则痰消气降，胸宽嗽宁，渴止津生，无不奏效。其油大能润肺滑肠，若火邪燥结大便，以此助苦寒顺气之剂，则肠自通利矣。(入丸，去壳，夹纸压，去油。去尽，则失其润性矣。)

白芥子

主结痰，为宽胸行胁之品。属阳，体细锐，色白，气研碎雄烈，味辛辣，性温，能降横行，力散结痰，性气与味俱锐。入肺经。

白芥子，味辛辣，横行甚捷，体细锐，极通利，专开结痰，属寒者能散，属热者能解。痰在皮里膜外，非此不达，在四肢[①]两胁，非此不通，以其善走肺经所主皮膜。若结胸症，痰涎邪热固结胸中，及咳嗽失音，以此同苏子、枳实、杏仁、瓜蒌、芩、连，为解热下痰汤，利气宽胸之神剂，皆肺属也。(去净沙土，略炒存性。生用力猛，宜酌用。)

苏子

主郁痰，为利膈定喘之品。属阳，体细而锐，色黑，气炒研香，味微辛，性温，能降，力利膈痰，性气与味俱稍厚。入肺经。

---

① 肢：原作"支"，据《药品化义》改。

苏子，主降，味辛气香，主散，降而且散，故专利郁痰。咳逆则气升，喘急则气胀，以此保肺定喘；膈热则痰壅，痰结则闷痛，以此豁痰散结。《经》云："膻中为上气海。"① 如气郁不舒，及风寒客犯肺经，久遏不散，则邪气与真气相持，致饮食不进，痰嗽发热，似弱非弱，以此清气开郁，大有神效。（拣净，略炒，研用，不宜隔宿。家园紫叶者佳。野苏子，不香，少效。）

常山

主积痰，为截疟散邪之品。属阳中有阴，（与土。）体干燥，色淡黄，气薄而宣，味甘、微苦，性酷，（云寒，非。）能升，力散疟痰，性气与味俱薄。入脾经。

常山，体根，根主升，气味俱薄，薄主上行，故独能宣而主吐。宣可去壅，善开结痰，凡痰滞于经络，悉能从下涌上。取其味甘色黄，专入脾经，而除痰疟。盖脾虚则生痰，肝虚则生热，若三日一发者，为三阴疟，俗名三疟是也，以此同原方小柴胡汤，去痰平肝。有人参，用常山一钱，必不致吐。即吐，为解散，使风散食消，一二剂自愈。若不速治，因循延久，则风暑与食合为痰涎，流滞经络，名为老疟，则风暑邪入阴经，宜以血药，引出阳分，而后以此截疟。第因常山气味薄而性升上，上必涌吐，恐为暴悍，借以酒制，助其味厚。又佐以槟榔，使其下降，逐痰下行，加知母益阴，贝母清痰，其此四味，为截疟神方。人嫌其性暴不用，殊不知能善用则得矣。不善用，而任疟至经年累月，何太愚也。但勿多用及久用耳。（取细实者佳。忌鸡、豕、茶、葱、醋等。初嚼如木

----

① 膻中为上气海：语本《黄帝内经素问·经脉别论》王冰注："膻中之布气者，分为三隧：其下者走于气街，上者走于息道，宗气留于海，积于胸中，命曰气海也。"

无味,煎汁尝之,味甘、淡、略苦。气和味薄,本非劫药,以其淡主宣,主升耳。)

竹茹

主热痰,为清胆^①宁神之品。属阴,体轻,色青白,(一说略去外青。)气和,味苦,性凉,能升能降,力降热痰,性气与味俱轻。入胆、胃二经。

竹茹,体轻,轻可去实;性凉,凉可去热;味苦,苦能降下。专清热痰,为宁神开郁佳品。主治胃热噎膈,胃虚干呕,热呃咳逆,痰火恶心,酒伤呕吐,痰涎酸水,惊悸怔忡,心燥烦乱,睡卧不宁,此皆胆胃热痰之症,悉能奏效。一味名竹皮汤,疗阴阳易,古人已验之奇方也。(北方用干者,效少^②。)

竹沥

主火痰,为导热补阴之品。属阳中有阴,体滑,色白,性凉,(云寒,非。)能降,力行热痰,气和,味甘、淡,性气与味俱清。入肺、胃二经。

竹沥,假火而成,谓之火泉。体滑,滑以利窍,渗灌经络,为搜解热痰圣药,令胸中膈上、四肢百脉、皮里膜外,靡不周到。主治痛风^③瘫痪,语言蹇涩,手足麻木,及癫痫惊狂,年久痰火,非此不除,必借辛以佐之,故加姜汁为助,其力更胜。又因其性凉,长于清火,极能补阴,用疗血虚自汗,消渴尿多,及金疮口噤,胎前产后。凡阴虚之病由于火烁,以此滋之润之,则血得其养矣。(竹种甚

---

① 清胆:《药品化义》作"凉膈"。
② 北方用干者,效少:《药品化义》未载,系尤乘增补的内容。
③ 痛风:《药品化义》作"中风"。

多，取其味淡者佳，尝其笋即知。北方荆沥，功用相同，其力更倍。方中有并用者。）

梨汁

主治痰，为润燥止嗽之品。若阴虚火盛，令人五液干枯，梨浆可以救急。生用凉五火，熟用滋五脏，解酒尤胜。丹溪治中风语涩不清，热伤于络，及喉痛等症，并风痰已深者，多服自能开爽。味酸忌用，甘甜者佳。

姜汁

主行痰，为通络宣壅之品。属纯阳，体滑，色黄，气雄，味辛辣，性热而窜，能横行，而升而降[1]，力行痰，性气与味俱烈。入肺、脾二经。

姜汁，味辛，辛能横行，辛能行滞，开痰散气，此独为最。故竹沥、荆沥、梨汁，皆利痰之品，然非姜汁佐之，不能奏捷。以此监制，窍利痰豁，咳逆自平，所以相须并用。但味浓性窜，只宜他汁十分之一，量加入之，可也。

海石[2]

主豁痰，为软坚消结之品。属阴，体略重，色灰白，气和，味咸，性凉，能沉，力化积痰，性气轻而味重浊。入肺、胃、大肠三经。

海石，乃沿海间细沙水沫凝积日久，结成浮石。火煅为粉，另名海粉。丹溪云："海粉即海石。味咸能降火，又能软坚，故力降热痰，软结痰，消顽痰。"[3]因其体浮，专主上焦心肺之分、咽喉之间，消化

---

[1] 能横行，而升而降：《药品化义》作"能横行而降"。

[2] 海石：即浮海石，又名海浮石。

[3] "丹溪云"所述，语本朱震亨《金匮钩玄》卷一《痰》。

凝结。化痰丸宜用之。（按，吴球[①]云："海蛤煅成粉，取紫口者佳，以熟栝蒌连子同捣，和成团，风干用。"[②]亦名海粉，力效相同。蛤粉能软能燥。时珍曰[③]："寒制火而咸润下，故能降软；寒散热而咸走血，故能软坚。坚者软之以咸，取其属水而性润也；湿者燥之以渗，取其经火化而利小便也。蛤粉，王好古云乃肾经血分之药[④]，故主湿嗽，肾滑遗泄之症。"[⑤]）

青礞石

味咸体重，化坚坠痰，入滚痰丸，治怪病神效。

瓦垄子

（即蚶子也，一名魁蛤。）其壳如瓦楞，味咸，走血软坚，消血块，散痰癖。

芫花

辛温逐饮，大戟、甘遂苦寒泻水，三味总治积聚痰饮。同入神佑丸，不入煎方。

猪牙皂荚

主搜痰，为驱浊稀涎之品。属阳，（中有金。）体轻，色皮黑、肉黄，气雄窜，味大辛，性热，能升，力搜顽痰，通窍，性气与味俱烈。入肺、胃、大肠三经。

---

① 吴球：明代医家，字菱山，括苍（今浙江丽水）人，著有《诸证辨疑》《活人心统》《用药玄机》等，《本草纲目》对其书有所引用。

② "吴球云"所述，语本《本草纲目》卷四十六"蛤蜊"条所引吴球语。

③ "时珍曰"所述，语本《本草纲目》卷四十六"蛤蜊"条。

④ 乃肾经血分之药：语本王好古《汤液本草》卷下"文蛤"条。

⑤ "按，吴球云"至"肾滑遗泄之症"：《药品化义》未载，系尤乘增补的内容。

皂荚，味大辛，主升散，气雄窜，主利窍，为搜痰要品。凡痰在肠胃间，可下而愈。若蓄于胸膈上，则横入脂膜，胶固稠浊，消之不能行，泻之不能下，以致气壅喘急，甚则满闷、胀、痛齐作，或神呆昏愦，或时吐浊，但能坐而不能眠，以此同海粉为丸，横散流痰，使渐消化，搜出凝结，大有神功。又用为稀涎散，治中风不省，急喉痹塞，即刻宣去顽痰，为救急圣剂。（取小者，名猪牙皂，良。微火炙软，去皮弦子，再炙其肉为末。为丸服则通下，为散吹鼻则宣上。大者勿用。）

甜瓜蒂

亦主宣通，性急上行。古人为瓜蒂散，宣吐膈痰宿食。去黄疸、湿热、痰涎，功效特著⑥。

附：验痰法

痰有六：风痰微咸，寒痰清，湿痰白，热痰黄，食痰粘，气痰沫⑦。

饮有五：在肺为支饮，肝为悬饮，心为伏饮，在经络为溢饮，肠胃为痰饮⑧。

又有痰数种：火痰绿，酒痰秽，虚痰薄，惊痰结，郁痰浊，老痰胶，痫痰涩⑨，顽痰韧，结痰闷。水泛为痰，咸。火郁为痰，中有黑星。肺痈痰，色粉红。⑩

上列验痰之法，辨其寒热虚实，举其大略。但凡新而轻者，

---

⑥ 去黄疸、湿热、痰涎，功效特著：《药品化义》未载，系尤乘增补的内容。

⑦ 气痰沫：《药品化义》未载，系尤乘增补的内容。

⑧ "饮有五"至"肠胃为痰饮"：《药品化义》未载，系尤乘据《本草纲目》卷十七"芫花"条增补的内容。

⑨ 痫痰涩：《药品化义》作"风痰涩"。

⑩ "水泛为痰"至"色粉红"：《药品化义》未载，系尤乘增补的内容。

痰色清白稀薄；久而重者，痰色黄浊稠粘；甚致胶韧凝结，咳咯难出，渐成秽气，变黑带红，则为阴虚火痰，朝凉、暮热、骨蒸，诸症见矣。

火 药 类

胆草①

泻肝火，为疏热利下之品。属纯阴，（兼金、水。）体干，色灰带紫，气和，味大苦带涩，性寒，能沉，力泻肝火，性气与味俱厚。入肝、胆、胃三经。

龙胆草，秋令开花，得金之气，金能制木，且味苦如胆，故专泻肝胆之火。主治目痛颈痛，两胁疼痛，惊痫邪气，小儿疳积。凡属肝经邪热为患，用之神妙。其气味厚重而沉下，善清下焦湿热。若囊痈便毒下疳，及小便涩滞，男子阳挺肿胀，或光亮出脓，或茎中痒痛，女人阴癃作痛，或发痒生疮，以此入龙胆泻肝汤治之，皆苦寒胜热之力也。亦能除胃热，止蛔虫，蛔得苦即安耳。但脾胃虚者少用。

牛蒡子②

清肝火，为解壅理上之品。属阴中有微阳，体小，肉微润，色肉白、皮青，气和，味肉苦带微辛，性寒，能升能降，力解热毒，性气薄而味厚。入肝、肺二经。

牛蒡子，味苦，能清火，带辛，能疏风。主治上部风痰，面目浮

---

① 胆草：即肝药类记载的龙胆草。

② 牛蒡子：原作"牛旁子"，据《药品化义》改。

肿，咽喉不利，诸毒热壅，马刀瘰疬，颈项痰核，血热痘疮，时行疹子，皮肤瘾疹。凡肝经郁火，肺经风热，悉宜用之。（略炒，捣用。一名鼠粘子，又名恶实。）

黄连

抑心火，为清热厚肠之品。属阴，体干，色黄，气和，味大苦，性寒而清[①]，能浮能沉，力泻心火，性气薄而味厚。入心、脾、肝、胆、胃、大肠六经。（一名产胡地，功用相同，长于去疳积[②]。）

黄连，味苦，苦能燥湿而去垢；性寒，寒能胜热而不滞，善理心脾之火。凡口疮牙疼，耳鸣目痛，烦躁恶心，中焦郁热，呕吐痞闷，肠澼下利，小儿疳积，伤寒吐蛔，诸痛疮疡，皆不可阙。入香连丸，祛肠中积滞，有厚肠之功；入吴茱丸，除吞吐酸水，有清胃之力。此皆一寒一热，阴阳相济，最得制方之妙。姜制，以和其寒，则少变其性，引至热所，则能止呕。酒炒引上，以清头目。猪胆汁炒，泻肝胆火。单炒黑用，脾虚热泻，独为妙剂。生用痈肿毒解，尤其所宜。但胃中停食及胃虚作呕，伤寒下早致痞，皆宜禁用。（川产粗壮，九节者佳，内色如黄金者良。）

连翘

凉心火，为利膈散结之品。属阴[③]，体轻，色苍，气和，味微苦，性凉，能升能降，力清三焦火，性气与味俱轻。入心、肺、肝、脾、胆、胃、三焦各经。

---

① 清：原作“青”，于义不合，据《药品化义》改。

② 一名产胡地，功用相同，长于去疳积：《药品化义》未载，系尤乘增补的内容。此当指胡黄连。

③ 阴：原作“阳”，误。连翘性凉，属阴。据《药品化义》改。

连翘，气味轻清，体浮性凉，浮可去实，凉可胜热，总治三焦各经之火。心肺居上，脾居中州，肝胆居下，一切气结血聚，无不调达而通畅也。但连翘治血分功多，柴胡治气分功多。同牛蒡，善治疮疡，解痘毒，尤不可阙。（生用主散。酒炒，行十二经血分。[①]）

犀角尖

清心火，为凉血益肝之品。属阳中有阴，（与木[②]。）体重，色本黄，尖黑，剉片则白，气香，味苦带微酸而咸，性凉，能升能降，力清心胆，性气与味俱轻清。入心、肺、肝、胆、胃五经。

犀角，气香属阳，主走散，性凉属阴，主涌泄，妙在阴阳并用。善清虚火上炎，致吐衄妄行，肺胃中蓄血凝滞。又取其味苦酸咸，恰合心神之性。盖心恶热，以苦凉之；心苦缓，以酸收之；心欲软，以咸软之。且清香透心，以此益心神，即能镇肝气，一切心、肝、胆之热，必不可少。若小儿惊痫疳热，痘疮血热，尤为圣药。（犀角用尖，取力之精锐。以纸包置怀中良久，水磨则易下。调服力胜，以剉末煎服效少。）

石膏

退胃火，为解肌止渴之品。属阳中有阴，（与金、水。）体重，色白，气和，味淡带微辛，性凉，（云寒，非。）能沉能升，力凉肠胃。性气薄而味浊。入肺、胃、大肠三经。

石膏，色白属金，故名白虎。体重性凉而主降，能清内蓄之热；味淡带辛而主散，能驱肌表之热。因内外兼施，故专入阳明经，为退热驱邪之神剂。一切谵语、发狂、发斑、疹毒、齿疼，脾热胃火，皆能奏效。如时气壮热，头痛，或身热有汗不解，及汗后脉洪而渴，或暑

---

① 生用主散。酒炒，行十二经血分：《药品化义》未载，系尤乘增补的内容。

② 与木：《药品化义》未载，系尤乘增补的内容。

月中热，头疼体痛，汗多大渴，或疟久热极渴盛，咽干，口干舌燥，是皆肠胃热邪内盛，蒸发肌表，借此通解，而行清肃之气。若无汗而渴，及小便不利，并腹痛呕泻饱闷，皆宜忌之。（取白色者良，青杂色不堪用。糖拌略炒则不腻，多煅则腻而性敛。醋调封丹炉，胜于脂膏，膏字取义如此。）

黄芩

泻肺火，为凉膈清肠之品。属阴，体有枯有实，色黄，气和，味苦，性寒，能浮能降，力清热，性气与味俱厚。入肺、胃、大肠三经。

黄芩，中枯者，名枯芩；条细者，名条芩，一品宜分两用。盖枯芩[①]体轻主浮，专泻肺胃上焦之火，主治胸中逆气，膈上热痰，咳嗽喘急，目赤齿疼，吐衄失血，发斑发黄，痘疹疮毒，以其大能凉膈也。其条芩体重主降，专泻大肠下焦之火，主治大便闭结，小便淋浊，小腹急胀，肠红痢疾，血热崩中，胎漏下血，挟热腹痛，谵语狂言，以其大能清肠也。同枳实、紫朴[②]，能消谷食，因邪热不杀谷，以此清胃，而谷易消。同柴胡退热，为柴胡散火之标，以此折火之本。同白术安胎，盖白术健脾，但胎坐中宫，气不运行，易生郁热，以此清气，胎动自安。用猪胆拌炒，入厥阴肝经，以清抑郁之火，止胎前之疟，寒战振动，不使堕胎。

山栀

降肺火，为清胃除烦之品。属阴，体皮轻、子润，色黄带赤，气和，味苦，性寒，能升能降，力清肺胃，性气轻而味略重。入肺、胃、肝、胆、三焦、包络六经。

---

① 枯芩：《药品辨义》未载此二字，据《药品化义》补，以区别于后文"体重主降"的条芩。

② 紫朴：即厚朴，因其色紫，故名。

山栀,色赤类火,味苦降下,取其体质轻浮,从至高之分,使三焦火屈曲下行。主治肺热咳嗽,吐衄妄行,胃火作痛,面赤鼻皶,目赤耳疮,呕哕腹满,郁热淋秘,肠红疝气,一切抑遏之火,小便泻去。又治虚热发渴,病后津血已亡,胃腑无润。同知母治烦躁,盖烦属肺气,山栀主之,躁属肾血,知母主之。(取圆小者良。炒去秽气,带性用,不宜太黑。此花六出,亦殆阴阳之理。[①])

知母

清肾火,为润肺滋阴之品。属阴中有微阳,体润,色淡黄,气和,味苦略辛,性凉,能升能降,力清火滋阴,性气与味俱平。入肺、胃、肾三经。

知母,味微苦略辛,盖苦能坚肾,辛能润肾,滋养肾水,独擅其长。主治肾虚火动,阴火攻冲,虚劳痰嗽,有汗骨蒸,往来寒热,咽痒心烦。盖肾水生则虚火降,诸症自愈。取其体润滋肺,性凉清肺,以疗久疟烦热,热病瘥后,产后蓐劳,久嗽无痰,有生津除热之功。因其色黄,入阳明经,以泻胃热,用在白虎汤,治邪热入胃,胃火燔烁,消渴热中。又治烦躁不眠,盖烦属肺气,躁[②]属肾血,以此清胃,即清肺肾之源,则烦躁自止。与黄柏并用,非为降火,实能助水;与贝母同行,非惟清痰,专为滋阴。但脾虚便滑者忌之。(肥白者佳。去毛略炒用。入肾用咸水。)

黄柏

降肾火,为补阴坚肾[③]之品。属阴中有微阳,体皮干,色黄,气

---

① 此花六出,亦殆阴阳之理:《药品化义》未载,系尤乘据明代李梴《医学入门》卷首《历代医学姓氏》"李惟熙"条增补的内容。

② 躁:原作"燥",据前文"治烦躁不眠",此处当作"躁"。据《药品化义》改。

③ 补阴坚肾:《药品化义》作"补阴降火"。

和,味大苦,性寒,能降,力清肾火,性气与味俱厚而燥。入肾与膀胱二经。

黄柏,树高数丈,其皮从上直下,味苦入肾入骨,是以降火。能自顶至踵,沦肤彻骨,无不周到,专泻肾与膀胱之火。盖肾属寒水,水少则渐消,涸竭则变热。若气从脐下起者,阴火也。《内经》曰:"肾欲坚,以苦坚之。"[①] 坚即为补。丹溪以此一味,名大补丸。用咸水炒,使咸以入肾,主降阴火,以救肾水。用蜜汤炒,取其恋膈而不骤下,治五心烦热,目痛口疮诸症。单炒褐色,治肠红痔漏,遗精白浊,湿热黄疸,及膀胱热,脐腹内痛。凡属相火,用此抑之,肾自坚固,而无狂荡之患。因味苦能走骨入肾,能沉降,用酒炒,同四物[②],领入血分,治四肢骨节走痛,足膝酸疼无力,遍身恶疮,及脚气攻冲,呕逆恶心,阴虚血热,火起于足者。盖此一味,名潜行散,能泻阴中之火。亦能安蛔虫,以此苦以降之之义也。(川产,厚而深黄色者佳。去外粗皮,切用。)

地骨皮

凉肾火,为清肺退热之品。属纯阴,体轻,色苍,气和,味苦,性寒,能浮能沉,力除有汗骨蒸,性气薄而味厚。入肺、肾、三焦三经。

地骨皮,皮能走表,外驱无定风邪;苦能入骨,内除有汗骨蒸。取其体轻,能浮能沉,上理头风痛,中去胸胁疼,下利大小肠,皆能奏效。入泻白散,清金调气,疗肺热有余咳嗽;同养血药,强阴解肌,调痘疮不足皮焦。以其性大寒,酒煎二两,治湿热黄疸,最为神效。牡丹皮能去血中之热,地骨皮能去气中之热,合宜而用。但虚寒者忌之。(去内骨及土,水净用。足指及足底有恶疮,以鲜骨皮煎汤,熏

---

① 肾欲坚,以苦坚之:语本《黄帝内经素问·脏气法时论》。

② 四物:即四物汤。

洗竟①,有黄水出,熏二三日,肿退疮愈。)

滑石

导六腑,为利窍渗热之品。属阴中有阳,(金、水与土。)体腻滑而重,色白,气微香,味淡,性凉,能沉,力利六腑,性气轻而用质。入小肠、膀胱、脾、胃四经。

滑石,体滑主利窍,味淡主渗热,能荡涤六腑,而无克伐之忧。主治暑气烦渴,胃中积滞,便浊涩痛,女人乳汁不通,小儿疹毒发渴,皆利窍渗热之力也。如天令湿淫太过,小便癃闭,入益元散,佐以朱砂,利小肠最捷。要以口作渴,小便不利,两症并见,为热在上焦肺胃气分,以此利水下行,烦渴自止。若渴而小便自利,自内津液少也;小便不利而口不渴,是热在下焦血分也,均非所宜。其体滑性堕,胎前亦忌。(白色而腻者良。刮去浮黄土用。敷痘疮②溃烂者,甚妙。)

芒硝

清三焦,为软坚润燥之品。属纯阴,(有金与水。)体润,色白,气和,味咸,(云苦、辛,非。)性大寒,能降,力软坚泻热,性气轻而味重。入肺、胃、大肠三经。

芒硝,体本水结,气禀阴精,借火煎汁,成如锋芒,故名芒硝。味咸软坚,故能通燥结;性寒降下,故能去火烁。主治时行热狂,六腑邪热,或上焦膈热,下部便坚。《经》曰:"热淫于内,治以咸寒。"③用以为君剂,以水克火也。佐以苦辛,故与大黄相须而治。因咸走

---

① 熏洗竟:《药品化义》作"熏之竟日",于义为胜。

② 痘疮:原作"后疮",于义不通,据《药品化义》改。

③ 热淫于内,治以咸寒:语出《黄帝内经素问·至真要大论》。

血,亦能通经秘[1],破蓄血,除痰癖,有推陈致新之力。惟疹子忌之,恐咸寒内凝,不能发出。(若产后胞衣不下,用硝三钱,加牛膝、归尾各五钱,酒煎。临服,入童便一杯,热饮立下。初名朴硝,煎炼为芒硝,再煎提为玄明粉。仲景只用芒硝,立冬后煎,乃得凝结。用硝十斤,水十斤,萝卜十斤,煎至卜烂为度,去卜,倾硝入缸,隔一宿,去水,即成芒硝。照法再煎两三次,为玄明粉。)

大黄

泻大肠,为去实通滞之品。属纯阴,(有土与水。)体润,色黄,气雄而香,味大苦带辛,性大寒,能沉,力泻实热,性气与味俱重。入胃、包络、大小肠、膀胱五经。

大黄,苦重而沉,带辛散结,气味重浊,直降下行,走而不守,有斩关夺门之力,故号为将军。专攻心腹胀满,肠胃蓄热,积聚痰实,便结瘀血,女人经秘[2]。盖热淫内结,用此开导阳邪,宣通涩滞,奏功独胜。如积热结久,大便坚实固秘,难以取下,又必用芒硝味咸软坚,两者相须成功。凡内伤外感,郁久皆变成燥,燥热为火,三者属阳邪,销烁肠胃,最烈而速,遂使浊阴不降,清阳不升,诸症蜂起。若用硝、黄,如开门放贼,急驱逐,必宜生用,则能速通肠胃。制热用酒,则性味俱减,仅能缓以润肠。勿畏而不用,亦勿轻而误施。全在辨认得真,合症酌用,多少适宜,斯为高手。(川产,气香坚实,锦纹者良。)

石莲肉

清气热,为除昼郁烦[3]之品。属纯阴,体干实,色肉白、壳黑,气

---

① 经秘:《药品化义》作"经闭"。

② 经秘:《药品化义》作"经闭"。

③ 郁烦:《药品化义》作"郁火"。

和，味大苦带涩，性寒，能沉，力清心，性气轻而味重。入心、肺、胃、包络四经。

石莲肉，生水中，一名藕实。味苦，清心，带涩，敛热下行，而解忧愁抑郁，心火上炎，以克肺金。主治口苦咽干，五心烦热及心虚生热，痢疾口噤，便浊遗精。上能清养心肺，下能收摄肾水，心肾不交，用为良剂。若昼则发热，夜则安静，是热在气分，以此同参、芪为清心莲子饮，退热甚效。（坚硬如石，故名石莲。去壳，打碎用。今市肆一种壳坚黑者，出广中树上，其味苦甚，不堪入药，误用有损①。）

胡黄连

凉血热，为退夜骨蒸之品。属纯阴，体干而轻，色紫，气和，味大苦，性寒，能沉，力凉血，性气薄而味厚。入肝、胆、胃三经。

胡黄连，色紫味苦，独入血分而清热，主治血虚骨蒸，五心烦热，日晡②肌热，三消③，脏毒，痔疮，小儿惊疳，女人胎蒸，消果子毒④。丹溪云："蒸蒸⑤发热，皆积所致。"⑥此能凉血益阴，其功独胜。若夜则发热，昼则明了，是热在血分，以佐芎、归，为四物二连汤，除热神

---

① "今市肆"至"误用有损"：《药品化义》未载，系尤乘据汪昂《本草备要》下卷之二"莲子"条增补的内容。

② 日晡：指申时，下午三点钟到五点钟的时间。

③ 三消：《药品化义》未载，系尤乘据汪昂《本草备要》上卷"胡黄连"条增补的内容。三消，指消渴病的上消、中消、下消，也称三痟。

④ 女人胎蒸，消果子毒：《药品化义》未载，系尤乘据汪昂《本草备要》上卷"胡黄连"条增补的内容。消果子毒，《本草备要》作"消果子积"。

⑤ 蒸蒸：原作"蒸二"，"二"当为叠字符号"〻"的误写。据朱震亨《丹溪心法》卷二《劳瘵》改。

⑥ 蒸蒸发热，皆积所致：语本朱震亨《丹溪心法》卷二《劳瘵》。

效。又专解巴豆毒。味性功用似黄连，故名。（出波斯国，今秦陇、南海亦有。心黑外黄，折之尘出如烟者真。畏、恶同黄连。）①

西瓜②

主解热，为消暑除烦利水之品。（详见后暑类。）

燥 药 类

秦艽③

主清燥，为血热滋阴之品。属阴中有微阳，体微润，色淡黄，气香，味苦、微辛，性凉，（云微温，非。）能升能降，力润燥和血，性气薄而味厚。入胃、大肠、肝、胆四经。

秦艽，味苦能降，带辛能润，又气香而性凉，故独专治燥。盖燥因血热，渐至血亏。大肠本属阳明燥金，若血液衰耗，则大便干结，煎熬肺金，不生肾水，至肺、肾、肠、胃俱燥，诸症蜂起。咽干口渴，烦闷痞满，皮肤燥痒，通身挛急，肢节酸疼，及牙疼眼涩，浮肿黄疸，疳积酒毒，肠血痔漏，皆宜用此。清利脏腑，而不推荡，真良品也。且助天麻，治风热头晕；同柴胡，疗骨蒸潮热；合紫菀，润肠利便；佐牛膝，和血滋阴，俱有神效。（去沙土、芦头，切用。）

---

① "味性功用似黄连"至"畏、恶同黄连"：《药品化义》未载，系尤乘据汪昂《本草备要》上卷"胡黄连"条增补的内容。

② 西瓜：《药品化义》未列此药，系尤乘增补。此条所论，语本汪昂《本草备要》下卷之二"西瓜"条。《药品辨义》暑药类亦有"西瓜"条，可参读。

③ 秦艽：原作"秦芃"，误。据《药品化义》改。后文凡作"秦芃"之处，均据改为"秦艽"，不另出注。

麻仁

主润燥，为气热利肠之品。属阴，体肉润，色肉白、皮苍，气和，味甘，性平，能升能降，力润气燥，性气薄而味厚。入肺、脾、大肠三经[1]。

麻仁，味甘能润肠，体润能去燥，专理[2]大肠气结便闭。凡老年血液枯燥，产妇气血不顺，病后元气未复，或禀弱不能运行，皆致[3]大便秘结不通，不宜推荡，亦不容久秘，以此同紫菀、杏仁，润其肺气，滋其大肠，则便自利矣。（略炒研。生研用亦可。）

童便

味咸降下，能引肺火下行，从膀胱出，乃其旧路[4]。善通血脉，滋阴抑阳，清润三焦。凡产后血晕，败血入肺，久嗽，蒸热如燎者，惟此可治[5]。伤寒方中用人尿，引姜、附入少阴，而无格拒之阻。《经》曰："必同其气，可使平也。"[6]（取十二岁以下童子，不食荤、腥、酸、咸者，佳。去头尾，取中间一段，清澈如水者用。须热饮，热则真气尚存，其行自速；冷则只有咸寒之性。入姜汁行痰，韭汁散瘀。冬月用汤温之。李士材师曰[7]："炼成秋石，真元之气渐失，不及童便多矣。"[8]）

---

① 入肺、脾、大肠三经：《药品化义》作"入肺与大肠二经"。

② 专理：《药品化义》作"专利"。

③ 皆致：《药品化义》作"皆治"，并断句。

④ 能引肺火下行，从膀胱出，乃其旧路：《药品化义》未载，系尤乘据汪昂《本草备要》下卷之七"童便"条增补的内容。

⑤ "凡产后血晕"至"惟此可治"：《药品化义》未载，系尤乘据汪昂《本草备要》下卷之七"童便"条增补的内容。

⑥ 必同其气，可使平也：语出《黄帝内经素问·五常政大论》。

⑦ "李士材师曰"所述，语本李中梓《医宗必读》卷四"人溺"条。

⑧ "取十二岁以下童子"至"不及童便多矣"：《药品化义》未载，系尤乘据汪昂《本草备要》下卷之七"童便"条增补的内容。

蜂蜜

采百花之精英，合露气以酿成。味甘主补，滋养五脏；体滑主利，润泽三焦。生性凉，能清热；熟性温，能补中。甘而和，故解毒；柔而泽，故润燥。[①] 如怯弱咳嗽不止，精血枯槁，肺焦叶举，致成肺燥之症，寒热均非，无药可疗，用老蜜日服两许，约月，未有不应者，是燥者润之之义也。生用通利直肠，老年便结，更宜服之。

按：燥之为病，《经》曰"诸涩枯涸，干劲皴揭，皆属于燥。"[②] 乃肺与大肠阳明燥金之气也。金为生水之源，而寒水生化之源绝，不能灌溉周身，营养百骸，故枯槁而无润泽也。或因汗下亡液，或因房劳耗竭，甚则服饵丹石，浓酒厚味，皆能助狂火，损真阴也。燥在外，则皮肤皴揭，在内则津少烦渴，在上则咽焦鼻干，在下则肠枯便秘，在手足则痿弱无力，在脉则细涩而微，皆阴血为火热所伤也。治宜甘寒滋润之品，甘能生血，寒能胜热，润能去燥，使金旺而水生，火平而燥退矣。如生地、麦冬、知母、芍药、牛膝、生甘草、花粉、桃仁、红花、杏仁、苏子、玄参、熟地、生首乌、紫菀、天冬、百合、枸杞、栝蒌仁、郁李仁、五味子、肉苁蓉、阿胶、车前子、菟丝子、芒硝、大黄、梨汁、蔗浆、牛乳、人乳、猪胰、羊酥等，皆有润燥之功，尤当择宜而用，见诸各类，故不另列。[③]

---

① "生性凉"至"故润燥"：《药品化义》未载，系尤乘据汪昂《本草备要》下卷之六"蜂蜜"条增补的内容。

② "《经》曰"所述：语出刘完素《素问病机气宜保命集》卷上《病机论》。

③ "按：燥之为病"至"故不另列"：《药品化义》未载，系尤乘增补的内容。其中"按：燥之为病"至"火平而燥退矣"，语本汪昂《医方集解》"润燥之剂"。

风 药 类

麻黄

主发汗，为散寒攻邪之品。属纯阳，体轻中空，色绿，气微腥，味辛、微苦，性温，能升能降，力发表，性气轻而味薄。入肺、大肠、包络、膀胱四经。

麻黄，枝条繁细，细主性锐；形体中空，空通腠理；性味辛温，辛能发散，温可去寒。故发汗解表，莫过于此，属足太阳膀胱经药。治伤寒初起，皮毛腠理寒邪壅遏，营卫不得宣行，恶寒拘急，身热躁甚，及头脑巅顶、颈项脊中、腰背遍体无不疼痛。开通腠理，为发表散邪之主药。但元气虚弱，及劳力感寒，或表虚者，断不可用。倘误用之，自汗不止，筋惕肉瞤，为亡阳症，难以救治。至若春分前后，玄府易开，如患足太阳经症，彼时寒变为温病，量为加减用[①]，入六神通解散，通解表里之邪，则营卫和畅。若夏至前后，阳气浮于外，肤腠开泄，人皆气虚，如患足太阳经症，又寒变为热病，不可太发汗，使真气先泄，故少用四五分，入双解散，微解肌表，大清其里。二者，此刘河间[②]玄机之法，卓越千古。若四时暴感风寒，闭塞肺气，为咳嗽声哑，或鼻塞胸满，或喘急痰多，用入三拗汤，以发散肺邪，奏功甚捷。若小儿疹子，当解散热邪，以此同杏仁，发表清肺，大有神功。

羌活

主散邪，为行气舒经之品。属阳中有微阴，体虚而细，色紫，气

---

① 量为加减用：《药品化义》作"量为减用"。
② 刘河间：金代医家刘完素，河间人，故称刘河间。

香而浓,味辛、苦,（云甘,非。）性微温,能升能降,力发散,性气重而味轻。入膀胱、肝、肾、小肠四经。

羌活,气雄味辛,发汗解表,属足太阳膀胱经药。自头至踵,大无不通,小无不入,透利关节游风。若多用,主散邪,凡风寒湿气,恶寒发热,头疼体痛,以此发泄腠理,为拨乱反正之主。若少用,能利窍,凡周身骨节,痰痛风热,及中风瘫痪,手足不遂,以此疏通气道,为活血舒经之佐。痘家用之,善能运毒,走表追脓。又消诸毒热痛,解百节疼痛。独活气香而厚,善行血分之邪;羌活气雄而散,善行气分之邪。

独活

主除湿,为行血舒筋之品。属阴中有微阳,体轻,色苍,气香而厚细[1],味苦而辛,性微温,能浮能沉,力除风湿,性气与味俱重。入心、肝、肾、膀胱四经。

独活,气香而厚,味苦而沉,能宣通气道,自顶至膝,以散肾经伏风。凡颈项难舒,臀腿疼痛,两足痿痹,不能动移,非此莫能效也。取其香气透心,用为心经引药,疗赤眼痛。因其枝茎过风不摇,能治风,风能胜湿,专疏湿气。若腰背酸重,四肢挛痿,肌黄作块,称为良剂。又佐血药,活血舒筋,殊为神妙。

紫苏叶

主发表,为除寒退热之品。属纯阳,体轻,色紫,气香,味辛,性温而锐,能升能降,力发表,性气与味俱薄。入肺、大肠、膀胱、小肠四经。

紫苏叶,属阳,为发生之物,辛温能散,气薄能通,味薄发泄,专

---

① 气香而厚细:《药品化义》作"气香而浊"。

解肌发表。疗伤风伤寒，及疟疾初起，外感霍乱，湿热脚气。凡属表症，用放邪气出路之要药也。丹溪治春分后温热病，头疼身热，脊强目痛，鼻干口渴，每以此同葛根、白芷，入六神通解散，助其威力，发汗解肌，其病如扫。取其辛香，以治抑郁之气停滞胸膈，入心气饮，开心胸郁热，神妙。如寒滞腹痛，火滞痢疾，湿滞泄泻[①]，少佐二三分，从内略微疏解，最为妥当。参苏饮治虚人感冒风寒，方中一补一散，古人良有深意。如不遵其意，减去人参，或服之不应，或邪气未散，而正气先虚。须知用药得法，全在君臣佐使之间。此独制鱼虾螃蟹之毒，如过伤其味者，用此解之。（取两面皆紫者良。子、梗另列。）

薄荷叶

主疏风，为清阳导滞之品。属阳，体轻，色绿，气香而清，味辛、微苦，性凉而锐，力疏利上焦，性气厚而味轻。入肺、肝二经。

薄荷叶，味辛能散，性凉能清，通利六阳之会首，驱除诸热之风邪。取其性锐而轻清，善行头面，用治失音，疗口齿，清咽喉，同川芎达巅顶，以导壅滞之气。入药每剂止用二三分，勿太过，令人汗出不止。表虚者禁用。（取苏产之龙脑者良。）

柴胡

主解肌，为清胃止渴之品。属阴中有微阳，体干，色皮苍、肉黄带白色，气和，味微苦，（云甘，非。）性凉，能升能降，力疏肝散表，性气与味俱轻。入肝、胆、心包络、三焦四经[②]。

柴胡，性轻清，主升散；味微苦，主疏肝。若多用二三钱，能

---

① 湿滞泄泻：原作"温滞泄泻"，于义不合，据《药品化义》改。

② 四经：原作"三经"，误。

驱散肌表，属足少阳胆经药，治①寒热往来，疗疟疾，除潮热。若少用三四分，能升提下陷，佐补中益气汤，提元气而左旋，升达参、芪，以补中气。凡三焦胆热，或偏风头痛，或耳内生疮，潮热胆痹，或两胁刺痛，用柴胡清肝散以疏肝胆，诸症悉愈。凡肝脾血虚，骨蒸发热，用逍遥散，以此同白芍抑肝散火。恐柴胡性凉，制以酒拌，领入血分，以清抑郁之气，而血虚之热自退。（酒拌下无炒字，因柴胡不宜见火②。）若真脏亏损，易于外感，复受热邪，或阴虚劳怯，致身发热者，以此佐滋阴降火汤，除热甚效。所谓内热用黄芩，外热用柴胡，为和解要剂。（取茎长而细软者良。仲景有大小柴胡汤之名，柴胡本无大小，在方剂不同之大小也。后人疑柴胡之有不同，则舛矣。）

葛根

主解肌，为除渴生津之品。属阳中有阴，体干，色白，气和，味甘、辛③，性凉，解寒热④，能升，力凉胃解肌，性气与味俱轻。入胃与大肠二经。

葛根，根主上升，甘主散表。若多用二三钱，能理肌内之邪，开发腠理而汗出，属足阳明胃经药，治伤寒发热，鼻干口燥，目痛不眠，疟疾热重。盖麻黄、紫苏，专能攻表，而葛根独能解肌耳。因其性味甘凉，能鼓舞胃气。若少用五六分，治胃虚热渴，酒毒呕吐，胃中郁火，牙疼口臭。或佐健脾药，有醒脾之力。且脾主肌肉，又主四肢，如阳气郁遏于脾胃之中，状非表症，饮食如常，但肌表及四肢发热如

---

① 治：原作"若"，于义不合，据《药品化义》改。
② 酒拌下无炒字，因柴胡不宜见火：《药品化义》未载，系尤乘增补的内容。
③ 味甘、辛：《药品化义》作"味甘"。
④ 解寒热：《药品化义》未载，系尤乘增补的内容。

火,以此同升麻、柴胡、防风、羌活,升阳散火,清肌退热。薛立斋①常用,神剂也。若金疮,若中风,若痉病,以致口噤者,捣生葛根汁,同竹沥灌下即醒。干者为末,酒调服亦可。痘疮难出,以此发之甚捷。(取肉白如粉者良。)

升麻

主升发,为开提清气之品。属阴中有阳,体轻,色绿,气和,味苦、辛,(云甘,非。)性平,(云寒、云温,非。)能升,力升解,性气轻而味重。入肺、脾、胃、大肠四经②。

升麻,体根,属阴,根主上升,性气轻浮,善提清气。少用佐参、芪,升补中气。柴胡引肝气从左而上,升麻引胃气从右而上。入补中益气汤,有鼓舞脾元之妙,使清阳之气上升,而浊阴之气下降。其味苦、辛,多用亦有发表解肌之助。以其质空通,善引参、芪,益气聪明;合柴胡,治火郁,五心烦热。若劳碌伤神,及肺有伏火者,恐升动阳气,助火生痰,忌之。(取青绿色者良。黑色者,勿用。)

白芷

主达表,为走窍宣毒之品。属阳,体重,色白,气香,味辛,性温,能升能降,力走肌表,性气与味俱厚。入肺、胃、大肠三经。

白芷,色白气香,味辛性温,俱属于阳,足阳明胃经药。升头面,通九窍,走肌肉,为疏风要品。用治春分后热病,助六神通解散,奏功甚捷。疗风寒头痛,头风侵目,痛风③胁满,头眩目痒,肺热鼻塞,

---

① 薛立斋:明代医家薛己,字新甫,号立斋,吴县(今江苏苏州)人,曾任御医及太医院使,著有《内科摘要》《本草约言》等。

② 入肺、脾、胃、大肠四经:《药品化义》作"入脾、胃、大肠三经"。

③ 痛风:《药品化义》作"头风"。

胃热齿痛，皮肤燥痒，皆利窍散邪之力也。因能走肌达表，佐活命饮，治诸痈肿，宣通毒气。若痘疮无脓作痒，以此排脓；虚寒不起，以此升发。但香燥耗血，辛散损气，不宜久用多用。（白芷同大黄等分，名宣毒散，治一切肿毒，一服即消。白芷一味为末，三钱，井水调服，治诸骨鲠，如神。）

防风

主表邪，为散肝行气之品。属阳，体轻、微润，色黄，气和，味甘、微辛，性微温，能升能降，力疏肝，性气与味俱薄。入肺、脾、肝、膀胱、肠五经[①]。

防风，气味俱薄，善升浮走表，卑贱之品，随所引而至，为风药之使。若多用主散，治在表阳分风邪，清头目滞气，疗脊痛项强，解肌表风热，以其辛甘发散之力也。若少用主利窍，治周身骨节疼痛，四肢挛急，经络郁热，及中风半身不遂，血脉壅滞，以其透利关节之力也。又取其风能胜湿，如头重目眩，骨痛腰酸，腿膝发肿，及脾湿泄泻，湿热生疮，一切风湿症，为风药中之润剂[②]也。同白芷入活命饮，治诸毒热痈。亦能散邪逐毒，用蜜煮防风，同黄芪，去痘疮发痒；用酒洗防风，合白芍，又发痘疮不起，因善疏肝气之故。（产山东，取粗大坚实，无丫枝，及切开金井而玉阑[③]，润泽者良。南产色白，不堪用。）

荆芥

主疏气，为搜肝凉血之品。属阳中有阴，体轻，色青，气雄，

---

① 入肺、脾、肝、膀胱、肠五经：《药品化义》作"入肺、脾、肝、膀胱四经"。

② 润剂：《药品化义》作"燥剂"，于义为胜。

③ 金井而玉阑：即金井玉栏，指根及根茎类药材断面，中心木部呈黄色或淡黄色（金井），皮部呈白色（玉栏），宛如金玉相映，故称。

味辛兼苦,性凉,能升能降,力凉血疏风,性气厚而味轻。入肝、肺经[1]。

荆芥,味辛,能疏风,兼苦,能凉血。若生用,解散风邪,清利头目,发散壅滞,疗头风眩晕,目痛齿痛,咽痛口疮,颐肿,疮疡痛痒,痘疮不起,皆取疏散之意也。若炒黑用,须炒极黑存性,治肠红下血,女人崩漏,产后血晕,取其凉血及血遇黑则止之义也。因肝喜疏散,以此入血分,善搜肝中结滞之气。丹溪用以理产后,良有深意。(去下截,用穗[2]。)

前胡

主清热,为开痰下气之品。属阴中有阳,体干、微润,色淡黄,气和,味苦而辛,(云甘,非。)性凉,(云微寒、微温,皆非。)能降,力散热痰,性气与味俱厚。入肺、胃二经。

前胡,味苦而辛,苦能下气,辛能散热,专清风热,理肺气,泻热痰,除喘嗽痞满及头风痛。补心汤中用之,散虚痰;洞然汤中用之,治暴赤眼痛,皆为下气散热之功也。

浮萍[3]

(附。)辛散轻浮,入肺经,达皮肤,能发邪汗。丹溪曰:"浮萍发汗,胜于麻黄。"[4] 止瘙痒,风湿疹斑。又能下水气,利小便,治三十六种风。(为末,蜜丸服。)

---

① 入肝、肺经:《药品化义》作"入肝经"。

② 去下截,用穗:《药品化义》未载,系尤乘增补的内容。

③ 浮萍:《药品化义》未列此药,系尤乘增补。此条所论,语本汪昂《本草备要》
　　上卷"浮萍"条。

④ 浮萍发汗,胜于麻黄:语本朱震亨《本草衍义补遗》"水萍浮芹"条。

蔓荆子

主散气，为清肝去障之品。属阴中有微阳，体干而细，色青，气和，味苦、略辛，(云甘，非。)性凉，能升，力疏风热，性气与味俱薄。入肝、膀胱二经。

蔓荆子，味苦兼辛，能疏风，凉血，利窍。凡太阳经头痛，及头风脑鸣，目泪目昏，皆血热风淫所致。以此凉之散之，取其气薄主升。佐神效黄芪汤，疏去障翳，使目复光，为肝经圣药。(去膜，打碎用，或略炒[①]。)

威灵仙

主疏经，为通气活血之品。属阴中有阳[②]，体干，色黑，气和，味微苦，(云甘、云辛、云咸，皆非。)性凉而急，能升能降，力疏风气，性气与味俱轻。通行十二经。

威灵仙，体细条繁，性猛而急，善走不守，宣通十二经脉。主治风湿痰壅滞经络中，遂成痛风走注，骨节疼痛，或肿或麻木。风胜者，患在上；湿胜者，患在下，二者郁遏之久，化为血热。血热为本，而痰则为标矣。以此疏通经络，则血滞痰阻，无不立豁。若中风手足不遂，以此佐他药，宣行气道。酒拌，治两臂痛。因其力猛，亦能软骨，同龟甲、芎、归、血余[③]，治临产交骨不开，验如影响。以此合砂糖酒煎，治骨鲠咽喉，若有神助。取味苦降下，顿除下部脚肿。

---

① 去膜，打碎用，或略炒：《药品化义》未载，系尤乘据汪昂《本草备要》下卷之一"蔓荆子"条增补的内容。

② 属阴中有阳：《药品化义》作"属阴，有木"。

③ 血余：指头发。《本草纲目》卷五十二"发髲"条指出"发者血之余"，故称。

（忌茶茗及面汤。《东坡集》志其功①，治脚弱病如神。②）

细辛③

味辛性温，若寒邪入阴经在里者，以此从内托出。佐九味羌活汤，发散寒邪最捷。因其气味辛香，故能上升。入芎辛汤，疗目痛后羞明畏日，隐涩难开。合通窍汤，散肺气，而通鼻窍。佐清胃汤，驱胃热而止牙疼。此热药入寒剂，盖反以佐取之之义也。但辛热助火，多用则气闭不通，只可三四分，不得用一钱，以其性烈耳。（辽产，华阴者良。双叶者，杀人。杜衡、徐长卿、鬼督邮，皆可乱。）

生姜

主走表，为驱邪益脾之品。属阳，体润，色黄，气雄，味辛辣，性热，（云温，非。）能升，力发散，性气与味俱厚而猛。入肺、脾、胃三经。

生姜，辛窜，单用善豁痰利窍，止寒呕，去秽气，通神明。助葱白头，大散表邪，一切风寒湿之症。合黑枣味甘，所谓辛甘为阳，治寒热往来，及表虚发热。佐灯心通窍，利肺气，宁咳嗽。入补脾药，开胃和脾，止泄泻。取皮辛凉，不大发散，有退虚热之功。（善制南星、半夏、厚朴、菌之毒。）

---

① 《东坡集》志其功：《苏东坡全集》卷一百六《与袁彦方一首》："足疾，惟葳灵仙、牛膝二味为末，蜜丸，空心服，必效之药也。"
② "忌茶茗及面汤"至"治脚弱病如神"：《药品化义》未载，系尤乘增补的内容。其中"忌茶茗及面汤"语本汪昂《本草备要》上卷"威灵仙"条。
③ 细辛：此条段首《药品化义》又有一段："细辛，属阳，体干，色苍，气香，性温，能升，力开窍，性气与味俱厚。入肺、心、肾三经。"尤乘未载，按前文体例，或有遗漏。

葱头

主通窍，为彻寒逐邪之品。属阳，体润，色白，气臭，味大辛，性温，能升，力发散，性气与味俱厚而浊。入肺、胃二经。

葱头，去青，用白，连须，辛温通窍，专主发散。凡一切表邪之症，大能发汗逐邪，疏通关节。盖风寒湿之气，感于皮肤经络之间，而未深入脏腑之内，宜速去之，开发毛窍，放邪气出路，则营卫通畅。但发表之意，用法不同。须知寒热温凉，皆可通表解散。若外感风寒，邪止在表，加入麻黄、羌活、紫苏、白芷辛温之剂，专主发散。若内蓄郁热，邪遏在表，加入寒凉与辛温之剂并用，一则清肠胃而驱积热，一则开玄府而逐郁邪，故有双解通解之义。若邪在半表半里，加入柴胡、葛根苦凉之剂，以和解之。如用之无法，留邪于内，则费力不易治矣。（葱头同黄柏煎汤，洗疮毒、肿毒。葱头同蜜不可食，杀人。同枣食，令人病。同葱蜜打烂，敷火丹[1]、杖疮[2]良。）

藁本

味辛气雄，上行巅顶，入太阳膀胱经，治寒邪郁结，头顶连齿痛；味又带苦，亦能降下，佐秦艽羌活汤以疗痔疮，皆辛温散邪开结之力也。治督脉脊强，胃虚泄泻；酒齇[3]粉刺，和白芷作面脂良。（根紫色，似芎䓖而轻虚，味麻。畏青葙子。）[4]

---

① 火丹：即丹毒。因患部皮肤红如涂丹，热如火灼，故名。

② 杖疮：指受刑而成之疮。

③ 齇：古同"齇"，鼻子上的小红疱，俗称酒糟鼻。

④ "治督脉脊强"至"畏青葙子"：《药品化义》未载，系尤乘据汪昂《本草备要》上卷"藁本"条增补的内容。

虎骨①

味辛，微热，虎啸风生，虎属金而制木也。故追风健骨，定痛驱邪，惊痫挛痹，犬咬骨鲠，以胫骨、头骨良。（虎虽死，犹立不仆，其气力皆在前胫。凡辟邪定惊，治头痛及疟，用头骨；治手足脊背腰胫，用脊骨②，各从其类可也。）

秦艽③

味苦、辛，性平，燥湿散风，本入阳明，去肠胃之热，兼通肝胆。盖血气荣筋，能理伏风于筋节，故退热除蒸，通身拘急，疸黄酒毒，肠风泻血，皆湿胜风淫之症。世俗不知其长，凡遇痛症必用，失其旨矣。能利大小便，滑泄者勿用。

豨莶草④

味苦、辛，生寒，热温。治肝肾风气，四肢麻痹，骨痛膝弱，风湿疮疡。若痹痛不由风湿，本于脾肾不足者，忌之。世俗见慎微⑤《本

---

① 虎骨：此条《药品化义》未载，系尤乘据汪昂《本草备要》下卷之五"虎骨"条增补的内容。"凡辟邪定惊"之前，《本草备要》尚有"时珍曰"三字。另，肾药类已列虎胫骨，记载不同，可参读。

② 用脊骨：尤乘遗漏，文义不全，据《本草备要》下卷之五"虎骨"条及《本草纲目》卷五十一"虎骨"条补全。

③ 秦艽：此条《药品化义》未载，系尤乘增补的内容。其中"味苦、辛"至"皆湿胜风淫之症"，语本汪昂《本草备要》上卷"秦艽"条。另，燥药类已列秦艽，记载不同，可参读。

④ 豨莶草：《药品化义》未列此药，系尤乘增补。所论除批唐慎微及引李中梓语外，皆语本汪昂《本草备要》上卷"豨莶草"条。豨，原作"猹"，猹古同豨。

⑤ 慎微：北宋医药学家唐慎微，字审元，原为蜀州晋原（今四川崇庆）人，后迁居成都，编有《经史证类备急本草》，简称《证类本草》。

草》誉之太过①，遂误认为风家至宝。士材李师云："少时亦恪信修事，久用无功，始知方书未可易凭也。"②古人所谓补者，亦以邪风去而正气昌，非谓其本性能补耳。（其性苦辛，气寒，故必蒸晒九次，加以酒、蜜则苦寒之阴尽去，而清香之味见矣。如数不至九，阴浊未尽，则不能透骨搜风，而却疾奏捷也。）捣汁熬膏，以甘草、生地煎膏，炼蜜收之，酒调服，治风痹。唐成讷、宋张咏，并表进于朝③，极言其效。（取鲜汁，漱喉癣，多漱，去脓收毒，应手而愈。）

淡豆豉④

味苦泄肺，寒胜热，发汗解肌，调中下气。治伤寒头痛，烦躁满闷，懊憹不眠，发斑呕逆，血痢温疟。（能升能降，力主宣散。得葱发汗，得盐能吐，得酒治风，得韭⑤治痢，得蒜止血。）

桂枝⑥

主解肌，为实表调营之品。属纯阳，体干，气微辛，色赤，味甘、辛，性温，能升能浮，力解肌实表，性气轻而味薄。入肺、脾、肝、膀

---

① 慎微《本草》誉之太过：唐慎微《证类本草》卷十一"豨莶"条在墨盖后增补了两则文献：一为唐代成讷的进豨莶丸方，记载成讷以豨莶丸治愈其弟卧床五年的中风症；一为宋代张咏的进豨莶丸表，记载张咏服豨莶丸后，明目乌发，又记载他以豨莶丸治愈患者中风坠马及偏风、口眼㖞邪。

② "士材李师云"所述，语本李中梓《本草通玄》卷上"豨莶"条。

③ 唐成讷、宋张咏，并表进于朝：成讷、张咏的进表，见唐慎微《证类本草》卷十一"豨莶"条所载。

④ 淡豆豉：《药品化义》未列此药，系尤乘增补。所论语本汪昂《本草备要》下卷之三"淡豆豉"条。

⑤ 韭：汪昂《本草备要》下卷之三"淡豆豉"条作"薤"。

⑥ 桂枝：《药品化义》未列此药，系尤乘增补。所论语本汪昂《本草备要》下卷之一"桂枝"条。后文寒药类有"肉桂"条，涉及桂枝，但未单独成条。

胱四经。

桂枝，气辛而香，味甘而温，辛能解肌，甘能实表，辛走肺，甘入脾，故有解肌实表之功。治伤风头痛，无汗能发；中风自汗，有汗能止。《经》曰："辛甘发散为阳。"[1]故用之以治风，且自汗属阳虚，然恐走泄阴气，故用芍药之酸以敛之，佐以姜、枣、甘草，名桂枝汤。《伤寒论》"太阳病，发热汗出，此为营弱卫强"[2]，阴虚阳必凑之，故用桂枝发其汗，调其营血，则卫气自和，风邪无所容，遂自汗而解，非若麻黄开腠理，而发出其汗也。汗多用桂枝，以其调和营卫，邪从汗出，而汗自止，非桂枝能闭汗孔，为实表也。惟有汗者宜之。若无汗，当以发汗为主，不独调其营卫而已。故无汗忌桂枝，有汗忌麻黄也。（东垣云："辛能横行，故行手臂。"[3]桂能平木[4]，故能治风痛、胁风痛、手足间病。）

湿 药 类[5]

苍术

主燥湿，为散邪平胃之品。属阳中有微阴，体干，色苍，气香而

---

[1] 辛甘发散为阳：语出《黄帝内经素问·阴阳应象大论》。

[2] "《伤寒论》"所述，语本张仲景《伤寒论·辨太阳病脉证并治中》："太阳病，发热汗出者，此为荣弱卫强，故使汗出，欲救邪风者，宜桂枝汤。"

[3] 辛能横行，故行手臂：语本汪昂《本草备要》下卷之一"桂枝"条所引李杲语。李杲《珍珠囊补遗药性赋》卷一《用药法》："辛者横行而散。"朱震亨《丹溪心法》卷四《痛风》："治痛风，取薄桂味淡者，独此能横行手臂。"

[4] 木：原作"本"，误。汪昂《本草备要》下卷之一"桂枝"条作"桂能平肝"，肝属木，故曰桂能平木。《本草备要》下卷之一"肉桂"条"木得桂而枯"，亦可证。

[5] 湿药类：原作"湿病药类"，据原目录及《药品化义》改。

雄,味辛、微苦,性温而燥烈,能升能降,力燥湿散邪,性气与味俱厚。入脾、胃二经。

苍术,味辛主散,性温而燥,燥可去湿,专入脾胃。主治风寒湿痹,山岚瘴气,皮肤水肿,皆辛烈逐邪之功也。统治三焦之湿,若湿在上焦,易生湿痰,以此燥湿行痰;湿在中焦,滞气作泻,以此宽中健脾;湿在下焦,主足膝无力,以此同黄柏治痿,能令酸软有力。取其辛香气雄,用之散邪发汗,极其畅快。合六神散,通解春夏温热病;佐柴葛解肌汤,表散^①疟疾初起。若热病汗下后,虚热不解,以此加入白虎汤,得再解之,一服如神,汗止身凉。缪仲淳用此一味为末,治脾虚蛊胀妙绝,称为仙术。(取南产茅山,细实者良。北产空大、味臭者,不堪用。糯米泔水浸透,切片,入米粉中炒,或糠拌炒亦可,去内霜。)

萆薢

主渗湿,为去浊分清之品。属阳中有微阴,体干而实,色白,气和,味甘带苦,性凉,能降,力除湿,性气与味俱薄。入脾、肝、肾、胃、膀胱五经^②。

萆薢,性味淡薄,长于渗湿,带苦,亦能降下。主治风寒湿痹,男子白浊,茎中作痛,女人白带,病由胃中浊气下流所致,以此入胃驱湿,其症自愈。又治疮疡厉风,湿郁肌腠,营卫不得宣行,致筋脉拘挛,手足不便,以此渗去脾湿,能令血脉调和也。(有黄白二种,黄者长硬,白者细软而虚,良。忌醋。^③)

---

① 表散:原作"表",语义不通,据《药品化义》改。

② 入脾、肝、肾、胃、膀胱五经:《药品化义》作"入脾、胃二经"。

③ "有黄白二种"至"忌醋":《药品化义》未载,系尤乘据汪昂《本草备要》上卷"萆薢"条增补的内容。

汉防己

主除湿，为清热通滞之品。属阴中有阳，体干而实，色黄，气和，味苦带辛，性寒，(云温，非。)能沉，力理湿，性气薄而味厚。通行十二经。

汉防己，味苦主沉，能泻湿热，带辛主散，能消滞气。善驱热下行，使腰以下至足血分中湿热壅滞。主治阳实水肿，小便不利，腿足肿痛，腰膝重，脚气等症。(产汉中，黄实而香者佳。)

椿樗根白皮 [①]

苦能燥湿，寒可胜热，涩又收敛。入血分而涩血，去肺胃之陈痰。治湿热之为病，泄泻久痢，肠风崩带，梦遗精滑，有断下之功。如痢疾滞气未尽，勿早用之。去疳䘌，樗根皮尤良。时珍曰："椿皮入血分而性涩，樗皮入气分而性利，多服能利人，亦如苓、芍有赤白之分。凡血分受病不足者宜椿皮，气分受病有郁者宜樗皮，此心得之微妙也。" [②] 然必得病久而滑，乃为相宜。若脾胃虚寒，及崩带属肾家真虚者，切不可用徒燥之物也。宜入丸散，不入煎汤。(凡使须取东引根皮，洗净，刮取粗皮，拌生葱蒸过挂干。生用通利，醋炙固脱。椿皮，色赤气香，无毒。樗皮，色白气臭。椿芽可茹，多食动风昏神。忌肉面同食。一妇，年四十余，耽饮无度，多食鱼鳖，积毒在脏，日夜二三十次，便与脓血杂下，大肠连肛门痛甚。用止血下利药不效，用肠风药益甚，盖肠风只有血而无脓。服热药，腹愈痛；服冷药，则注泻食减；服温平药，则若不知，年余垂毙矣。或

---

① 椿樗根白皮：《药品化义》未列此药，系尤乘增补。其中"苦能燥湿"至"此心得之微妙也"及"忌肉面同食"至"遂愈"，语本汪昂《本草备要》下卷之一"椿樗白皮"条。"然必得病久而滑"至"多食动风昏神"，语本郭佩兰《本草汇》卷十五"樗白皮"条。另，血药类也收录此药，记载不同，可参读。

② "时珍曰"所述：语本《本草纲目》卷三十五"椿樗"条。

教服人参散,用人参、榫根白皮各一两,为末,空心温酒调服,或米饮调服二钱,遂愈。)

榆根白皮①

甘滑下降,入大小肠、膀胱经。通二便,利诸窍,行经脉,渗湿热,滑胎产,下有形留着之物。治五淋肿满,喘嗽不眠,妒乳,肿赤痛。

茵陈

微辛,亦能除湿,性味俱轻,从上导下,利水清热,专治黄疸。泄太阴、阳明之湿,从足太阳出也。又治伤寒时疾,狂热瘴疟,头旋头痛,女人瘕疝,皆湿热为病也。(黄症有阴阳,阳黄同栀子、黄柏,阴黄同附子、干姜治之。)②

夫湿之为病,所感不同。外感湿气,多患头重目眩,骨节疼痛,腿膝发肿,脚气腰疼,偏坠疝气,用苍术燥湿,以风药佐之。内伤湿气,多患肿胀腹满,呕哕泄泻,手足酸软,四肢倦怠,喘嗽湿痰,用萆薢渗湿,以利水药佐之。延久则郁而为热,热则伤血,血不能养筋,则拘急疼痛,又当热治,以防己疏通,用清火药佐之。

赤石脂③

甘而温,益气调中而生肌;酸而涩,止血固下而收湿。疗肠澼

---

① 榆根白皮:《药品化义》未列此药,系尤乘增补。此条所论,语本汪昂《本草备要》下卷之一"榆白皮"条。

② "泄太阴、阳明之湿"至"干姜治之":《药品化义》未载,系尤乘据汪昂《本草备要》上卷"茵陈"条增补的内容。其中"黄柏",《本草备要》作"大黄"。

③ 赤石脂:《药品化义》未列此药,系尤乘增补。此条所论,语本汪昂《本草备要》下卷之四"赤石脂"条。

泄泻,崩带遗精,痈痔溃疡,收口长肉,催生下胞。(《经疏》云:"能去恶血,恶血化而胞胎无阻。"① 东垣云:"胞胎不出,涩剂可以下之。"② 又云:"固肠胃有收敛之能,下胞胎无催荡之峻。"③ 细腻粘舌者良。有五色石脂,各入五脏,赤入血分,白入气分也。研粉,水飞用。畏大黄。功用同禹余粮。)

桑白皮

主泻肺火,为除水定喘之品。(见肺类。)

赤小豆④

甘、酸,色赤,心之谷也。性下行,通小肠,利小便,行水散血,清热解毒,消肿排脓。傅一切疮疽,用鸡子白调末敷,性极粘,干则难揭,入苎根末则不粘。治泄痢,脚气,解酒,通乳,下胞胎有形之物。然渗津液,久服令人枯瘦。《十剂》云:"燥可去湿,桑白皮、赤小豆之属是也。"⑤(此二味,虽以言燥,取其行水之功,以为燥湿之用。)紧小赤黯者良。

---

① "《经疏》云"所述,语本缪希雍《神农本草经疏》卷三"赤石脂"条。

② "东垣云"所述,语本王好古《汤液本草》卷下"赤石脂"条所引李杲语。

③ "又云"所述,语本李杲《珍珠囊补遗药性赋》卷二"赤石脂"条。

④ 赤小豆:《药品化义》未列此药,系尤乘增补。此条所论,语本汪昂《本草备要》下卷之三"赤小豆"条。

⑤ "《十剂》云"所述,语本《证类本草》卷一《序例上》所引陈藏器《本草拾遗》序例。

暑 药 类①

（与火互用。）

香薷②

主清暑，为除烦导水之品。属阳，（有金与水。）体轻，色青，气香，味辛，性微温，能升能降，力解暑，性气与味俱轻清。入肺、心、胃、脾四经③。

香薷，味辛气香，辛香主散，体质轻扬，轻可去实，善下逆气，解暑散热。夫暑者，阳气也，阳邪内侵，谓之伏暑。若暑伤心肺，则引饮口燥，烦闷咽干，恶心；暑伤脾胃，则腹痛，霍乱吐利。以此消解，使心肺得之，清化之气行；使脾胃得之，郁热之火降。香薷饮煎俟冷服。《经》曰："治温以清，冷而行之。"④火令炎蒸，流金烁石，入井水沉冷服之，取冷而行之之义也。但脾虚人，或有欲事者，及女人经水适至，又当禁用。取其气味轻清，解散热邪，调中清胃，能除口臭，拨浊回清。此亦通气药，膀胱气化，则小便利，治水肿甚捷。若夏月乘凉饮冷，感阴邪者，当作寒治，恐误认暑症，切忌用之。

白扁豆

主醒脾，为解暑降浊之品。（见脾药类。）

---

① 暑药类：《药品化义》无此类药，系尤乘增补。

② 香薷：《药品化义》在风药类。

③ 入肺、心、胃、脾四经：《药品化义》作"入肺、胃二经"。

④ 治温以清，冷而行之：语出《黄帝内经素问·五常政大论》。

木瓜

主调肝，为扶脾清暑之品。（见肝药类。）

薄荷

主通窍，为消风散暑之品。（见风药类。）

麦门冬

主润肺，为清心却暑之品。（见肺药类。）

五味子

主收气，为滋水泻火之品。（见肺药类。）

乌梅

主敛肺，为生津退暑之品。（见肺药类。）

绿豆①

主清火，为解毒利暑之品。

西瓜②

主解暑，为消渴除烦之品。按：西瓜不见于《本草》。《草木子》③

---

① 绿豆：《药品化义》未列此药，系尤乘增补。此条所论，语本汪昂《本草备要》下卷之三"绿豆"条。

② 西瓜：《药品化义》未列此药，系尤乘增补。"按：西瓜不见于《本草》"至"亦谬耳"，语本明代王肯堂《郁冈斋笔麈》卷二"西瓜"条；"主治消渴烦"至"由其性冷降火故也"，语本《本草纲目》卷三十三"西瓜"条；"嵇含赋云"至"物性之异如此"，语本汪昂《本草备要》下卷之二"西瓜"条。尤乘《药品辨义》火药类亦有"西瓜"条，可参读。

③《草木子》：明代笔记，明初叶子奇撰。《草木子》卷之四下《杂俎篇》记载："西瓜，元世祖征西域，中国始有种。"

谓自元太祖征西域始得之，然胡峤《陷虏①记》言峤征回纥，得此种，如中国冬瓜，其味甘，则五代时已有之矣。又《松漠纪闻》云②：刘桢赋曰"蓝皮密理，素肌丹瓤"③，陆机曰"摅文抱绿，披素怀丹"④，张载曰"玄表丹衷，呈素含红"⑤，非西瓜无以当之，此三子皆晋人也，则五代时始有，亦谬耳。主治消渴烦，解暑热，疗喉痹，宽中下气，利小水，治血痢，解酒毒。含汁，治口疮。有天生白虎汤之号，世俗以为醍醐灌顶，甘露洒心，取其一时之快，专解暑热最胜，然亦不宜多食。真西山⑥《卫生歌》云："瓜桃生冷宜少餐，免致秋来成疟痢。"⑦又李鹏飞⑧《延寿书》云："防州太守陈逢原，避暑食瓜过多，至秋忽腰腿痛，不能举动，遇商助教疗之乃愈。"⑨此皆食瓜之害也，故录此以为鉴

---

① 虏：原作"庐"，误。王肯堂《郁冈斋笔麈》卷二"西瓜"条作"卢"，亦误。今据宋代谢维新《古今合璧事类备要》改。

② 又《松漠纪闻》云：其后脱漏"洪皓使虏携以归。何哉?"见王肯堂《郁冈斋笔麈》卷二"西瓜"条。所谓"刘桢赋曰"等语，《松漠纪闻》未载。

③ 蓝皮密理，素肌丹瓤：语出刘桢《瓜赋》，见明代张溥《汉魏六朝一百三家集》卷三十一《刘桢集》。

④ 摅文抱绿，披素怀丹：语本陆机《瓜赋》："或摅文而抱绿，或披素而怀丹。"见明代张溥《汉魏六朝一百三家集》卷四十八《陆机集》。

⑤ 玄表丹衷，呈素含红：语本张载《瓜赋》："玄表丹里，呈素含红"，见清代严可均《全晋文》卷八十五。

⑥ 真西山：南宋真德秀，人称为西山先生，著有《真西山先生卫生歌》等。

⑦ 瓜桃生冷宜少餐，免致秋来成疟痢：语本真德秀《真西山先生卫生歌》："瓜茄生菜不宜食，岂独秋来多疟痢。"见明代高濂《遵生八笺》卷一《清修妙论笺·上卷》。

⑧ 李鹏飞：原作李廷飞，误。元代医家，自号澄心老人，撰有养生学著作《三元参赞延寿书》。

⑨ "《延寿书》云"所述，语本元代李鹏飞《三元参赞延寿书》卷三《果实》。陈逢原食西瓜疗疾一事，南宋医家王璆《是斋百一选方》卷十一"养肾散"条已有记载。

戒。又洪忠宣《松漠纪闻》言：一人苦目痛，或令以西瓜切片暴干，日日服之遂愈[1]。瓜性寒，暴之尤寒，由其性冷降火故也。嵇含[2]赋云："瓜曝则寒，油煎则冷。"[3]物性之异如此。（《经》曰："气盛身寒，得之伤寒；气虚身热，得之伤暑。"[4]故中暑宜温散，中热宜清凉。）

寒 药 类[5]

附子

主回阳，为攻寒补气之品。属纯阳，体重大而实，色皮黑、肉微黄，气雄壮，味辛，性大热而烈，能浮能沉，力温经散寒，性气与味俱厚。通行十二经。

附子，味大辛，气雄壮，性悍烈，善走而不守，流行十二经，无不周到。主治身不热，头不疼，惟怕寒冷，四肢厥逆，或心腹冷痛，或吐泻，或口流冷涎，脉来沉迟，或脉微欲脱，此大寒直中阴经[6]，宜生用以回阳，有起死之功。如肾虚脾损，腰膝软弱，滑泻无度，及真元不足，

①《松漠纪闻》言：所述，语本南宋洪皓（谥忠宣）《松漠纪闻》："西瓜……鄱阳有久苦目疾者，曝干服之而愈。"

② 嵇含：原作"稽圣"，据汪昂《本草备要》改。嵇含著有《南方草木状》。

③ 瓜曝则寒，油煎则冷：语出嵇含《瓜赋》。《瓜赋》已佚，部分佚文见严可均《全晋文》卷六十五。此八字佚文，《全晋文》未载，语见汪昂《本草备要》下卷之二"西瓜"条。

④《经》曰：所述，语出《黄帝内经素问·刺志论》。

⑤ 寒药类：原作"寒病药类"，据目录及《药品化义》改。

⑥ 直中阴经：原作"真中阴经"，据《药品化义》改。李中梓《医宗必读》卷五《伤寒》："初病起，不发热，便见寒证者，名为直中阴经。"

头晕,气喘而短,自汗不止,炮^①用以行经络。入补药中少为引导,有扶元再造之力。如腰重脚肿,小便不利,或肚腹肿胀,或喘急痰盛,以此入济生肾气丸,其功效妙不能述。此乃气虚阳分之药,若阴虚内热者服之,祸不旋踵。有孕者勿用。(取黑皮、顶平、脐正者佳。一枚重两二三钱,力足,可用。童便浸三日,日易两次,再以甘草汤煮透,切片用。)

乌头^②

(附。)功同附子,其力稍缓。附子性重峻,温脾逐寒;乌头性轻疏,温脾逐风。寒疾宜附子,风疾宜乌头。乌、附尖,吐风痰,治癫痫,取锐利,达病所。

天雄^③

(附。)即附子之大者,不生侧子,故名。张元素云:"非天雄不能补上焦之阳虚。"^④朱震亨云:"天雄、乌头,气壮形伟,可为下部之佐。"^⑤时珍曰:"丹溪以为下部之佐者,其尖皆向下生,故下行,善补下乃所以益上也。若上焦阳虚,则属心肺之分,当用参、芪,不当用

---

① 天头批注:"面裹炮则走上,可以壮阳于表;童便制则走下,可回阳于里。"语本明代医家周之干(号慎斋)《慎斋遗书》卷四《炮制心法》:"附子,或童便浸煮,或面裹煨熟,或黄连甘草汤煮。面煨者,走而不守,其势上行,可以壮阳于表。童便制者,守而不走,其势下行,可以回阳于里。"

② 乌头:《药品化义》未列此药,系尤乘增补。此条所论,语本汪昂《本草备要》上卷"乌头"条。

③ 天雄:《药品化义》未列此药,系尤乘增补。其中"补下焦命门阳虚"至"又能止阴汗",语本汪昂《本草备要》上卷"天雄"条;"侧子"至"治手足风湿诸痹",语本《本草备要》上卷"侧子"条;"服附子"至"甘草煎服解之",语本杜文燮《药鉴》卷一《解药毒法》;其余皆语本《本草纲目》卷十七"天雄"条。

④ "张元素云"所述,语出元代徐彦纯《本草发挥》卷二"天雄"条所引张元素语。

⑤ "朱震亨云"所述,语本朱震亨《本草衍义补遗》"附子"条。

雄、附矣。"①补下焦命门阳虚，治风寒湿痹，为风家主药。发汗，又能止阴汗。侧子，旁生者也。其性轻扬，宜于发散四肢，充达皮毛，治手足风湿诸痹。（服附子、天雄、乌头，身目红者，莱菔捣汁，同黄连、甘草煎服解之。）

草乌头②

辛、苦，大热，搜风胜湿，颇胜川乌。但有毒，攻毒则可，顽疮湿毒相宜，其余不可轻投。

肉桂

主温经，为通脉行滞之品。属纯阳，体干，肉桂则厚，枝则薄，今用者，皆枝之梢杪，色紫，气香窜，味肉桂大辛而甘，桂枝甘辛而薄，性热，能浮能沉，力走散，性气与味俱厚。入肝、肾、脾、膀胱四经③。

桂，止一种，取中半以下最厚者，为肉桂，气味俱厚。厚而沉下，专主下焦。因味大辛，辛能散结，善通经逐瘀；其性大热，热可去寒，疗沉寒阴冷。若寒湿气滞，腰腿酸疼，入五积散，温经散寒。若肾中无阳，脉脱欲绝，佐地黄丸，温助肾经。若阴湿腹痛，水泻不止，合五苓散，通利水道。取中半以上、枝干间最薄者，名桂枝。味甘、辛，辛能解肌，甘能实表。《经》曰："辛甘发散为阳。"④用治风伤卫气，自汗发热，此仲景桂枝汤意也。其气味俱薄，专行上部肩臂，能领药至痛处，以除肢节间痰凝血滞，确有神功。孕妇忌之。

---

① "时珍曰"所述，语本《本草纲目》卷十七"天雄"条。其中"心肺"，《本草纲目》作"心脾"。

② 草乌头：《药品化义》未列此药，系尤乘增补。此条所论，语本汪昂《本草备要》上卷"草乌头"条。

③ 入肝、肾、脾、膀胱四经：《药品化义》作"入肝、肾、膀胱三经"。

④ 辛甘发散为阳：语出《黄帝内经素问·阴阳应象大论》。

干姜

主理中，为复阳散寒之品。属纯阳，体干而坚，色黄，气雄窜，味大辛，性热，能浮能沉，力温中，性气薄而味厚。入脾、肺、肾、大肠四经[①]。

干姜干久，体质收束，气则走泄，味则含蓄，比生姜辛热过之，所以止而不行，专散里寒。如腹痛，身凉作泻，完谷不化，配以甘草，取辛甘合化为阳之义。入五积散，助散标寒，治小腹冷痛。入理中汤，定寒霍乱，止大便溏泻。助附子以通经，大有回阳之力。君参、术以温中气，更有反本之功。生姜主散，干姜主守，一物而大相不同。孕妇勿服。

炮姜

主守中，为扶阴退热之品。属阳中有微阴，体轻，色黑，气和，味苦、辛，性温，能守，力退虚热，性气与味俱轻。入肺、脾、肝三经。

炮姜，火炮色黑，味本辛热，变为苦温，发散之性已去，所以守而不移，入肝经血分。盖肝本温，虚则凉，以此温养肝经，退虚热。加二三片，助逍遥散，疗血虚发热有汗，神妙。又能温脾经，治泄泻日久，阴虚，血陷于下，以此佐补阴药，领血上行，使血自止。因肝藏血，产后败血过多，致肝虚发热骤盛，用二三分，以温肝脏，表热自解。此丹溪妙法。非玄机之士，孰能至此。（老姜，湿纸裹，入火灰中煨黑。或炒黑。）

小茴香

主通气，为下部醒痛之品。属阳，体虚而细，色青，气香，味辛，

---

① 入脾、肺、肾、大肠四经：《药品化义》作"入肺、脾、肾三经"。

性温,能沉,力温散,性气厚而味薄。入脾、肾、膀胱、肝四经①。

茴香,辛香能散邪,性温能去寒,气厚能沉下,专入肾与膀胱。主治阴囊冷痛,湿气成疝,肾虚腰痛,不能转侧,血虚腿痛,不能行动。制用咸酒炒,盖以咸入肾,酒引阳道②,香通气分。助滋阴药,温肝肾,补丹田元气,暖胃下食,调中止呕。一种自番舶来,名八角茴,炒黄用,得酒良,主治阴疝。(受病于肝,见症于肾,大小茴各一两为末,猪胞一个连尿入药,酒煮烂为丸,每服五十丸。)③

吴茱萸

辛热,能代附子温肝肾。同肉果、骨脂、五味为四神丸,治脾肾寒泻。合黄连为左金丸,治吞酸呕逆,噎膈疝气,胁痛诸症。

---

① 入脾、肾、膀胱、肝四经:《药品化义》作"入肾、肝、膀胱三经"。

② 阳道:原作"道",《药品化义》作"阳道",于义为胜,据改。

③ "补丹田元气"至"每服五十丸":《药品化义》未载,系尤乘据汪昂《本草备要》上卷"茴香"条增补的内容。

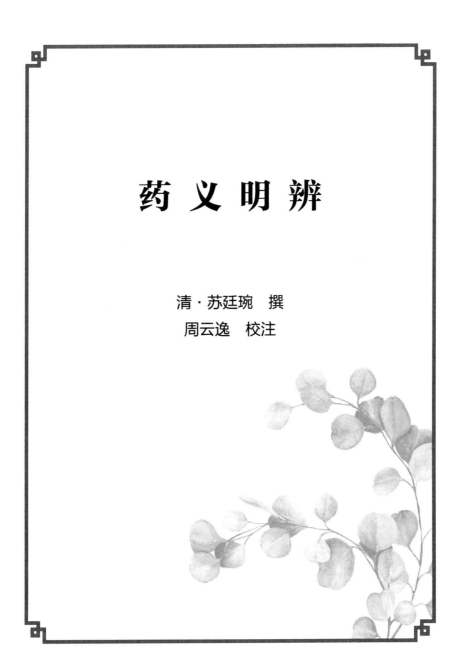

药 义 明 辨

清·苏廷琬　撰

周云逸　校注

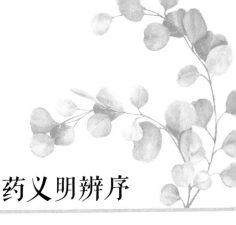

药义明辨序

　　古云学医人费。其故由于不识病，而亦由于不识药耳。《本草》之名著于汉，自《别录》以下，递有增益。至李东璧[①]，始网罗群书，编辑《纲目》。后之议药者，莫不奉为指南。余尝反覆披阅，颇多疑义。缘是书广搜博采，专力三十年之久，尚未暇取前人渊深之旨、异同之论，讲明而切究之也。后得皇甫氏之《发明》、缪氏之《经疏》、卢氏之《乘雅》、张氏之《崇原》[②]，皆各抒所见，推阐气味、功能之所以然，其用心可谓勤矣。继又见刘云密[③]先生《本草述》一书。本《灵枢》《素问》为之经，而参究古今诸名贤之论说以纬之，曲畅旁通，义无弗彻。使临证处方，共晓然于阴阳生化，与夫五行承制之妙。盖不特为《本草》作笺疏，并可借是勤求医学之精微也。但文繁理富，一时未易卒读，谨摘录大要，诠次成文。其别本有可采者，仍附各条中。题曰《药义明辨》。庶有以确知其治验之何若，不致妄投，贻费

---

① 璧：敦善堂刻本、遗安堂抄本俱作"壁"，误。李东璧，即明代医家李时珍，字东璧，号濒湖。

② 皇甫氏之《发明》、缪氏之《经疏》、卢氏之《乘雅》、张氏之《崇原》：指明清时期的四部本草书，即明代皇甫嵩《本草发明》、明代缪希雍《神农本草经疏》、明代卢之颐《本草乘雅半偈》、清代张志聪《本草崇原》。

③ 刘云密：刘若金，字云密，湖北清江人，明末清初医家。明末进士，官至刑部尚书等职。明亡后，隐居30余年，究心医术，撰成《本草述》。

人之诮，见者毋议其剿说可已。若夫土产之优劣、种类之真假、修治之宜否，以及所主某某等证，诸《本草》虽有详略之分，彼此之异，要亦无难参观酌取，兹不备①载云。

乾隆五十三年戊申孟秋七夕，海宁灵泉乡苏廷琬韫晖，书于京寓之闲云居

---

① 备：敦善堂刻本作"偹"。偹，古同备。

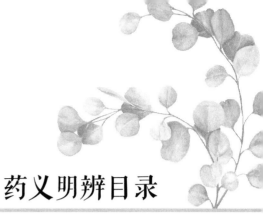

药义明辨目录

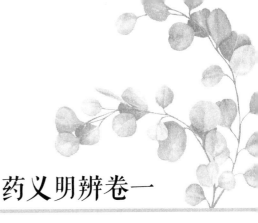

药义明辨卷一

山 草 部

人参

味甘、微苦,气微温,大补元气,先入肺、脾,通行诸脏。夫元气自肾而出,阴中之阳也。人参既补阴中之阳,则投之阴虚火动之候,诚有如王节斋①所云"阳旺则阴愈消"②者,岂独一切邪实证,在所忌哉?东垣曰"得黄芪、甘草泻阴火"③,此言内伤者,上焦阳气下陷于阴分而为虚热,非阴分相火之火也。

缪仲淳曰:"人参得土中清阳之气,禀春升少阳之令而生,故味甘,微寒,而无毒,气味均齐,不厚不薄,升多于降。洁古谓其'气味俱薄,浮而升,阳中之阳也'④,又曰'阳中微阴'⑤,盖亦指其生长真元之气而言欤。《神农》微寒,《别录》微温,二义相蒙,世鲜解者。盖微

---

① 王节斋:明代医家王纶,字汝言,号节斋,慈溪(今浙江)人,撰有《明医杂著》《本草集要》等。

② 阳旺则阴愈消:语出王纶《明医杂著》卷一"发热论"。

③ 得黄芪、甘草泻阴火:语本李时珍《本草纲目》卷十二"人参"条所引李杲语。

④ 气味俱薄,浮而升,阳中之阳也:语本张元素《医学启源》卷下"人参"条。

⑤ 阳中微阴:语本张元素《医学启源》卷下"人参"条。

寒者，春之寒也；微温者，亦春之温也。《神农》直指所禀，故曰微寒；《别录》兼言功用，故又曰微温。既云微矣，寒不甚寒，则近于温；温不甚温，则近于寒。故知寒温虽别，言微则一也。以言乎天，则得其生生升发之气；以言乎地，则得其清阳至和之精。状类人形，上应瑶光，故能回阳气于垂绝，却虚邪于俄顷，功魁群草，力等丸丹矣！"①

刘云密曰："形证与脉俱处其不足，此属阳分之虚火，可投参、芪以补阳也。若由于真阴之虚以致阳不足者，则必补阴而并裕阳。苦寒固未宜，若惟以参、芪补之，则甘温只②以益阳，反先损其阳生之原也，恶乎可？形证与脉俱据其有余，此属阳分之实火，可用芩、连以泻阳也。若由于至阳之盛以致阴不足者，则必抑阳而并滋阴，辛热固不宜，若概以芩、连泻之，则苦寒必至亡阴，反先绝其阳化之原也，恶乎可？此实火、虚火之治法也。更专言虚火之治。人之身半以下属阴，身半以上属阳。在阴分之阳虚者，不由于真阴虚而致之，则直当补先天之真阳，如桂、附之属，参、芪可以佐之；一由于真阴虚而致者，又当以养阴为主而寓扶阳之义，独任参、芪，犹非的剂也。又如阳分之阴虚者，不由于至阳盛而致之，则直当滋后天之元阴，如归、芍之类，参、芪者亦可以佐之；一由于至阳盛而致者，又当以抑阳为主而寓生阴之义，参、芪正以贻害耳。虽然，阴阳各分之中又各有阴阳。先哲曰劳倦饮食损伤气者，固有阴气、阳气之分，而思虑色欲损伤血者，又岂无有阴血、阳血之异乎？以此见血阴气阳者，分阴分阳之义也。气血各自有阴阳者，阴阳互为其根之理也。大法：阳气虚者，桂、附兼参、芪峻补之；阴气虚者，参、术、甘草缓而益之；阴分血虚者，生地、元参、龟板、知母、黄柏补之；阳分血虚者，茯苓、

---

① "缪仲淳曰"所述，语出缪希雍《神农本草经疏》卷六"人参"条疏语。

② 只：敦善堂刻本作"衹"，遗安堂抄本作"祇"。作"祇"显误。"衹"与"祇"通，即"只"。刘若金《本草述》卷七"人参"条作"衹"（"只"的繁体字），可证。

参、归、远志之类补之。"① 明于此，则人参之可用不可用，有定论矣。

又曰："须知所谓肺热还伤肺者，是肺热干于阴分之证，不可投参者也；所谓养正邪自除者，是肺热无干于阴分之证，可以投参者也。大都人身诸病，干于阴分者居其强半，故肺热还伤肺之言，未可概以为非也。又人身虚病，无干于阴分而止属阳分者虽少，亦确有之，故养正邪自除之言，间亦中的，然犹未可尽以为是也。不明于此，勿怪乎各执一方以相争，而其失俱不甚相远也。"②

甘草

味甘，生平，炙温，脾胃不足宜此补之。诸家言上下、内外、寒热、补泻，无施不可，因其禀土中冲和之阳气以生，调和诸药有功也。但东垣曰"阳不足者，补之以甘"③，"甘温能除大热"④，则阴虚之火亦宜远之。不惟甘缓壅气，为呕家、酒家、中满家之禁药而已。

黄芪

味甘，气温，平，入脾、胃、肺三经，其功长于益卫实表，与人参之专补中者不同。洁古谓为"纯阳"⑤，言其性味俱浮，纯于气分。而《日华子》又云"补血"⑥，乃血之因气虚而为病者也。表邪未解，胸膈不宽，肝气不和者并忌之。

---

① "刘云密曰"所述，语本刘若金《本草述》卷七"人参"条。

② "又曰"所述，语本刘若金《本草述》卷七"人参"条。

③ 阳不足者，补之以甘：语出元代徐彦纯《本草发挥》卷一"甘草"条所引李杲语。

④ 甘温能除大热：李杲《脾胃论》卷中《饮食劳倦所伤始为热中论》作"温能除大热"。

⑤ 纯阳：语出张元素《医学启源》卷下"药类法象"。

⑥ 补血：语出李时珍《本草纲目》卷十二"黄耆"条所引《日华子本草》。

北沙参

味甘、微苦,气微寒,清肺热,益肺气,金受火克者宜之。用者类以为肺剂,而不知其性味专于脾之气化而上达也。海藏又曰"厥阴本经之药"①,盖肺阳和则肺阴裕,裕则下降入心以生血,而藏血之肝亦得所养也。然凡入肺经气分而兼益血者,即于肝有专功,固不独一沙参为然矣。

桔梗

味苦、辛,气微温,入肺经气分,开通壅塞之道,升提其气上行,使肺金得令,则浊气下行,气药中宜用之。海藏又谓其"入足少阴"②者,以肾为气之元,况《经》云"二阴至肺"③,二阴,肾也。其性浮而不沉,凡病之专宜于降者勿用。

萎蕤④

味甘,气平,质润,本脾胃药也。何《本经》⑤独以中风暴热为首

① 厥阴本经之药:语出李时珍《本草纲目》卷十二"沙参"条所引王好古语。

② 入足少阴:语出王好古《汤液本草》卷中"桔梗"条。

③ 二阴至肺:语出《黄帝内经素问·阴阳类论》。

④ 萎蕤:《神农本草经》有"女萎",《名医别录》有"萎蕤"。陶弘景《本草经集注》认为:"按《本经》有女萎,无萎蕤,《别录》无女萎,有萎蕤,而为用正同,疑女萎即萎蕤也,惟名异尔。"但《新修本草》认为"女萎功用及苗、蔓,与萎蕤全别"。《本草纲目》卷十二"萎蕤"条指出:"《本经》女萎,乃《尔雅》委萎二字,即《别录》萎蕤也,上古钞写讹为女萎尔。古方治伤寒风虚用女萎者,即萎蕤也,皆承本草之讹而称之。诸家不察,因中品有女萎名字相同,遂致费辩如此。今正其误,只依《别录》书萎蕤为纲,以便寻检。"《名医别录》指出"萎蕤"一名玉竹。

⑤《本经》:指《神农本草经》。

治^①? 盖中土握升降之枢,而风木即就中土以神其升降,故木之味亦甘,所谓五行以己所胜者为用是也。若然,惟土木不和之证,兹味乃其的对。如云有人参之功而概投之,谬矣。

知母

味甘、苦、辛,气寒,肾经本药,入胃与肺二经气分。盖先致其苦寒之用于上,而后达其苦寒之化于下。第有清火之功,并无补阴之益。用者宜审所宜,勿致反损中土生气,而绝阴化于阳之本也。

肉苁蓉

味甘、酸、咸,气微温,其补精血也。由大益阳中之阴,入心以生血,入胃以化血,乃统于脾,纳于肝,归于肾之血海而能化精。甄权云"大补壮阳"^②者,盖谓其大益阳中之阴,令肾、肝阴气自裕,而阴中之阳益强,岂得以补骨脂同之而漫云热哉? 凡老年血枯便闭,以此滋养其血,大便易通。若肠胃滑及相火旺者忌用。

天麻

一名定风草。味辛,气平,肝经气分之药。助阳气,疗虚风,风痰内作,眼黑头旋,非此不治。有言其补者,非真补也,风化达即是补。又有言其散者,非真散也,风邪靖即为散。善乎! 寇宗奭^③之言曰"天麻须别药相佐使"^④,则补散殊剂,但以兹为关捩子^⑤,亦庶几尽变矣。

---

① 以中风暴热为首治:据《证类本草》卷六"女萎"条记载,《神农本草经》认为"女萎,味甘,平,主中风暴热"。

② 大补壮阳:语出《本草纲目》卷十二"肉苁蓉"条所引甄权语。

③ 寇宗奭:北宋药物学家,籍贯不详,撰有《本草衍义》。

④ 天麻须别药相佐使:语本寇宗奭《本草衍义》卷十"天麻"条。

⑤ 关捩子:即关棙子,指能转动的机械装置,此指关键、紧要处。

刘云密曰："人身惟是阴阳合和以为气,而风木由阴以达阳,故阴虚则风实,阳虚则风虚。第虚风为病,在先哲曰有病于清阳不升,浊阴不降,肝木生发之气不得升,致生虚风者;有因脾胃为病,致使土败木侮,而生虚风者。然则虚风之病不第其郁而不达者,即侮所不胜而亦是。为中土虚衰,风木之化原已伤也。"①

白术

味甘、苦、微辛,气温,能健胃阳,以化脾阴,乃除湿益气之首剂也。凡因阳虚不能化阴而病于湿,无分寒热皆得用之。若阳盛而热化湿者,当责其本于热,此味不可妄投。阴虚内热诸证,法咸忌之。肾、肝有动气及痈疽已溃,勿服,以其燥肾而闭气尔。

刘云密曰："湿热之证,无如七情所伤者,伤于阴而不能化阳,以致气郁成湿,湿郁化热,非若阴盛而蓄阳之湿热也。虽曰不宜寒降,宜除湿埋脾,其可投二术之辛燥以亡阴乎?粗工又类以虚火治,是固有似者。第此证关于神思,乃阳中之阴伤也。虽曰不宜凑阳,宜裕阴和气,又切虑其滞阳,即二冬亦当慎也。近代程若水治斯证,殊有理会,每用茯神、石枣、丹皮滋阴降火,茯苓、苡仁、木瓜、车前健脾行湿,佐山楂②、石菖蒲以行湿滞,其亦异于粗工之贸贸者欤。盖斯证患之者最多,乃误治而夭枉者不少,故于白术治湿之类,表而出之。"③

---

① "刘云密曰"所述,语本刘若金《本草述》卷七"天麻"条。
② 山楂:原作山查,误。《本草纲目》卷三十"山楂"条指出:"山楂味似楂子,故亦名楂。世俗皆作查字,误矣。查(音槎)乃水中浮木,与楂何关?"
③ "刘云密曰"所述,语本刘若金《本草述》卷七"白术"条。

苍术

一名赤术。味苦、辛烈，气温，强胃强脾，发谷之气，能径入诸经，疏泄阳明之湿，通行敛涩，凡阳明之气所至，皆能至之，此所以上中下除湿，皆可用也。东垣云"补中益气，力优在白；除湿快气，能专于苍"[1]，可谓二术确论。一切阴虚证，及表疏汗出之人，均在禁例。

狗脊

味苦、甘，气微温，入肾经，疗阴气不足之湿，强机关，利俯仰。但病各有所因，则剂各有所主。试即方书治寒湿脚气，必用益阳气、除寒湿之剂；治风湿，必用活血除风湿之剂，而此特逐队以奏功。又有脚气宜补心肾者，主以益心肾之味，而此特佐之。然则此味固不任攻击之功，即冀其奏补益之效，亦未能专恃也矣。

巴戟天

味苦、辛、微甘，气微温，入肾经，益元气，且补精血。既可助阴味发阳于阴中，更能合阳味强阴于阳中。主治颇多，不惟疗脚气、疝气、白浊、泄精等证而已。虽然，此品乃从阳而生阴之剂，与从阴而生阳之味，各有所宜，不得混视也。

远志

味苦、微辛，气温，肾经气分之药。其独以治健忘、益智慧见长者，为能举肾气上奉于心也。彼混言益肾精者固谬，即但知补心气者亦非。神气上虚所宜，阴精下夺当避。

---

[1] "东垣云"所述：语出刘若金《本草述》卷七"苍术"条所引李杲语。

淫羊藿

味辛、甘,气温,入命门,补真阳。老人昏耄,中年健忘,并下部一切冷风劳气,筋骨挛急等证,皆能治之。盖此味以降为升,其升,由于能降也。相火易动者忌用。

元参①

味苦、咸,气微寒,禀北方寒水之气,清肾家浮游之火,不限上下,不分虚实,随其或炎或聚,皆能清而散之。《纲目》谓"与地黄同功"②,不知地黄固壮水以制火,元参则清火以救水,此亦何能概同欤?

地榆

味苦、甘、酸,气微寒,入肝、肾二经。专主下焦血病,古方断下多用之,然惟宜于热痢久而虚者,及女子崩中日久,月经不止,皆属热而虚者;若初起,不可骤用,以其微寒而带补也。

丹参

味苦,气平,入心与包络,入肾经,益气养血,使血之滞者行,而新者亦生。《日华子》谓其"养神定志,通利血脉"③是也。故《妇人明理论》④云:"一味丹参散,主治与四物汤相同。"⑤

---

① 元参:今以玄参为药物正名。玄参,清代因避康熙玄烨讳,改为元参。

② 与地黄同功:语出《本草纲目》卷十二"玄参"条。

③ 养神定志,通利血脉:《本草纲目》卷十二"丹参"条引《日华子本草》作"养神定志,通利关脉"。

④《妇人明理论》:见于《本草纲目》序例第一卷"引据古今医家书目",作者不详,已佚。

⑤ 一味丹参散,主治与四物汤相同:语本《本草纲目》卷十二"丹参"条所引《妇人明理论》之语。

黄连

味大苦,气大寒,入心泻火,其实泻脾也,实则泻其子也。盖阳中之太阳,不得合于寒水真阴以行其化,(《经》曰:"心为阳中之太阳。"①),则气郁而化热,热郁久而化湿。此味本寒水至阴,而色象与告成之时,俱归中土,更其性味兼得乎燥金,故用以治热之郁、郁之湿者,奏效甚捷也。实热盛者宜服,若虚热妄用,必致杀人。

刘云密曰:"黄连为痢疾要药,而香连丸一制,真有妙理。盖黄连苦寒,则降者多;木香辛苦热,辛多于苦,丹溪谓其气上升②,同于连用,是升以佐降也。且痢病概本于肺气不行。洁古曰:'木香能除肺中滞气。'③夫以寒除热,更调升降而除其滞气,故此方赖以永利也。后之或用姜,或用吴茱萸,亦自有别。生姜则由肺而胃,助苦寒以达气而热乃行,似于气分居多;吴茱萸则由肝而脾,助苦燥以除湿而热乃清,似于血分为多。盖湿热固在血分也。至伏暑证有用酒者,为干于心包络,包络主血也。久冷者及脏毒下血,并用煨蒜和丸,为其辛热善散,更能通五脏而清血分之著滞欤?"④

黄芩

味苦,气寒,治肺气分之热为专功,而大肠即次之。清心胃之热者,由肺而至,未有肺热而心胃能清者也。小肠、膀胱又由心胃之治

---

① 心为阳中之太阳:语出《灵枢经·阴阳系日月》。
② 丹溪谓其气上升:《本草纲目》卷十四"木香"条:"震亨曰:调气用木香,其味辛,气能上升。"
③ 木香能除肺中滞气:语本张元素《医学启源》卷下"木香"条。
④ "刘云密曰"所述,语本刘若金《本草述》卷七"黄连"条。

而至,未有心胃留热而血能和,血不和而水道能清者也。即伤寒少阳病,小柴胡汤用之。因其色黄带绿,震坤合见,借以清肺胃中少阳之邪,非少阳本经药也。肺热属气虚者勿用。

<h2 style="text-align:center">秦艽(音交)①</h2>

味苦、辛,气微温,肝胃合病、经络热结者宜之。盖此味以风木行湿土之化,使气血悉归调理,而脉络无不贯通。不似诸风剂,但以生升为其功。宜李士材称为"风药中润剂,散药中补剂,而养血有功也"②。

<h2 style="text-align:center">茈胡③</h2>

味苦、微甘,气微寒,能和少阳胆气,即为肝之引经药,乃半表半里之剂,故王海藏曰"在经主气,在脏主血"④,金阆风⑤曰"柴胡解表里不分之寒热"⑥。又有一种出银州白色者,治劳蒸用之,以其质稍

---

① 音交:遗安堂抄本缺"音交"二字。刘若金《本草述》卷七"秦艽"条有"音交"二字。

② "李士材称为"所述,语本李中梓《颐生微论》卷三"秦艽"条。

③ 茈胡:今以柴胡为药物正名。《新修本草》认为"茈是古柴字"。李时珍《本草纲目》卷十三"茈胡"条指出:"茈胡之茈音柴。茈胡生山中,嫩则可茹,老则采而为柴,故苗有芸蒿、山菜、茹草之名,而根名柴胡也。"

④ 在经主气,在脏主血:语出王好古《汤液本草》卷中"柴胡"条。

⑤ 金阆风:明代医家金德生,字阆风。据李云《中医人名大辞典》记载,金德生,明末浙江吴兴县人,精通医术,知名于时。天启甲子(1624年),湖州旱涝为灾,疟疠流行,湖州知府堵颜,令设立药局施济。堵氏素重金德生、卢明铨、陆士龙诸医之术,遂命三人董其事,疫止而民安。金德生与卢、陆二人友善,曾共相质正,发明医理,著医书一帙,取"存一毕万"之义,名《一万社草》。金氏还著有《参释济阴纲目》。

⑥ 柴胡解表里不分之寒热:语出刘若金《本草述》卷七"柴胡"条所引金阆风之语。

实，不轻散也。

刘云密曰："柴胡为用，在于阳气之不达，而阳气不达本于阴气之不纾。升阳者固阴中之阳也，如阴气虚者，是谓本之则无，何可辄事升阳？又如元气下脱，及虚火上炎，与夫阴虚发热，不由气聚血凝，以致病乎寒热等证，岂得妄投？故谓其能平肝、胆、包络、三焦相火，如时珍所指，固就元气之不达以病乎郁者也。郁之为病，日用不知，而亦最多，且类为滋阴降火之治以致困顿。然则柴胡一切之功，其可抹杀乎哉？"①

前胡

味甘、辛、苦，气微寒，入胃与肺二经。其功先在散结，结散则气下，而痰亦降，所以为痰气要药，热实气结可用。若中气虚而结，及阴虚而气结为病者并忌。

防风

味辛、甘，气温，除上焦风邪，泻肺实，何以洁古指为手足太阳本经之药？盖风升之气即元气，肺固统乎元气，而足太阳为元气所自始，手太阳为元气所自生，则泻肺风邪，又岂得不本于此二经哉！至海藏言其行足阳明、太阴者②，亦缘升阳之剂，即所以达中土之气。东垣所谓"风升之气、元气、胃气，当作一体而论"③，又言"泻黄散中倍用防风，为于土中泻木者是也"④。

---

① "刘云密曰"所述，语本刘若金《本草述》卷七"柴胡"条。

② 至海藏言其行足阳明、太阴者：王好古《汤液本草》卷中"防风"条："足阳明胃经、足太阴脾经，乃二经之行经药。"

③ "东垣所谓"所述，语本李杲《内外伤辨惑论》卷下《辨内伤饮食用药所宜所禁》，亦见李杲《兰室秘藏》卷上《脾胃虚损论》。

④ "又言"所述，语本元代徐彦纯《本草发挥》卷二"牵牛子"条所引李杲语。

羌活

味苦、辛、甘，气温，畅太阳寒水之郁，以宣厥阴风木之化，去风胜湿，功同防风。然防风自上而达于周身，其用在于泻阳所行之湿，是风化湿，本于阳也；羌活自下以及于周身，其用在于畅阴所祛之风，是湿化风，本于阴也。特风湿常相因以为病，故二味每相须以为用耳。正气虚者勿服。

独活

味苦、辛，气微温，入肾经，专理下焦风湿。《主治秘诀》谓"独沉而升，羌浮而升"[①]，论固不刊。李士材曰"羌活气清属阳，善行气分[②]；独活气浊属阴，善行血分[③]"，说亦中肯。

苦参

味大苦，气大寒，入肾经，为治热毒风要药。盖气郁化风者，即已化热，热积久而不去，由气自及于血，更积久而不去，则热之结于血中者，且以蚀阴而为热毒风，如大风癫疾等证，必借气沉纯阴如兹味，方足以泄其热而散其结。然则风之化热，热又鼓风者，未至于热毒风，兹味尚未可轻投也。《纲目》谓"惟宜于肾水弱而相火胜者"[④]，斯言当谨守矣。

[①] 独沉而升，羌浮而升：张元素《医学启源》卷下"药类法象"言羌活"《主治秘诀》云性温味辛，气味俱薄，浮而升，阳也"，此即"羌浮而升"所本。又言独活"《主治秘要》云味辛而苦，气温，性味薄而升"，只言独活"薄而升"，所谓"沉而升"，当别有所据，《药品辨义》言独活"能浮能沉"，或可佐证。

[②] 羌活气清属阳，善行气分：语出李中梓《雷公炮制药性解》卷二"羌活"条。

[③] 独活气浊属阴，善行血分：语出李中梓《雷公炮制药性解》卷二"独活"条。

[④] 惟宜于肾水弱而相火胜者：语本《本草纲目》卷十三"苦参"条。

升麻

味苦、甘,气微寒,举胃中清气,散阳明风邪。洁古言其"升阳气于至阴之下"[1],盖胃之阳根于脾之阴,而脾与肝肾同会于关元者也。阴虚火动,肝肾不足,及上实气壅等病并忌。

延胡索

味苦、微辛,气温,入肺、肝二经。因气病以泣血,欲活血而即化气者,此味实为要剂,故一身上下诸痛皆能治之。气血虚者慎用。

贝母

味苦、微辛,气微寒,肺经气分之药。善散郁结,降逆气。俗以半夏燥而有毒,代以贝母[2],不知贝母治肺家燥痰,肺为燥金,故宜润;半夏治脾家湿痰,脾为湿土,故宜燥。一润一燥,大有不同,何可代也?

白茅根

味甘,气寒,除胃中伏热,热散而阴自和,阴和而阳亦宣。盖在天之阳,无阴则阳无以化;犹夫在地之阴,无阳则阴无以化也。故此味入阳明胃,并及太阴脾,而兼之手太阴肺,此《本经》有"补中益气"[3]之说也。

---

① 升阳气于至阴之下:语本张元素《医学启源》卷下"药类法象"。

② 俗以半夏燥而有毒,代以贝母:《本草纲目》卷十三"贝母"条:"(张)机曰:俗以半夏有毒,用贝母代之。"

③ 补中益气:语出《神农本草经》"茅根"条,见《证类本草》卷八"茅根"条。

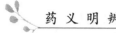

龙胆草

味大苦,气大寒。肝胆相火,下合于肾脾之阴以病,则为湿热;上合于肺胃之阳以病,则为风热,此味并能泄之。无实证者忌用。

细辛

味辛,气温,达肾、肝之阳气,力更猛于麻黄。是以在至阴之分,虽不同于补阳诸味,然能就阴分而散寒邪。即在至阳之分,虽难比于行气诸剂,然亦能就阳分而散阴结。如因火热属阳盛者,而以此味投之,则相反若冰炭矣。洁古曰"诸风通用"[①],亦指阳郁之风而言之也。

刘云密曰:"风从阳气言之,阳气有虚实。阴胜其阳,阳不足也,阳郁于下而为风,宜达阳为主,如以寒凉降折,则阳愈郁而风愈甚。阳胜其阴,阴不足也,阳淫于上而为风,宜和阴为主,如以辛温升散,则阳愈淫而风愈甚。细辛之治,盖治阳郁之风,不治阳淫之风也。"[②]

贯众

味苦,气微寒,有毒,入血分,功专泄热散结。海藏治夏月痘出不快,快斑散用之[③],云:"贯众有毒,而能解腹中邪热之毒,病因内感而发之于外者多效,非古法之分经也。"[④]

---

① 诸风通用:语出张元素《医学启源》卷下"细辛"条。

② "刘云密曰"所述,语本刘若金《本草述》卷七"细辛"条。

③ 海藏治夏月痘出不快,快斑散用之:语出李时珍《本草纲目》卷十二"贯众"条。该条附方有王海藏方,以快斑散治痘出不快。

④ "贯众有毒"至"非古法之分经也":王好古《医垒元戎》卷二"无名丸"条指出"贯众治头风,有毒解毒,大抵解疫疠毒气则效,非若古法之分经也。"

白头翁

味苦、辛,气寒,入肝经,热毒下利、紫血、鲜血者宜之。《伤寒》治热利在厥阴者,主白头翁汤[1]。于诸味清解之中,借此导热而行毒,使伏阳无留地,是乃所以救真阴也。

紫草

味甘、咸,气寒,入心包络,凉血,利大肠。故痘疮欲出未出,血热毒盛,大便闭涩者宜用之,已出而紫黑、便闭者亦可用;若已出而红活及白陷,大便利者,切宜忌之。

张隐庵[2]曰:"所谓茸者,即初生之蒙茸,非紫草之外另有茸也。又有如麒麟竭者,谓之紫草茸,非也,乃紫铆耳。《酉阳杂俎》云:'紫铆树,出真腊、波斯二国,树高盈丈,枝叶郁茂,经冬不凋,天有雾露及雨沾濡,则枝条出铆。'状如糖霜,累累紫赤,破则鲜红,能出痘毒。此物产于异域,殊不易得。近有市利之徒,以伪物假充,索价甚厚,非徒无益,而反害之,不若用草之为当也。"[3]

白微[4]

味苦、咸,气平,阳明、冲、任之药,性能益阴清热。古人于调经种子、胎前产后诸证恒用之,以妇人数失其血,往往阴气不足,阳胜

---

[1]《伤寒》治热利在厥阴者,主白头翁汤:出自张仲景《伤寒论》卷六"白头翁汤方"条:"热利下重者,白头翁汤主之。"

[2] 张隐庵:清代医家张志聪,字隐庵,钱塘(今浙江杭州)人,撰有《本草崇原》《侣山堂类辩》等。

[3] "张隐庵曰"所述,语本张志聪《侣山堂类辩》卷下"紫草茸"条。

[4] 白微:今以白薇为药物正名。

而内热也。《别录》言其"大寒"[1]者,误。

胡黄连

味苦,气寒,入肝、胃二经,为小儿疳热良药,如正气虚者同补药用之。《纲目》谓"性味功用似黄连"[2],不知黄连专功于火土之相因,此味则效长于木土之交病。观先哲首言其补肝胆,而诸方多合猪胆以佐之,其义固思矣。

[1]《别录》言其"大寒":《名医别录》记载白薇"大寒",见《证类本草》卷八"白薇"条。

[2] 性味功用似黄连:语出《本草纲目》卷十三"胡黄连"条。

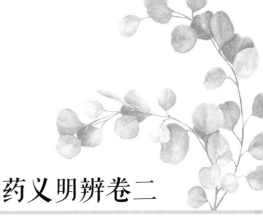

药义明辨卷二

芳 草 部

当归

味甘、苦、辛,气温,入心、脾、肝三经,血中之气药也。养血而又和血、行血,使血脉通畅,与气并行,周流不息。但气辛而动,欲其静者,当避之。性滑善行,大便不固者,当避之。阴中火盛者,当归能动血,亦非所宜。阳分阴虚者,当归能补血,乃不可少。洁古云:"凡血受病,必须用之。"[1]要在制使得宜,以尽其长,则所施悉当矣。

芎䓖

味辛,气温,入肝经,总解诸郁,直达三焦,为通阴阳气血之使。四物汤用之,以畅血中之气,使血自生,非谓其能养血也。如下之阴虚不能守而阳僭于上,及上之阳盛而阴不为之主者,妄投之,适以滋害耳。宁止于久服,乃散真气哉?

---

[1] 凡血受病,必须用之:语本张元素《医学启源》卷上《主治心法·随证治病用药》所载"和血用当归,凡血受病皆用"。

藁本

味辛、苦，气温，善治最上之病，如巅顶痛、大寒犯脑、痛连齿颊者，又能入胃去风湿。盖以其专力于达手太阳之气化，而手太阳上会于督，下合于胃者也。然何以《本经》主"女子疝瘕，阴中寒肿"[①]诸证？《经》云"阳者，上行极而下"[②]，若上焦之阳气得化，则自导阴而下矣。病因阳盛，不因阳郁者禁用。

白芷

味辛，气温，入胃、大肠二经。其气纯阳，不惟祛阳中之邪，并能洁阴中之浊。故所疗诸病，或治风，或和气，或活血，不一。惟病因于火热者，难以概用、独用耳。如治头痛之石膏散，川芎、石膏、白芷等分，由斯类推，斯无往不宜矣。气血虚而有火者禁用。

白芍药

味酸，气微寒，主收脾之阴气，泄肝之阳邪。方书云"能补血"[③]，是究其功之所及，非指其体之所存也。大凡阴能育乎阳而阳郁者，以升阳为主，此味在所忌。若阴不能育乎阳而阳亢者，以收阴为主，

---

① 女子疝瘕，阴中寒肿：语本《神农本草经》"藁本"条，见《证类本草》卷八"藁本"条。

② 阳者，上行极而下：语本《黄帝内经素问·太阴阳明论》所载"阳病者，上行极而下"。

③ 能补血：《本草纲目》卷十四"芍药"条引《日华子本草》："赤者补气，白者补血。"刘若金《本草述》卷八"芍药"条："周彦曰：白芍有收阴补血之功。"周彦，当指明代医家罗周彦，撰《医宗粹言》。

此味不可少。丹溪言"其酸寒,伐生生之气"[1],无乃已甚乎?惟脾气寒而痞满难化者忌之。

赤芍药

味苦,气微寒,功专升阴导阳,行血中之滞。盖白、赤二种,虽同秉甲木之气,致之于脾,然白者肺之色,肺统气而属金,金主收敛,故专入气分以收之;赤者心之色,心主血而属火,火主昌扬,故专入血分以行之,其功用有不可概同者。

卢子繇[2]曰:"先别赤白,白根固白,赤根亦白,每根切取一片,各以法记,火酒润之,覆盖过宿,白根转白,赤根转赤矣。今市肆一种赤芍药,不知为何物草根,疡瘰儿医多用之,此习矣而不察,其为害殊甚也。"[3]

牡丹皮

味辛、苦,气微寒,入心包络及肾经血分,使血中之伏火散而瘀血化,乃和血、凉血之要药也。洁古谓其"能泻阴胞中之火"[4]。盖胞即子宫,心主血脉,《经》曰"胞络者系于肾"[5],又曰"胞脉者属心而络于胞中"[6],若心包络之血和,则坎离既济,有何阴胞中火不能泻乎?性味甚属和缓,胎前亦宜酌用。

---

[1] 其酸寒,伐生生之气:语本朱震亨《丹溪心法》卷五"产后"。

[2] 卢子繇:明代医家卢之颐,字子繇,钱塘(今浙江杭州)人,撰《本草乘雅半偈》《疟疟论疏》等。

[3] "卢子繇曰"所述,语本卢之颐《本草乘雅半偈》卷四"芍药"条。

[4] 能泻阴胞中之火:语出李时珍《本草纲目》卷十四"牡丹"条所引张元素语。

[5] 胞络者系于肾:语出《黄帝内经素问·奇病论》。

[6] 胞脉者属心而络于胞中:语出《黄帝内经素问·评热病论》。

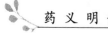

木香

味苦、辛，气温，入脾与肝二经，调升降以除滞气，无分寒热补泄，皆可用之。陶隐居[①]"引药之精"[②]一语，实为此品传神，不可与破泻真气者同论也。固大肠，火煨方用。血枯燥，慎勿妄投。

高良姜

味辛、苦，气大热，世但知"暖脾胃而逐[③]寒邪"[④]，然观其治冷气、吐泻、翻食等证，乃辛而兼苦，有下气之功也。故杨士瀛[⑤]曰"噎逆胃寒者，此为要药"[⑥]。古方治胃脘痛多用兹味[⑦]。寒者与木香、肉桂、砂

---

① 陶隐居：南朝齐梁之际医药学家陶弘景，字通明，自号华阳隐居，丹阳秣陵（今江苏南京）人，撰《本草经集注》《养性延命录》等。

② 引药之精：此非陶弘景之语，而是出自《名医别录》。《本草纲目》卷十四"木香"条所引《名医别录》作"引药之精"，《证类本草》卷六"木香"条引《名医别录》则作"行药之精"。

③ 逐：敦善堂刻本原作"遂"，遗安堂抄本作"逐"，据文义以"逐"为当。缪希雍《神农本草经疏》卷九"高良姜"条指出高良姜"暖脾胃而逐寒邪"，可证。

④ 暖脾胃而逐寒邪：语出缪希雍《神农本草经疏》卷九"高良姜"条。

⑤ 杨士瀛：南宋医家，字登父，号仁斋，怀安（一作三山，今福建福州）人，著有《仁斋直指》《伤寒类书活人总括》等。

⑥ 噎逆胃寒者，此为要药：语本杨士瀛《仁斋直指》卷八"咳嗽方论"。

⑦ 古方治胃脘痛多用兹味：在苏廷琬《药义明辨》之前，清代张琰刊于1741年的《种痘新书》已经指出高良姜治胃脘痛，该书卷一《药性》记载："良姜：性热，暖胃散寒，治胃脘痛。"《本草纲目》卷十四"高良姜"条记载："秽迹佛有治心口痛方云：凡男女心口一点痛者，乃胃脘有滞或有虫也。多因怒及受寒而起，遂致终身。俗言心气痛者，非也。用高良姜以酒洗七次焙研，香附子以醋洗七次焙研，各记收之。"此处治心口痛方，实为治胃脘痛方，正用高良姜治之。

仁同用至三钱,热者与黑山栀①、黄连、白芍同用五六分,亦取其辛苦下气,止痛有神耳。

缩砂仁

味辛、微苦,气温,主醒脾调胃,引诸药归宿丹田。其治所兼入之经,皆本于调脾中之肾,肾中之脾。盖脾肾原相因,而诸脏又因于脾胃者也。《纲目》谓其"理元气,通滞气"②,洵非虚语。辛窜性燥,血虚火炎者禁用。

益智仁

味苦、辛,气温,本脾药,主君、相二火不足,于土中益火也。夫火能摄水,故温中进食之外,如上而涎唾,下而便数、遗沥、带浊等证,莫不治之。阴虚有热,不可误入。

白豆蔻

味辛,气大温,肺之药也。益上焦而通三焦,凡因寒而滞其气者,固宜于此味之温散。即阳之过盛,用寒凉以降之,少佐此味以掣行周身,则寒凉之气不滞于中,而邪气自退,正气不损矣。

草豆蔻

味微苦、辛,气热,散脾胃之寒,并寒之化湿以为郁、为滞者,因其辛香气和,而又本于温也。产闽之建宁。又有一种产滇、广者,辛烈而臭,俗名草果,其性专于消导,用者审之。

---

① 山栀:原作"山厄"。厄,古同栀。
② 理元气,通滞气:语出《本草纲目》卷十四"缩砂蔤"条。

肉豆蔻

味苦、辛，气温，理脾胃，固大肠。泄痢久不已，则用之，故《本草》主冷热虚泄[①]。久则虽热者，其气亦虚，非概用以温中也。实热下痢，其气不大虚者勿用。

补骨脂

味苦、辛，气大温，收敛神明，能使心包之火与命门之火相通，故元阳坚固，骨髓充实。然则兹味之有益肾家者，由于摄气归元也，岂仅以补下焦阳虚为功哉？然其性大燥，惟宜于肾气虚冷，不可概施之肾阴虚冷，即肾气虚冷而原于肾阴不足者，亦当酌主辅以投，方无碍也。

姜黄

味辛、苦，气温，入脾经，以达上焦之阳为功。是其能致血化者，皆本于气之能化。不察于此，而漫云破血，讵知姜黄不任受破之一字也。性味燥烈，虚者慎之。

郁金

味苦、辛，气寒，入心及包络二经。其性轻扬上行，由气畅血，古人所以用治郁遏不升者[②]。总之，姜黄本于卫之阳以入血，宣血中结滞之邪而利之也；郁金本于营之阴以入血，畅血中精微之化而行

---

① 《本草》主冷热虚泄：语本《证类本草》卷九"肉豆蔻"条所引《海药本草》："主心腹虫痛，脾胃虚冷，气并冷热，虚泄赤白痢等。"
② 古人所以用治郁遏不升者：朱震亨《本草衍义补遗》"郁金"条指出郁金"古人用以治郁遏不能散者"。

之也。如止以为相近而辨之弗明,不几失其真乎?

蓬莪茂①(音述)

味苦、辛,气温,入肝经气分,破气所凝结之血。是其破血也,从疏气而破之,故即未病于血凝,如霍乱、冷气及心腹痛,亦可酌用。无积聚者大忌。

荆三棱

味苦,气温,入肝经血分,破血所壅遏之气。是其破气也,从溃血而破之,如血未至于老而且坚,不可妄用也。且惟外淫之泣②滞其气血,及饮食痰饮之裹积者,须以此除之。若由于七情所结,愈久愈结,以致成有形之积者,而亦用之,祸不旋踵。

香附

味甘、辛、苦,气平,入足厥阴肝、手少阳三焦,兼行诸经,血中之气药也。主治诸证,当审为血中之气郁,乃中肯窾③。然其味辛而燥,欲调血,须辅以益血、凉血之品。或气弱而郁者,兼入补气药,乃可奏功也。至于火伤元气以致郁者,又须降火之剂,而此佐之。若概谓开气之郁,反以燥助火,而气愈弱愈郁矣。明者审之。

---

① 蓬莪茂:今规范名称为"蓬莪术"。

② 泣:指血凝不消。《黄帝内经素问·五脏生成》:"凝于脉者为泣。"王冰注曰:"泣,谓血行不利。"

③ 中肯窾:指切中要害。肯,指骨头上附着的肉;窾,同"窾",指空隙。中肯窾,在明清文献中多见之,如明代毕自严《石隐园藏稿》卷六《辽饷不敷疏》:"惟杂项新饷,原创于本部尚书汪应蛟,集议多中肯窾,然未有定额也。"

藿香

味辛、甘、微苦,气微温,行气入肺,专开胃。盖胃之气能上致于肺,而肺之气或为他气所乱,不得还其正气,则胃气即不能行,而胃口亦为之不开。此味本燥金之气以为敷布宣发,故于胃能疗一切乱气以有功。阴虚火旺,中焦火盛热极者并忌。

香薷(音柔)

味辛,气微温,入肺经,消其郁邪,助其清化。俾阳气得以宣布,而中气因之转化,此所以清升浊降,霍乱、水肿之胥治也。《纲目》指为夏月解表药[1],误矣。

薄荷

味辛、凉,气温,入肺与心包络二经,风热上壅,宜此清之,不降折而同降折之功,非疏散而有疏散之用。但所谓风热者,是热所化之风。热则火之气,风则木之气,即子令母实之义。故兹味之所治,其功虽及于肝,究不同于荆芥之致精为专也。

荆芥

味辛、微苦,微凉,气温,入肝经气分,于调血为要药。盖血乃阴阳二气之所生化,兹味能升阳于阴中,还能降阴于阳中。若佐升散得宜,凡血分有滞以郁阳,致肝气抑而为风,而此能纾阴以达之;且佐清降得宜,凡血分有热以僭阳,致肝气淫而为风,而此能裕阴以和之。先哲所以谓其专精于肝[2],而能妙阴阳之化以调血,非他风剂所可例也。

---

[1]《纲目》指为夏月解表药:《本草纲目》卷十四"香薷"条:"盖香薷乃夏月解表之药。"

[2]谓其专精于肝:语本刘若金《本草述》卷八"荆芥"条。

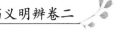

紫苏

味辛、甘,气温,入心、肺、胃三经,使气化而血亦化。不徒散表,更兼和中,方书言其温中而达表[①],良然。茎则和而通,子则和而降,与叶之和而散者不同。

蛇床子

味苦、大辛,气温,入肝经,与菟丝、覆盆同为补真气之的剂。故《经疏》谓其"能除湿益阳,不惟已疾而又有补益也"[②]。但其用全在辣甚,入丸散中不宜火炒,依雷氏酒浸,以生地汁拌蒸焙用为当[③]。肝肾有湿热者忌之。

兰草

一名大泽兰,俗呼醒头草,非今时之兰蕙也,当从《纲目》考正[④]为是。味辛,气平,入脾经气分,能使陈久蕴畜之热,荡涤无余,《乘雅》云"气化中药"[⑤]是已。其花名千金花,开八九月中,臭类木香,苦甚黄连,用以煮酒,可治滞痢。

---

① 方书言其温中而达表:明代李中梓《医宗必读》卷三"紫苏"条:"紫苏,味辛,温,无毒,入肺经。温中达表,解散风寒。"

② 能除湿益阳,不惟已疾而又有补益也:语本缪希雍《神农本草经疏》卷七"蛇床子"条。

③ 依雷氏酒浸,以生地汁拌蒸焙用为当:雷氏,指南朝刘宋时期药学家雷敩,所撰《雷公炮炙论》已佚,佚文见于《证类本草》。《证类本草》卷七"蛇床子"条引《雷公炮炙论》作"却用生地黄汁相拌蒸",未言酒浸。

④《纲目》考正:《本草纲目》卷十四"兰草"条考证兰草与兰蕙不同,指出兰草"二月宿根生苗成丛,紫茎素枝,赤节绿叶,叶对节生,有细齿。但以茎圆节长,而叶光有歧者,为兰草",而"今之兰蕙,但花香而叶乃无气,质弱易萎"。

⑤ 气化中药:语出卢之颐《本草乘雅半偈》卷三"兰草"条。

泽兰

味苦、甘、辛,气微温,入肝经血分,破瘀除癥,通月经,为妇人要药。其消水肿者,乃血化为水之水,非脾虚停湿之水也。无瘀者勿轻用。

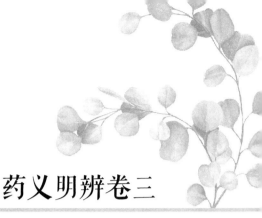

药义明辨卷三

湿 草 部

甘菊花

味甘、微苦，气平，入肺经，性能息风除热，尤多功于头目。盖由其秉金精而兼水化，金水相涵，为益阴之上品。不独平肝，而且能益肝之不足也。

艾叶

味苦、辛，生温，熟热，入脾、肝、肾三经，暖子宫、温下元之品。凡虚寒痼冷，及女子之湿郁带漏者，以此和当归、香附诸药治之，罔不著效。然亦中病即止，不可过剂，以久服能致火燥也。

刘云密曰："艾药之用，固宜于血病，然惟宜于寒湿之血病，而燥热之血病乃正相反。若然，则血虚不孕，投六味地黄丸，而入艾与香附，将毋重耗其阴欤？曰：阴虚不能生血，固宜补阴，然不鼓动其阴中之阳，则阴亦不生不化也。至于胎漏腹痛，属元阳虚，因之下陷，血乃不固，投四物汤而舍艾，岂中的之剂乎？若然，如吐衄诸证何为用之？将毋更僭其阳欤？曰：此属阴气承阳而血妄行者也，然犹有未尽者。即如四生丸之治吐血，兼用此于寒凉中，使阴血有主，得以归经。又如产后虚痢,亦有用之入寒凉剂者,总不欲伤其阴中之真阳也。"①

茵陈蒿

味苦、微辛,气微寒,入膀胱经,达水化以行木用,而去脾湿,为治黄瘅之君药。《乘雅》谓其"芳香宣发"②,与他味之渗利为功者不同。然于外感之阳黄、阴黄皆宜,于内伤之湿热者亦宜,而于内伤之寒湿合者则不宜。盖内伤之寒湿,是阳气不足之所化,不可以有余之治法治之,惟补阳如术附汤可矣。

青蒿

味苦,气寒,入肝、胆、脾三经血分,主阴血衰少,阳气陷入阴中而为骨蒸之热。盖兹味得少阳春升之气,既以苦寒除热矣,更从阴引阳以出,则阴得所养。况芬芳之气,快入于中土资生之地,以化育真阴乎?《经疏》所谓"独宜于血虚有热者"③,洵非诬也。

茺蔚

子味甘、微辛,茎味甘、辛、微苦,气并微温,入肝经,主治益气通血脉。古人明目调经恒用子,胎产及疮肿诸证恒用茎。《本草》言子之功补胜于行,茎之功行胜于补④。然总属辛温主散之品,但微

---

① "刘云密曰"所述,语本刘若金《本草述》卷九"艾"条。

② 芳香宣发:语本卢之颐《本草乘雅半偈》卷二"茵陈蒿"条。

③ 独宜于血虚有热者:语本缪希雍《神农本草经疏》卷十"草蒿"条。

④《本草》言子之功补胜于行,茎之功行胜于补:《本草纲目》卷十五"茺蔚"条:"盖其根、茎、花、叶专于行,而子则行中有补故也。"刘若金《本草述》卷九"茺蔚"条:"则子之补胜于行,茎、叶、根之行胜于补者,不亦确然有同中之异乎哉?"

有差等耳。病因肝气虚而有滞者可用，勿以其有"益母"[1] 之名而概施之。

夏枯草

味苦、辛，气寒，入肝经。观其遇阳而生，遇阴而枯，是阳之趋阴以化者也。用以对待人身阳盛而不得阴以化，致气结而血亦结，如瘰疬、瘿疽、喉肿、目珠痛等证，宜无不效。然则，谓为阳是也，谓为纯阳则犹未尽也。

旋覆花

味咸、甘，气微温，入肺经，散液中之结气。所云"利大肠"[2] 者，肺与大肠皆一气之所贯也。《别录》言其"冷利"[3]，恐非。大抵此味兼治风，次兼治风寒，而风热亦兼治之，惟视其主剂如何耳。

红花

味辛、甘、苦，气温，入心经。其功专于开散，行男子血脉，通女子经水。少用养血，多用散血，过用能使血行不止而毙。

大蓟、小蓟

味甘，气微寒，入心、肺二经。皆专功于止血，但小蓟之止血惟在退热，而大蓟则兼益阴气以止血。所以或热或虚，每随所治之味用之。《经疏》所谓"凉而能行，行而带补"[4] 者是也。

---

[1] 益母：茺蔚，一名益母草。

[2] 利大肠：语出《证类本草》卷十"旋覆花"条所引《名医别录》语。

[3] 冷利：语出《证类本草》卷十"旋覆花"条所引《名医别录》语。

[4] 凉而能行，行而带补：语出缪希雍《神农本草经疏》卷九"大蓟根"条。

续断

味苦、甘、辛，气微温，入肝、肾二经。主益阴气以和营血，与大蓟之功似乎相近也。但大蓟于阳中保阴，即以和阳；续断于阴中舒阳，即以益阴，二物之别如此。试观上溢之血，诸本草于续断不言功，而惟崩中漏血与大蓟同者，其义不可思欤？

牛蒡子

味辛、苦，气平，入肺经。风热结滞，宜此利之，乃以降为散之剂，病在上者服之尤效。虚寒泄泻，切不可用。

苍耳

味微苦、甘，气温，有小毒，入肝、肾二经。达阴中之阳以静风，而犹有不同他风剂者，在于独能上通天气耳。故上极于巅顶者，自下达于腰膝；内渗于骨髓者，自外彻于皮肤。凡阴中之阳郁而成湿，为周痹，四肢拘挛，腰膝痛；郁而成热，为痈疽疔肿，一切恶疮，皆能疗之。第郁热用叶为胜，以其苦辛微寒，不似子之甘温也。

豨莶

味苦、微辛，气寒，有小毒，入肝经血分，活血祛风通热郁。但未经烹炼，《纲目》所谓"生则性寒"[1]也。至蒸曝既久，在活血祛风之性未改，而寒乃得温，苦还得和，《纲目》所谓"熟则性温"[2]，苏颂[3]所

---

[1] 生则性寒：语出《本草纲目》卷十五"豨莶"条。

[2] 熟则性温：语出《本草纲目》卷十五"豨莶"条。

[3] 苏颂：北宋医药学家，字子容，泉州（今福建泉州）人，受诏编撰《本草图经》，已佚，主要内容保存在《证类本草》《本草纲目》等书中。

谓"甚益元气，治肝肾风气"①也。盖气固不生于寒，而生于温；血固活于气之通，而尤化于气之和，其理本如是耳。

芦根

味甘，气寒，入胃，解热养阴，使脾阴达肺，而肺阴亦得下降。皇甫嵩②谓其"除阳明燥热"③者是也。"寒能降火"④之说，尚未足以尽之。

麻黄

味微苦、辛，气温，足太阳膀胱经药也。兼入手太阴肺经，能透至阴中之真阳，际于极上，俾寒水之气畅，而太阳之气得至于肺。夫人身血脉营气，皆水化也。故凡血脉病于重阴之郁者，俱可以此透之。世只谓其能散表寒⑤，则亦未深研矣。阳虚气弱，腠理不密者禁用。至其根、节，同是透阳而出之一物，却有不凌节而出之妙存焉。先哲用以止汗⑥，取材适于宜耳。

木贼

味甘、微苦，气温，入肝、胆、脾三经血分，去风湿。盖血乃水液

---

① 甚益元气，治肝肾风气：语出《本草纲目》卷十五"豨莶"条所引苏颂《本草图经》语。

② 皇甫嵩：明代医家，武林（今浙江杭州）人，撰有《本草发明》。

③ 除阳明燥热：语出皇甫嵩《本草发明》卷三"芦根"条。

④ 寒能降火：语出《本草纲目》卷十五"芦"条。

⑤ 世只谓其能散表寒：金代成无己《注解伤寒论》卷六《辨少阴病脉证并治法》"麻黄附子甘草汤方"条，注曰："麻黄、甘草之甘，以散表寒。"王好古《汤液本草》卷中"麻黄"条，亦言麻黄"散表寒"。

⑥ 先哲用以止汗：陶弘景《本草经集注》认为麻黄的根节具有止汗作用，"用之折除节，节止汗故也"，"其根亦止汗"，见《证类本草》卷八"麻黄"条所引陶弘景语。

之所化，风木之所藏也。湿胜则血不化而病于风，是物本风升之气以达湿，而又甘能和血，使血中之风自散。但所治者，乃阴不得阳以化之血证；若阳不得阴以化，又非其所任矣。

生地黄①

味甘、微苦，鲜者大寒，干者微寒，入心、脾、肾三经，凉血生血，阴虚而阳亢者宜之。脾虚泄泻，胃虚食少，均在禁例。

熟地黄

味甘、微苦，气微温，入心、脾、肾三经，补血生精，滋溉脏腑。凡真阴内损，渐至衰羸者，非此莫济。盖兹味禀天一之真阴，阴中原含有阳，蒸晒极熟，所以发阴中之阳，令其上通天气，真阴乃得随阳以上，而尽其普益之功。东垣谓熟地黄"能补肾中元气"②，旨哉其言之也！胃气虚弱，及气道不利，升降窒塞者，皆宜慎用。

牛膝

味苦、酸，气温，入肾、肝二经。其性径直下行，使血中所著之气化，而血亦化。夫生则能化，化即能生，故既曰"去恶血"③，又曰"补肝肾"④，不得以破血散气之剂例视也。脾虚气陷，下元不固者并忌。

---

① 生地黄：地黄鲜用者习称"鲜地黄"，烘焙至八成干用者习称"生地黄"。

② 能补肾中元气：语本王好古《汤液本草》卷中"熟地黄"条所引李杲语。李杲《珍珠囊补遗药性赋》卷二"熟地黄"条记载熟地黄"滋肾水，补益真阴"。

③ 去恶血：《本草纲目》卷十六"牛膝"条引甄权语作"逐恶血"。

④ 补肝肾：《本草纲目》卷十六"牛膝"条引王好古语作"补肝脏"，引甄权语作"补肾"。

紫菀

味苦、辛，气温，入肺经血分。得麦冬，治虚劳吐血咳嗽，盖虚劳未有不泣乎血者，有兹味之和血、散结气，然后润剂可以复脉通心。第观其能开喉痹，取恶涎，则散之功烈矣，倘无结气而用之，未免亡走肺之津液，勿轻与也。

麦门冬

味甘，气微寒，润心肺，通血脉。盖上焦之热，由阳盛以致阴虚者，直攻其阳之盛，而阴自复，可以芩、连之属取之。若由阴虚以致阳亢，投之芩、连，则不能和其阳之无依，而反绝其阴之化元。惟此味清和润腻，使亢阳得以依于阴而不僭，所谓散肺伏火也；使逆气得以入于经而不乱，所谓能益肺气也。湿滞为患，虽热勿施；气弱胃寒，必不可饵。

款冬花

味辛、甘，气温，入肺经，为咳嗽喘逆要药。盖人身犹天地然，必阴中举阳以升，然后阳中含阴以降。故借此阴中生阳之气化，以对待在天之阳不能化阴而亢者，导之下降。不可谓其专宜于热，亦不可谓其专宜于寒也。特于元气虚乏之病施之，乃为中的耳。李士材见其隆冬独秀，指为纯阳[1]，岂其然乎？

决明子

状如马蹄。味咸、苦、甘，气微寒，除肝热，和肝气，治目疾之因

---

[1] 李士材见其隆冬独秀，指为纯阳：李中梓《医宗必读》卷三"款冬花"条："雪积冰坚，款花偏艳，想见其纯阳之禀。"

热伤血分者。倘系气分及风寒而致目中诸证,非其宜矣。

瞿麦

味苦、微辛,气寒,通心气,行血化,治血分结泣之剂。东垣谓为"利小便君药"[①]者,盖小肠为心脏输化之腑,而水与血同一源也。其性滑利,用宜慎之。

葶苈子

味辛、苦,气大寒,大泄气闭,使气行而水自行。肺中水气膹满[②]胀急者,非此不能除,亦能泄大便。有甜、苦二种,大抵甜[③]者下泄之性缓,苦者下泄之性急,量病人强弱用之。气虚者大忌。

车前子

味微咸、甘,气寒,肝之气分药也。其功全在达木用以清水化,故不惟利水,且能明目。海藏云"利小便而不走精气,与茯苓同功"[④],不徒以渗泄,与泽泻辈同论也。

连翘

味微苦、辛,气凉,入手少阳三焦、足少阳胆二经,散其结热,乃气分药也。然则丹溪云"泻心火,降脾胃湿热"[⑤],于义何居[⑥]? 盖三

---

① 利小便君药:语本《本草纲目》卷十六"瞿麦"引李杲语,所谓"瞿麦利小便,为君主之用"。

② 膹满:指郁积。膹,通"愤"。《黄帝内经素问·至真要大论》:"诸气膹郁,皆属于肺。"王冰注:"膹,谓膹满。"

③ 甜:敦善堂刻本原作"舐",遗安堂抄本作"甜"。据文义,以"甜"为当。

④ 利小便而不走精气,与茯苓同功:语本王好古《汤液本草》卷四"车前子"条。

⑤ 泻心火,降脾胃湿热:语出朱震亨《本草衍义补遗》"连翘"条。

⑥ 何居:指何故。居,语助词。

焦者，始于元气，用于中脘，散于膻中，心胃并在是矣。且"鬲肓之上，中有父母"①，而胃又生化气血之地，举气血开阖之足少阳，而能散其结热，又何心火之不除，胃中湿热之不降乎？夫散手、足少阳之结热，而归于散心胃之湿热者，由气而之血也。既属血病，谓之湿热亦可。

蓝靛

味苦、微甘，气寒，入肝经血分，解经络中结气，散五脏郁火。盖血原于水，成于火，流贯于经络中，以调和脏腑者也。而肝木实司通身经络，以达水火之气。兹味取精于水，长养于火，以毕达其木之用，则水火合和之气毕达，不徒恃寒能胜热已也。病非血分有实热者勿用。

百合

味甘、微苦，气平，入肺与心二经。其功在益气，而兼之利气养正，而更能去邪，《入门》②谓其为"渗利和中之美药"③者是也。即如《要略》百合病④，乃邪正相干，乱于胸中之故，而却以此味为主治，义可知矣。世俗"安神"一语⑤，殊欠分晓。

---

① 鬲肓之上，中有父母：语出《素问·刺禁论》。鬲肓，指膈膜与肓膜的合称。鬲，同"膈"

②《入门》：指明代李梴《医学入门》。

③ 渗利和中之美药：语本明代李梴《医学入门》卷二《治湿门》"百合"条。

④《要略》百合病：指《金匮要略》记载的百合病，是一种以神志恍惚、精神不定为主要表现的情志病，治以百合为主药，故名百合病。

⑤ 世俗"安神"一语：李中梓《医宗必读》卷三"百合"条，指出百合病"以百合治之，是亦清心安神之效欤"。

白蒺藜

古名刺蒺藜，味苦、辛，气温，入肺、肝二经血分。其性宣通，治上者多。《纲目》谓"古方补肾皆用之"[1]，何也？盖凡上实下虚之证，即由下之阴虚以致阳实于上者，亦当先清上之痰热，使血化而气下，乃可接补真阴，非以是为肾经本药也。

沙苑蒺藜

古名白蒺藜，味甘，气温，入肺、肾二经气分。益气固精，补下者专。不似刺蒺藜之先宣其气化于上，而后乃达其气化于下。命门火炽者勿服。

谷精草

味辛，气温，得阳明燥金气化，能平风木。然属谷气之余，较他辛味止以散为功者有间。《经疏》所以谓为"补肝气要药"[2]也。明目退翳，固其所长，风虚头痛，亦能取效。世人惟知用以治目，何欤？

海金沙

味甘、淡，气寒，除脾家湿热，使血和而水化自行，是其通利小肠之功，由于运化中上之故，非徒以利水为能也。

灯心草

味甘、淡，气微寒，降心火以通肺气。火降气通，则血和而水源畅矣。故利阴窍，疗喉痹，其功能有如此也。

---

[1] 古方补肾皆用之：语本《本草纲目》卷十六"蒺藜"条所载"古方补肾治风，皆用刺蒺藜"。

[2] 补肝气要药：语本缪希雍《神农本草经疏》卷十一"谷精草"条。

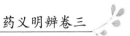

旱莲草

味甘、酸，气寒，汁黑，纯阴之草也。入肾、肝二经，专于凉血益血。孙真人《千金方》取此汁煎之多次，而必于日中^①，以血本于阴而成于阳也，其微义固可思矣。脾胃虚人勿用。

---

① 孙真人《千金方》取此汁煎之多次，而必于日中：此指孙思邈《千金月令方》中的"金陵煎"，将金陵草（一名旱莲草、鳢肠），在日中煎五日。见《本草纲目》卷十六"鳢肠"条附方。

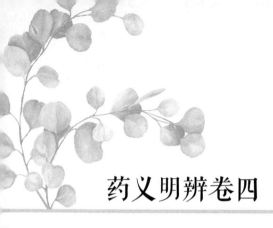

药义明辨卷四

毒 草 部

大黄

味大苦，气大寒，有毒，入脾、胃二经，为荡涤血分湿热之药。结者固其所能开，而实者亦其所能摧也。但性禀直遂，长于下走。古方种种修治[①]，临病皆当遵守，使稍缓以尽其荡涤之用；不独上行头目，须借酒力也。若病在气分，及胃寒血虚并妊娠产后，并勿轻用。

刘云密曰："大黄治血分之湿热，于人身精血大为要药。予年四五十内外，每因湿热而阳道不坚，必用大黄丸一服，而乃如故。盖火与元气不两立，火结滞而元气不壮故也。至七十内外则不胜矣。故此味亦须审虚实而用之，但实者可投，即虚火结滞，亦须借此稍稍以祛去之，而后可补。如止用芩、连辈以驱之，多剂反加伤胃，而邪仍不去。盖其结滞者，非荡涤之味不能去也。"[②]

---

① 古方种种修治：张元素《医学启源》卷下"药类法象"指出大黄"用之须酒浸煨熟，寒因热用也"。刘若金《本草述》卷十"大黄"条，指出大黄运用于不同病证的修治之法，如"治眩晕，用酒炒"；治中焦脾胃结热瘀滞，"酒蒸微熟"；治热痢初起，"大黄煨熟，与当归等分用"；"化脾积血块，多同醋熬化成膏"。

② "刘云密曰"所述，语本刘若金《本草述》卷十"大黄"条。

常山

味苦、辛，气寒，有毒，善于驱逐痰饮，乃治疟之要药。三阳轻浅之疟，不必用也。若太阴脾土虚寒，而为脾寒之疟，及间二日发而为三阴之疟，必须温补之剂佐以常山，方能从阴出阳，散邪止疟。今人以为截疟药[①]，截之早恐成鼓胀，不知此因误治而然，非截早之故也。生用则吐，得甘草则亦吐。茎叶名蜀漆，功用相同，略分上下之异。

张隐庵曰："李时珍曰：'常山、蜀漆有劫痰截疟之功，须在发散表邪，及提出阳分之后。'[②] 愚谓疟乃伏邪，有留于脏腑募原之间，而为三阴疟者；有病藏于肾，而为先热后寒之温疟者；有气内藏于心，而为但热不寒之瘅疟者。常山主通少阴、太阳之气，从阴出阳，自内而外，则邪随气出，所谓'有故无殒'[③]。若邪已提出阳分，而反用攻利之剂，岂不妄伤正气乎？"[④]

商陆

味辛、酸，气平，有毒，有赤、白二种。赤者但可贴肿，服之杀人；白者直疏五脏，散水气，有排山倒海之势，所谓急则治其标也。万密斋[⑤]曰："凡取水药，惟气实能食者，可与服之，不可逡巡，待正

---

① 今人以为截疟药：朱震亨《丹溪心法》卷二有"截疟常山饮"。明代万全《万氏秘传片玉心书》卷五《疟疾门》指出："截疟必用常山、草果者，盖此二味乃治疟必用之药也。"

② "李时珍曰"所述，语出《本草纲目》卷十七"常山、蜀漆"条。

③ 有故无殒：语出《黄帝内经素问·六元正纪大论》。

④ "张隐庵曰"所述，语本张志聪《本草崇原》卷下"蜀漆"条。

⑤ 万密斋：明代医家万全，号密斋，罗田县（今属湖北省）人，撰有《幼科发挥》《痘疹心法》《万氏家传保命歌括》等。

气尽化为水,则难去矣。"① 玩斯语,则取水一法,岂可尽曰不用?惟投剂者审其所宜,更取水之药味,宜详察耳。

甘遂

味苦,气寒,有毒,入脾经,泄土气而行隧道。凡水之凝而为痰饮,溢而为肿胀者,皆能逐之。然性烈伤阴,不宜妄用。惟元气尚壮之人,乃可暂施耳。

大戟

味苦、辛,气寒,有小毒,入肝经,泻肾家有余之水,由子以毕泄母气之淫也。第《本经》主治首及"蛊毒"②,《日华子》亦云"泻毒药"③,即玉枢丹、紫金锭之用,皆以解毒④。然则兹物之泻水,岂泛然随水可泻哉?必如《本经》所云"急痛积聚"⑤,又如水所化之血为恶血癖块,大为真气之毒者,乃可投之。否则反破真气,贻害不小也。

芫花

味辛、苦,气温,有小毒,主行心肺之气下降。成无己⑥曰"芫花

---

① "万密斋曰"所述,语出万全《万氏家传保命歌括》卷二十六《肿病》。

②《本经》主治首及"蛊毒":《神农本草经》指出"大戟,味苦,寒,主蛊毒",见《证类本草》卷十"大戟"条。

③ 泻毒药:语出《日华子本草》,见《证类本草》卷十"大戟"条。

④ 即玉枢丹、紫金锭之用,皆以解毒:缪希雍《神农本草经疏》卷十"大戟"条:"大戟入玉枢丹、紫金锭,则解蛊毒、热毒、痈疽、疔肿及蛇虫诸毒。"紫金锭,即玉枢丹,明代薛己注《外科精要·论医者更易良方》中的"神仙追毒丸","一名玉枢丹""又名紫金锭",方用文蛤、山茨菰、麝香、千金子、红牙大戟。

⑤ 急痛积聚:语出《神农本草经》,见《证类本草》卷十"大戟"条。

⑥ 成无己:金代医学家,聊摄(今山东聊城)人,专攻张仲景《伤寒论》,撰《注解伤寒论》《伤寒明理论》等。

之辛以散饮"①,是其去水之功,与大戟、甘遂同。而决逐与开散,则有不能无所区别者。元气虚人,不可轻用,以水乃气所化,而气布于上焦也。

附子

味大辛、微甘、微苦,气大热,有大毒,入手少阴三焦、命门,具斩关夺将之气,有助阳退阴之功。无论外感内伤,表凉表热,凡属阳虚阴盛致生种种诸证,皆宜急用。但性极辛热,走而不守,《本草》虽云"生用则发散,熟用则峻补"②,然当真阳欲脱之时,必配人参之甘温,方能挽回于顷刻,否则亦不能独建奇功也。假寒误用,入口即危。孕妇忌服,下胎甚速。

刘云密曰:"附子主命门真火,故十二经络无不通,浮中沉无不至。但真火在水中,所云阴火是也。水不足则不能生火,又有水虚而火炽者;火不足则不能化水,又有火微而水竭者。先哲所谓'益火之元以消阴翳'③者,即火不足而水不能化者也。如病于水虚而火炽者,投之祸烈,即水不足而火不生者,倒施亦岂可乎?化源不滋,漫曰使阴生于阳者,是混于阳中之阴以论,其为愦愦甚矣。"④(人之身半以上属阳,阳中之阴生于阳,阳中之阳化于阴;身半以下属阴,阴中之阳生于阴,阴中之阴化于阳。)

张隐庵曰:"干姜、甘草、人参、白术、黄芪,补中气之品也。是以吐伤中气者,用理中圆,乃人参、甘草、干姜、白术四味。附子乃

①"成无己曰"所述,语出成无己《注解伤寒论》卷四《辨太阳病脉证并治法》"十枣汤方"条注语。

②生用则发散,熟用则峻补:语出《本草纲目》卷十七"附子"条。

③益火之元以消阴翳:语出明代李中梓《颐生微论·先天根本论》。

④"刘云密曰"所述,语本刘若金《本草述》卷十"附子"条。

助下焦之生气者也。是以手足厥冷、脉微欲绝者，用四逆汤，乃附子、干姜、甘草三味。夫启下焦之生气者宜生附；补下焦之元气，或汗漏不止，而阳欲外脱者，宜熟附以固补之。盖元气发源于下，从中焦而达于四肢，故生气欲绝于下者，用下焦之附子，必配中焦之甘草、干姜，或加人参、白术。若止伤中气，而下焦之生原不伤者，止用理中，而不必附子矣。不格物性中下之分，不体先圣立方之意，有云'生附配干姜，补中有发'[①]，'附子得生姜则能发散'[②] 者；有云'附子无干姜不热，得甘草则性缓'[③] 者。盖以姜、附为同类，疑惑后人，误事匪细。如生气欲绝于下，所当急温者，而以姜试之，则不救矣。"[④]

半夏

味辛、苦，气温，有毒，俗以为肺药，非也。入脾、胃二经，能引阳气入阴，行水散结，致醒脾和胃之化。此所以液之聚为饮、滞为痰者，惟此可责其效。即种种诸证，或借其辛温而散，或用其兼苦而泄，或借其苦辛而燥，或用其味辛而利，莫不本于前义。惟是液本于阴气之所化，凡病有干于阴气之不足者，皆宜慎之，岂独为血家、渴家、汗家之禁药已哉？

天南星

味微苦、大辛，气大温，有大毒，入肺经。其能在于破阴滞以畅

---

① 生附配干姜，补中有发：语出明代徐用诚《玉机微义》卷十四"论伤寒阴分发热为反用温汗法"条所引赵嗣真语。

② 附子得生姜则能发散：语出南宋李璆《岭南卫生方》上卷《李待制瘴疟论》所引李焘语。李焘曾任敷文阁待制，故称李待制。

③ 附子无干姜不热，得甘草则性缓：语出《本草纲目》卷十七"附子"条所引戴思恭（原礼）语。

④ "张隐庵曰"所述，语本张志聪《侣山堂类辩》卷下"姜附辩"条。

阳郁，阳畅则风自静而痰亦消，故方书恒用以祛风痰也[1]。性同半夏，毒则过之。阴虚燥痰，在所禁忌。

胆星

七制、九制者佳。味苦，气凉，惊痫之要药也。假胆以清胆气，星以豁结气。善解风痰热滞，开上焦壅闭。

射干（射音夜）

味辛、苦，气微温，有毒，治喉痹、咽痛为要药。丹溪谓其"行积痰，又疗便毒"[2]。此以降令之金，达木火之壅，正所谓"肝喜得辛以散"[3]也。盖湿土借风木以达其滞，而风木又借燥金以畅其用，不独此二证为然也。论者止以为苦寒降泄[4]，何欤？

白附子

味苦、辛、甘，气大温，有小毒，阳明胃经药也。其性上行，功专益阳达阴。所疗诸证，皆不越于风虚以为治，固与风淫之用殊也。盖阴不能为阳之守则风淫，淫者，阳之戾气有余也；阳不能达阴之气则风虚，虚者，阳之化气不足也。皆病于阳，故皆曰病于风耳，而实

---

① 故方书恒用以祛风痰也：苏颂《本草图经》指出："天南星近出唐世，中风痰毒方中多用之。"语见《证类本草》卷十一"天南星"条。南宋魏岘《魏氏家藏方》卷二"痰饮"条记载"上清丹，治风痰头痛不可忍"，即是用天南星为主药。

② 行积痰，又疗便毒：朱震亨《本草衍义补遗》"射干"条指出射干"行太阴、厥阴之积痰"，"又治便毒"。

③ 肝喜得辛以散：语本《黄帝内经素问·脏气法时论》所云"肝欲散，急食辛以散之"。

④ 论者止以为苦寒降泄：此就《本草纲目》而言。《本草纲目》卷十七"射干"条指出："射干能降火，故古方治喉痹咽痛为要药。……皆取其降厥阴相火也。"

不可以无辨也。

续随子 [①]

　　味辛,气温,有毒,入肺治气。观其实结于秋而即以秋种,似有妙于周流人身,以为生化之不息者。故不独下水,即水之已化为血,不能荣经脉、滋 [②] 脏腑,而结聚为癥瘕痃癖,亦能疗之。性极猛挚,不可概施。脾虚便滑,切勿沾唇。

---

① 续随子:今规范名称为"千金子"。

② 滋:敦善堂刻本原作"兹",遗安堂抄本作"滋",作"滋"于义为胜。

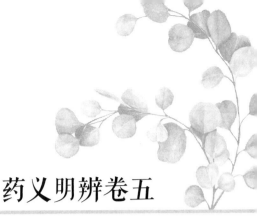

药义明辨卷五

蔓 草 部

菟丝子

味辛、甘，气平，补肾气，兼益肝脾。雷敩谓其"禀中和凝正阳之气，一茎从树感枝而成，从中春上阳结实，故偏补人卫气，助人筋脉"[1]。夫正阳之气，原非离于阴以为阳，《乘雅》所谓"阴阳互交之机"[2]者，此也。然肾有火者亦忌。

五味子

皮肉酸、甘，甘少而酸多；核辛、苦，辛少而苦多，俱带咸味，气温。大能收肺经上逆之气，归肾脏散失之元。凡因虚而热，久热而虚，关于肺肾之相因，以为嗽、为喘者，用此乃无上妙品。设六淫外束，及一切停饮，肝家有动气，肺家有实热并忌。

刘云密曰："肾气原上际于肺，肺气原下归于肾，盖以一气自为

---

① "雷敩谓"所述，语本《雷公炮炙论》，见《证类本草》卷六"菟丝子"条。
② 阴阳互交之机：卢之颐《本草乘雅半偈》卷一"菟丝子"条指出菟丝子"诚得阴阳内外之枢纽"。

升降者也。故凡治肺气之病，如嗽、如喘，先识阳中阴降之本，更须审其病机之所生。如阳邪伤阴，此固的治矣。然阳邪之方炽者，收之不锢其邪乎？阴邪伤阳，此固不宜矣。然阴邪已除，而阳气以祛散而虚，不当寓收阴于益阳中，使阳有所依乎？即举一厚朴麻黄汤，参其主治，如剂中多散寒达阳之味，其阴邪已无所附丽，而更投五味于中，用收真阴以召元阳，且俾阳中之少阴不为寒郁之残热所僭者，谓非兹味之酸收以平其上逆之气欤？"①（《金匮要略》："咳而脉浮者，厚朴麻黄汤主之。方用厚朴、麻黄、石膏、杏仁、半夏、干姜、细辛、小麦、五味子，共九味，水煎温服。"②）

覆盆子

味甘、微辛，气微热，益命门真阳，为血海生化之地。方书用以治劳倦、虚劳等证，或补肾元阳，或益肾阴气，或专滋精血，随其所宜之主，皆能相助为理。即道家所谓"气盛则精盈，精盈则气盛"③。乃《纲目》云"与桑椹同功"④，是但知其益阴，而未悉其补阳也。强阳不倒者忌用。

马兜铃

味苦、微辛，气寒，清肺热，降肺气，专主咳嗽之因于肺热而痰结喘促者。但多用则作吐，其不能补正，明矣。气实者可用，气虚者非所宜也。

---

① "刘云密曰"所述，语本刘若金《本草述》卷十一"五味子"条。

② "《金匮要略》"所述，语本张仲景《金匮要略方论·肺痿肺痈咳嗽上气病脉证治》。

③ 气盛则精盈，精盈则气盛：语本元代陈致虚《金丹大要》卷三《精气神说上》。

④ 与桑椹同功：语出《本草纲目》卷十八"覆盆子"条。

牵牛子

味大辛，气热，有毒，泄湿邪，通三焦，乃气分药，非血分药也。海藏谓其"破血中之气"[1]，盖以湿病于血，未有不病于元气之不能化以为血病者，惟借此味，为血中开导之先驱，斯大黄辈血分之药，得以奏功耳。然性极猛烈，若非病形与证俱实，不胀满，不大便秘者，切勿用。此不能化气，而徒能泄气之味，以致气之化愈穷也。

栝楼实

味大甘、微苦，气寒，入肺经，能和，能降，能润。凡热淫燥气之郁于胸中，与其郁于胸中而为痰、为垢腻者，乃对待的剂。如用之于寒痰、湿痰、气虚所结之痰、饮食积聚之痰，皆无益而有害者也。可不审诸？

天花粉

味微甘、苦，气寒，入肺经。无论内伤外感，但因火热而为燥渴，罔不奏效。然性秉清寒，能育金水之阴，而不能达木火之郁，未可与实之甘寒者例论也。

葛根

味甘、辛，气平，能升发胃中阳气，以散其郁热，而肌肉之属表者，其热亦解，故《经疏》谓为"解散阳明温病热邪之要药"[2]。《本经》

---

[1] 破血中之气：语出《本草纲目》卷十八"牵牛子"条所引王好古语。王好古《汤液本草》卷四"三棱"条有三棱"破血中之气"之说；"三棱"条紧接在"牵牛"条之后，李时珍或为误引。

[2] 解散阳明温病热邪之要药：语出缪希雍《神农本草经疏》卷八"葛根"条。

言其"起阴气"①者,以阳明本于燥气,然却不从燥,而从太阴之湿土,以行其化也。气轻而浮,功专发散。凡中气虚而热郁于胃者,不可轻投。

天门冬

味苦、微甘,气寒。阴虚水涸,火起下焦,上炎于肺,宜加用之。盖肾中阴气,原至于肺,惟肾阴虚者,则不能至于肺而肺虚。兹味不止苦寒除热,兼以润腻益精,俾虚火不烁于阴中,而阴气能极于上际。故洁古谓能"保定肺气"②,而喘促痰嗽之必须也。脾胃虚弱之人误用之,必泄。

何首乌

味苦、涩,气微温。李氏《传》③赞曰"雌雄相交,夜合昼疏"④,是阴阳之开阖,此味全具。宜乎入肝肾,以尽其开阖之神,使气血之生化不竭,能延年,亦能种子。然而疗风恒用之者,何居?盖风实者,阴不能致于阳而使阖也;风虚者,阳不能达乎阴而使开也。既合于至阴为阖,至阳为开,又何风之不能疗乎?

萆薢

味苦、甘,气平,入肝、肾、脾三经。化阴以导阳,而转其生化之枢,投之阳虚阴不化之证,固为的剂。即阴气不足,与夫阴血虚甚者,亦可借之以助其生化。《纲目》谓"除阳明之湿,而固下焦,故能

---

① 起阴气:语出《神农本草经》,见《证类本草》卷八"葛根"条。
② 保定肺气:语出王好古《医垒元戎》卷九"人参紫菀散"条。
③ 李氏《传》:指唐代李翱《何首乌传》。
④ 雌雄相交,夜合昼疏:语出李翱《何首乌传》,见《证类本草》卷十一"何首乌"条。

去浊分清"①,不知其即此化阴导阳之功。盖阴化则清升,阳导则浊降,并不因于除湿也。

土茯苓

味甘、淡,气平,能清脾胃中肝肾之邪火,不徒以去风湿见长也。观方书治偏头痛,属血虚肝家有热者,于凉血养血中入土茯苓、金银花二味②,其功用固可想见。乃今人但知其能疗杨梅疮毒,惜哉!

山豆根

味大苦,气寒,本入胃解结、散热毒之药。用治咽痛最效者,正以胃合诸经之气而络于嗌也。脾胃虚弱者忌之。

威灵仙

味甘、苦、微辛、微咸,气温,治痛风之要药也。《本草》主腰膝冷疼③,《纲目》云"气弱者不可服之"④。然于补虚清热之中,借此为和气化液之先导,亦无不可。盖其性能宣木火之气,以达金水之用,故善就下而治水脏诸病。若病由膀胱湿滞,更不可少,以膀胱水腑,而此味大逐水腑之结邪也。

---

① "《纲目》谓"所述,语出《本草纲目》卷十八"萆薢"条。

② "观方书治偏头痛"至"入土茯苓、金银花二味":缪希雍《神农本草经疏》卷二《五脏六腑虚实门》指出"偏头痛,属血虚肝家有热……宜养血清虚热",所附的治疗方剂中就有土茯苓、金银花二味药物。

③《本草》主腰膝冷疼:威灵仙是《开宝本草》今附药物。《开宝本草》记载威灵仙主治"腰膝冷疼"。

④ 气弱者不可服之:语本《本草纲目》卷十八"威灵仙"条。

茜草

味甘、微咸、微酸，气温，入肝与心包络二经。滞血为病，宜此行之。方书用以疗吐血、衄血及尿血、泻血诸热证[1]，意主于从治而导瘀耳，非谓其性凉能止动血也。阴虚阳亢，无滞血者勿服。

防己

味大苦、辛，气大寒，入膀胱经。气郁成湿，湿化热之证，如有关于卫分，服之立瘥，乃行湿热、化阳气之仙剂。方书言其治在下焦[2]者，以卫起于下焦，而乃行于皮肤、分肉之间，以为一身之外卫耳，非谓此味之独宜于身半以下也。性悍气猛，大能走窜决防。胃虚气弱，阴虚血少之人并忌。

木通

古名通草，入心与包络及小肠三经。苦泄而辛散，甘缓而淡渗。病因伏热伤血，血脉不通者服之，能使周身血脉无处不通，而湿热由小便而泄。

通草

古名通脱木，味甘、淡，气寒。李东璧[3]曰："入太阴肺经，引热

---

① 方书用以疗吐血、衄血及尿血、泻血诸热证：唐代甄权《药性论》指出茜草"吐血、泻血用之"，《本草纲目》卷十八"茜草"记载茜草"止鼻洪尿血"。北宋周应《简要济众方》记载"治吐血不定"有以茜草组成的单方，见《证类本草》卷七"茜根"条。南宋许叔微《类证普济本事方》卷五"衄血吐血咯血方"条记载"治衄血无时"的茜梅圆，也以茜草为主药。

② 方书言其治在下焦：李中梓《雷公炮制药性解》卷二"防己"条指出"防己乃下焦血药"。朱震亨《丹溪心法》卷一《中湿》指出"凡下焦有湿，草龙胆、防己为君"，其中所附"防己黄芪汤"就是利湿之剂。

③ 璧：敦善堂刻本、遗安堂抄本俱作"壁"，误。

下降而利小便；入阳明胃经，通气上达而下乳汁。其气寒，降也；其味淡，升也。"①

钓藤②（钓音吊）

味微甘、微苦，气平，功专清心火，平肝风。盖火燥而风自生，火熄则风亦静矣。以故瘛疭、眩晕、惊痫、斑疹诸证，莫不需之，乃中和之品也。

金银花

味甘，气微寒。凡肝家血虚有热以为病者，或脏腑、或经脉、或肉里，皆可用。以撤其壅热，散其聚毒，不但为诸疮要药而已。茎、叶功用相同。气虚及寒多人慎用。

---

① "入太阴肺经"至"升也"：语出李时珍《本草纲目》卷十八"通脱木"条。

② 钓藤：今规范名称为"钩藤"。

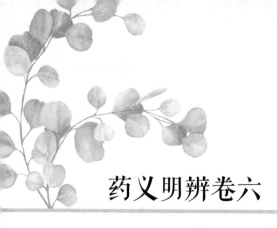

药义明辨卷六

水石草部

泽泻

味咸、甘，气寒，入膀胱、肾二经。行水除湿，化州都之气，以固封蛰之本。但渗多则亡阴，肾家无湿邪者，勿轻与也。

石菖蒲

味辛、微苦，气温，补心气，通九窍，充百骸，佐人参能益宗气。《经疏》云"通利心、脾二经"[①]，虽于主脑欠分晓，然心脾原为子母，入心自能及脾。若入心而不及脾，何以畅厥宗气之用？如下痢噤口[②]一治，可参矣。

蒲黄

味甘、平，入心经，得温凉之冲气，其功专于和血。故或从阳以

---

① 通利心、脾二经：语出缪希雍《神农本草经疏》卷六"菖蒲"条。

② 下痢噤口：即噤口痢，指以不进饮食，食即吐出，或呕不能食为常见症的痢疾。南宋杨士瀛《仁斋直指》卷二"禁口痢"条指出"下痢禁口不食，虽曰脾虚，盖亦热气闭隔心胸所致也"，因此他主张以菖蒲入药，胸次一开，则自然思食。

引之，如同干姜而治舌肿；或从阴以达之，如同阿胶而疗口耳大衄。是其消肿者，不以疏导为功；其止衄者，亦非以止涩见长。可徒云"生能行，熟能止"[①]哉？

海藻

味苦、咸，气寒，以流湿引水、散结破坚为其功。阴气虚而化湿热者，宜之。昆布性、用略同。虽然瘿瘤结核，及阴㿗等疾，皆属膀胱结气。气属阳，其聚而成形以为患者，皆阴畜乎阳也。用此种破阴之畜以达阳，须有以佐其破阴者。如海藻酒之治瘿，必借酒以行；又如昆布臛[②]，皆合葱白、姜、橘、椒之力以为功，是不可以类推乎哉？

石斛

味甘、淡、微咸，气平。能合脾、肾之阴气至于胃，使胃阳不亢，而阳即随阴以降。此先哲所以谓其"治胃中虚热有功"[③]，而《本经》以"强阴益精"[④]归之也。《纲目》云"右肾之药"[⑤]，误矣。

骨碎补

味苦，气温，好生阴处，而得火之气味，盖禀于阴中之阳也。故

---

① 生能行，熟能止：《本草纲目》卷十九"香蒲、蒲黄"条指出蒲黄"生则能行，熟则能止"，此说当本《日华子本草》所谓蒲黄"入药要破血消肿即生使，要补血止血即炒用。……炒用，甚涩肠，止泻血及血痢"。

② 昆布臛：出于王焘《外台秘要方》卷七"疗气昆布臛法"。臛，指羹。

③ 治胃中虚热有功：语出《本草衍义》卷七"石斛"条。

④ 强阴益精：《神农本草经》言石斛"强阴"，《名医别录》言石斛"益精"，见《证类本草》卷六"石斛"条。《本草纲目》卷二十"石斛"条认为"强阴益精"皆为《神农本草经》原文。

⑤ 右肾之药：语出《本草纲目》卷二十"石斛"条。

能行血,即能止血。血和而血海纲缊①之余,乃化为精,即入于肾之合者,以散毒而益髓,所云专理骨病②者,此耳。然则兹味之妙,在于由气化血,由血化精,岂泛同于诸药之补肾虚哉?

马屁勃③

味辛,气平,体轻虚,长于清肺解热,乃上焦药也。腐化之气,偶然假聚,而即归于消化。用以对待浮而在上,并偶寄而不即化之证,斯诚妙于取裁者。

---

① 纲缊:指阴阳二气交融。《周易·系辞下》:"天地纲缊,万物化醇;男女构精,万物化生。"高亨注:"纲缊借为氤氲,阴阳二气交融也。"

② 专理骨病:李中梓《雷公炮制药性解》卷三"骨碎补"条:"骨碎补,温而下行,专入肾家,以理骨病。"

③ 马屁勃:今规范名称为"马勃"。

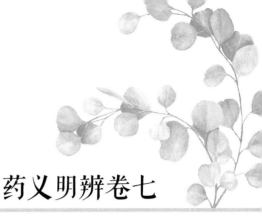

药义明辨卷七

谷 部

脂麻

取油以白者为胜,服食以黑者为良。味甘,气平,色通于肾,大能润燥祛风。病风人久食则步履端正,语言不蹇。

麻仁

黄麻子中仁也。味甘,气平,善治大肠风秘。《伤寒》太阴病脾约丸[①],因脾土过燥,不能为胃行其津液,用兹味以缓脾润燥及通肠也[②]。性最滑利,用宜慎之。

黑大豆

味甘,气平,禀土气以生,而色黑象水。水土合德,最能裕脾、

[①]《伤寒》太阴病脾约丸:即张仲景《伤寒论·辨阳明病脉证并治》记载的麻子仁丸。所谓:"趺阳脉浮而涩,浮则胃气强,涩则小便数,浮涩相抟,大便则鞭,其脾为约,麻子仁丸主之。"

[②] 用兹味以缓脾润燥及通肠也:成无己《注解伤寒论》卷五《辨阳明病脉证并治法》注曰:"与脾约丸,通肠润燥。"王好古《汤液本草》卷中"麻仁"条:"仲景以麻仁润足太阴之燥及通肠也。"

肾之阴气。故治水疗风，每收奇效，勿徒谓其属水性寒已也。《本草》云："乌豆紧小者为雄，用之尤良。"[1]今人都以马料豆入药，而黑大豆之功反隐矣。

赤小豆

味甘、微酸，气平，入心经。凡阳中之阴不足，因病于阳之不化而津液结滞者宜之。盖甘酸以济其阴则阳化，阳化则结者散、滞者行。此所以水病、血病之胥治也。乃诸方书俱谓其能燥湿[2]，岂其然乎？

卢子繇曰："赤小豆，《广雅》称荅[3]，苏颂单称赤豆。叶曰藿。此豆以紧小而赤黯色者，入药最良；稍大而鲜红及淡红色者，仅堪供食，并不疗疾。近世咸用赤黑相间之草实为赤小豆者，谬甚矣。"[4]

绿豆

味甘，气寒，入肝、胃二经。凡热毒，劳热，诸火热极不能退者，宽汤煮糜烂，任意饮食之。此物性非苦寒，不伤脾气，乃浅易中之最

---

[1] 乌豆紧小者为雄，用之尤良：语本缪希雍《神农本草经疏》卷二十五"生大豆"条。

[2] 诸方书俱谓其能燥湿：《本草纲目》卷一《序例》"十剂"条："之才曰：燥可去湿，桑白皮、赤小豆之属是也。"从北齐徐之才语，可知赤小豆为燥剂。成无己《注解伤寒论》卷五《辨阳明病脉证并治法》注曰："与麻黄连轺赤小豆汤，除热散湿。"缪希雍《神农本草经疏》卷二十五"赤小豆"条也认为赤小豆"健脾燥湿"。

[3] 荅：敦善堂刻本、遗安堂抄本俱作"答"，据《广雅》改为"荅"。《说文解字》："荅，小未也。""未，豆也。"

[4] "卢子繇曰"所述，语本卢之颐《本草乘雅半偈》卷六"赤小豆"条。

佳、最捷者也。若火盛口甘,不宜厚味,但略煮半熟,清汤冷饮之。尤善除烦清火。

白藊豆[①]

味甘,气微温,入肺、脾二经,为和中下气之品。通利三焦,化清降浊,消暑除湿热,疗霍乱吐利。凡有宜于轻清缓补者,此为最当。外邪方炽勿用。

薏苡仁

味甘、淡,气微寒,禀清阴之和气,补脾益肺以养胃。故除湿而不似二术之燥,清热而不同芩、连之苦。凡因六淫七情损伤其阴,致中气不化而为湿,用之诚为的剂。若酒面鱼肉及诸饮食所生之湿,并非此味所能任也。

淡豆豉

黑大豆之经蒸罯[②]者也。味苦,气微温,性轻浮。能宣扬脾肾之阴气,令生化达于脏腑,以际周身,而奏调中下气之功。温热初证,尤为相宜。伤寒阳明病,合栀子以除烦,取其化阴气而上奉于心也。

陈廪米

气味俱尽,还归于淡。淡乃五味之主,可以养胃气;且淡能渗湿,即化滞热;是又可以裕脾阴。况方书取用在泻利居多[③],足征其

---

① 白藊豆:今药物正名为白扁豆。

② 罯:《说文解字》:"罯,覆也。"

③ 方书取用在泻利居多:《名医别录》指出陈廪米"止泻",见《证类本草》卷二十六"陈廪米"条。《本草纲目》卷二十五"陈廪米"条的附方治疗"暑月吐泻"即以陈廪米为主药。

于脾胃之阴气大有裨益,不得仅以养胃言之也。

神曲

味甘、辛,气温,善助胃气,化水谷,消积滞。夫胃能行气于三阴三阳,未有人身疾疢,不借胃气之充以为治疗者。明此义,则或主或辅,用之消导,岂曰无功! 何论者止以消导尽之?

红曲

味甘,气温,脾、胃药也。本于湿热之气所化,故营血不化,此能化之。第化则与破不同,全本于气之所转以为血先。如湿热血痢,固以同气相求矣。其他六淫七情之病于气以泣血者,投所宜之主剂,更借此为化血地。较之峻于破决者,亦有益而无咎也。

麦蘖①

味微咸,气温,入药与谷芽相似,俱能开发胃气,宣五谷味。第谷禀金气,而麦禀木气,以升出为开发者,其功较胜。况微咸能行上焦滞血,血和而湿行,湿行而脾运,尤非谷芽所可几也。

饴糖

米造者佳。味甘,气大温,入脾经。从酝酿之余,变化精微,不特甘缓润燥,又可资其谷气以和中也。然成于湿热,过用能动火生痰。凡中满吐逆,酒病牙疳,咸忌之。

米醋

一名苦酒。味酸、苦,气温,入肝经。敛其阳之淫,以归于阴;

---

① 麦蘖:即麦芽。

还以夺其阴之壅，以舒其阳之用。故不惟酸收，而又能解散。多食之，最能助肝贼[1]脾。《经》曰"味过于酸，肝气以津，脾气乃绝"[2]是也。

---

① 贼:《说文解字》:"贼，败也。"

② "《经》曰"所述，语出《黄帝内经素问·生气通天论》。

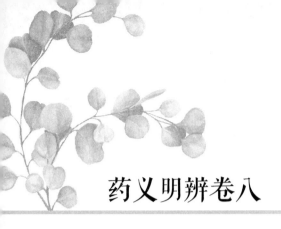

药义明辨卷八

菜　部

韭菜

味辛、微酸，气温，入肝经，散诸血之凝滞，是血中行气药也。凡暴见吐血、衄血、尿血及打扑伤损、妇人经滞、血逆上冲心腹等证，生捣汁用，皆可取效。不独能消胃脘瘀血而已。熟之则甘而补中。

韭子

味辛、甘，气温，得降收之气，由肺至胃，归于命门。所主前阴诸证，皆下焦之元阳虚，而有滞以为漏者，得上焦辛甘施化，乃得奏功。若阴虚为病，则宜慎之。

薤白

味辛、苦，气温，入肺、大肠二经，本滑利通阳之性，效从上而下之用。此胸痹刺痛、泄痢下重诸证所由治。《纲目》谓与韭菜汁相同[①]，非也。

---

① 《纲目》谓与韭菜汁相同：《本草纲目》卷二十六"韭"条："或令取韭汁……此亦仲景治胸痹用薤白，皆取其辛温能散胃脘痰饮恶血之义也。"

白芥子

味辛，气温，入肺经，其性降收，其用温散。故每于凝结之患，而得开发；于逆上之穷，而得降折，不止以利气豁痰竟其功也。阴虚火炎，咳嗽生痰者忌用。

莱菔子

味微甘、辛，气平，入肺、脾二经，消食除胀而外，尤多功于痰喘，为其所利者，液中之气也。丹溪谓有"推墙倒壁之功"[1]。以生用性升，能吐风痰，不似炒用之和缓。今人因此遂疑而畏之，何哉？

大蒜

味辛，气温，有小毒，入脾、胃二经，能归阳于阴，以致其气化之阳，不止行气通窍而已。如水气肿满、寒疟冷痢等证，此皆阴不得阳以化也；又如衄血不止、中暑不醒等证，此皆阳不得阴以和也，兹味并能治之。阴虚气弱之人勿食。

冬葱

白冷，青温，体空，味辛，入肺、胃二经，专主发散，以通上下阳气，达表和里，其机轻捷。又能通阳气于痼阴，俾阴证回阳。表虚易汗及病已得汗者均忌。

生姜

母姜所生之子姜也。味辛，气温，入肺、胃二经，行阳气，散滞气，开五脏六腑，通四肢关节。煨熟能和中，多用则耗散元气。丹溪

---

[1] 推墙倒壁之功：语出朱震亨《本草衍义补遗》"莱菔根"条。

曰"留皮则冷，去皮则热。"① 非皮之性本冷也，盖留皮则行表而热去，去皮则守中而热存耳。

干姜

用母姜去皮造之。生辛，炮苦，气大热，入心、脾二经。散标寒，生用；温里寒，炮用。阴虚内热者忌服。古人治产后发热，每于补阴血药中加炮姜，盖以血统于脾。产后阴血虚，阳无所依，浮散于外，内真寒而外假热，即所谓格阳证也。炮姜乃脾家气分之药，苦温从治，收其浮散，使归依于阴，而热自退耳。今人不知此义，一见产后发热，不辨真假，辄用炮姜，宁非大错？大抵格阳证，足三阴经皆有之。脾以炮姜②，肝以肉桂③，肾以附子④，方书历历可考。或专指为少阴病者，非也。

刘云密曰："姜有留皮、去皮之异。生姜，留皮者也。干姜，去皮者也。留皮者从表而之里，去皮者由中而之经。干姜又有生用、炮用之异。生用者热而犹散，炮用者热而善守。炮姜又有黑与不黑之异。不黑者温中寒，即治血分虚寒而无热，及产后血虚发热之类。黑者治中气虚而化热，因以伤血，如唾血、痢血之类；然治化热伤血，须同童子便炒黑。"⑤

① 留皮则冷，去皮则热：朱震亨《本草衍义补遗》"生姜"条："须热即去皮，若要冷即留皮。"

② 脾以炮姜：王肯堂《证治准绳》卷五十九"惊悸"条："与归脾汤，加炮姜以补心脾。"

③ 肝以肉桂：张介宾《景岳全书》卷五十一"六味回阳饮"条："如肝经郁滞者，加肉桂二三钱。"

④ 肾以附子：陈言《三因极一病证方论》卷四"六经伤寒用药格法"指出："少阴属肾，性畏寒燥，非附子则不能温。"

⑤ "刘云密曰"所述，语本刘若金《本草述》卷十五"姜"条。

又曰："凡用干姜，除病之因于寒者，可以生用，此外皆炮用。但因其所病，而炮有微甚耳。即治中气虚冷，亦未可生用，恐反散气也。"[1]

小茴香

味辛、甘、微苦，气温，方书用以治疝证居多[2]。盖疝之初起，皆由于寒水之郁，而气化不宣乃有湿，由湿郁不化乃有热。是物育胃脘之阳，以达火腑之气，致之膀胱，俾寒水生化之气畅，而后厥阴风木得以布其出地之用，故于疝为最切。若病本因热以为患者，投之反增其疾，不可不慎。

山药

味甘，气平，入脾、肺二经，补其不足，清其虚热。所治诸证，无非由脾而肺，达至阴之气，彻于中外，以为利益。但力薄功缓，不堪专任耳。

① "又曰"所述，语本刘若金《本草述》卷十五"姜"条。

② 方书用以治疝证居多：例如宋代魏岘《魏氏家藏方》卷二记载的"受拜茴香丸"就是"治一切疝气"，"立神丹"以茴香为主药"治下部膀胱疝气、小肠气等疾"。元代罗天益《卫生宝鉴》卷十五所载"茴香楝实丸"，用于"治阴疝痛不可忍及小肠气痛"。

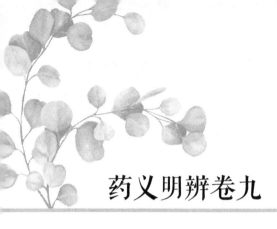

药义明辨卷九

果 部

杏仁

味苦、微甘，气温，乃心之果，入肺治气。气者，火之灵，心固火主也。肺中燥热气逆者宜之，由其苦以泄热，甘以绥气，润以止燥故尔。性最沉降，气虚人慎用。

桃仁

味苦、辛、微甘，气温，乃肺之果，入肝治血。气者，血之帅，肺固司气也。能泄血滞，散血结，并疗风燥。盖肝藏血，为风木之脏。血聚则肝气燥而生风，用桃仁以通行缓肝，所谓有化乃有生也。病由血枯、血虚及津不足者忌之。

乌梅

味酸，气温，本肝药，兼入肺、脾二经血分。诸所治证，由其能收阴中之阳，以达阳中之阴，使津液无不悉化，与他味之专于酸收者不同。即如用以治蛔①，类以为得酸即止已耳。讵知虫由风化以生，

---

① 蛔：敦善堂刻本、遗安堂抄本俱作"虺"。虺，"蛔"的异体字。

而湿化以成？惟此味之酸收者，收而能化，此所以有专功也。风寒初起，疟痢未久，不可骤服。

大枣

味甘，气温，入脾经，补不足以缓阴血，得生姜和营卫。中满者忌之，小儿疳病不宜食，齿痛及患痰热者不宜食。

梨

味甘、微酸，气寒，治风热，润肺凉心，消痰降火。实火宜生，虚火宜熟。丹溪曰："梨者，利也，流利下行之谓也。"[1]大便易溏者勿用。

木瓜

味微甘、酸，气温，入肝经，和血行湿，达脾胃之气。故能宣经脉，调营卫，疗筋与血病。乃《纲目》以"伐肝"为言[2]，不知酸而寒者若白芍，则能泄肝之邪气；酸而温者若木瓜，则能和肝之生气。寇宗奭云"腰肾脚膝无力，皆不可缺"[3]，正为是耳。《经》曰"多食酸令人癃"[4]，是恶其过也。

山楂

味酸、甘，气微温，入脾、胃二经，行结气，化滞血，盖兹味甘酸合以为用。而熟待于深秋，是土得木之用，而木又受金之气也。夫木至于金而气化，金至于木而血化。气行血活，积滞自消，然总不越

---

① "丹溪曰"所述，语出朱震亨《本草衍义补遗》"梨"条。

② 乃《纲目》以"伐肝"为言：《本草纲目》卷三十"木瓜"条："木瓜治转筋，非益筋也，理脾而伐肝也。"

③ 腰肾脚膝无力，皆不可缺：语本寇宗奭《本草衍义》卷十八"木瓜"条。

④ 多食酸令人癃：《灵枢经·五味论》："酸走筋，多食之，令人癃。"

于中土以为治,故先哲谓其"健胃补脾"①。气轻力缓,小儿、产妇宜食之。

黄橘皮

味苦、辛,气温,入脾、肺二经气分,随寒热升降,补泄诸药皆得奏功。以其宣扬元气,遍归脏腑,不与他味之辛温行滞同其耗散也。入和中药则留白,入理肺药则去白。多用久用亦能损真。

青橘皮

味苦、辛,气温,入肝、胆二经气分,性沉而降,与陈皮之浮而升者不同。破滞消坚,最为刻酷。炒黑则入血分。老弱虚羸非宜,不得已,须与补药同用。

枇杷叶

味微辛、苦、微甘,气凉,入肺、胃二经,其功专于下气。气下则火降痰顺,而呕者不呕,渴者不渴,咳者不咳,冲逆者不冲逆矣。阴微阳亢是其的对。虚寒呕吐,风寒咳嗽并忌。

胡桃仁

味甘,气微温,滋肺,利三焦,润血脉,补肾,益命门。此所以上能止虚寒喘嗽,下能利小便,亦止小便频数。同补骨脂,有金火相资之妙,而能补髓。

---

① 健胃补脾:朱震亨《本草衍义补遗》"山楂子"条指出山楂子"健胃"。元代吴瑞《日用本草》卷六"鼠楂子"条指出山楂子"制脾",《本草纲目》卷三十"山楂"条引作"补脾"。鼠楂,即山楂。

龙眼

味甘,气平,补血,首先入脾,次及于心,由子以益其母也。且心得血补,则火下降,坎离自交。宜其开胃益脾,宁心安志,除健忘,却怔忡,奏功于思虑劳伤之证。

槟榔

味涩、苦、辛,气温,入脾、胃二经,散结破滞,泄胸中至高之气,至于下极,其机甚速。凡病于升者太过,降者不及,用兹味以和之可也。气虚下陷,所当远避。

大腹皮

味辛,气微温,入肺、脾二经,性轻扬,其疏壅气之功,与槟榔同,而下坠迅速则不侔也。丹溪常用之以治肺气喘促[1],及水肿药中又多用之[2]。盖亦取其泄肺,以杀水之源也。气虚弱者固非所宜。然见治虚肿者,用大补气之味,而亦少入腹皮;又见有治痰火者,常以此味少少入健脾之剂,皆取其能导壅顺气,而不甚酷烈。用者审之。

蜀椒

味辛而麻,气热,有毒,气分药也。由肺而直达命门,散寒除湿

---

[1] 丹溪常用之以治肺气喘促:朱震亨《丹溪心法》卷二《喘》"分气紫苏饮"条,即是用大腹皮治"气逆喘促"。

[2] 水肿药中又多用之:朱震亨《丹溪治法心要》卷三《水肿》记载以大腹皮配伍"治湿肿"。

补火。先哲谓其"有下达之能"①，又云"引肾气归经"②者，良然。观其以杏仁为使，固可思矣。椒目专行水道，不行谷道，用以治喘，似于水气之喘更为得宜；如他相火上逆之喘，反为禁药。盖其补命门之阳，与椒谅无大异也。

吴茱萸

味苦、辛，气热，有小毒，入肝经，畅水中之覆阳，降土中之滞阴。因寒成湿，能偕辛温取效；因湿化热，可同苦寒奏功。东垣曰："浊阴不降，厥气上逆，痞满塞胸，用之如神。"③盖辛热之味多上行，而此秉火金之气最盛，下行最速。一切阴虚证，及脏腑有热无寒之人，法所咸忌。

瓜蒂

甜瓜之蒂也。浙中谓之香瓜蒂。味苦，而瓜味甜，是秉火之气以致于土也。故能达胃中阳气，际于极上，吐出胸中风热痰涎。为末④纳鼻中取黄水，除头目湿气，疗水肿黄疸。但⑤性峻而急，胃弱者虽有当吐之证，不可轻投，宜以他药代之。

甘蔗

味甘，气平，入脾经，生津润燥，除热和中。《纲目》谓其寒⑥，《本

---

① 有下达之能：朱震亨《本草衍义补遗》"秦椒"条指出秦椒"有下达之能"，又曰"凡使以蜀椒为佳"。

② 引肾气归经：语本南宋许叔微《普济本事方》卷二"椒附散"："肾气上攻……用椒以引归经则安矣。"

③"东垣曰"所述，语本李杲《医学发明》卷四"木香顺气汤"条。

④ 末：敦善堂刻本作"末"，遗安堂抄本作"末"。据文义，当作"末"。

⑤ 但：敦善堂刻本作"佀"，遗安堂抄本作"佀"。据文义，当作"但"。

⑥《纲目》谓其寒：《本草纲目》卷三十三"甘蔗"条："蔗，脾之果也。其浆甘寒，能泻火热。"

草述》谓其温^①，皆一偏之见，当以《别录》为准^②。若煎炼成糖，则甘温而助湿热，所谓积温成热也。

莲实

味甘，气平，禀清芬之气，得稼穑之甘，能交水火以益脾，更即益脾以行水火之升降。所以《纲目》首谓其"交心肾"^③，陈嘉谟亦云能"安靖上下君相火邪"^④。莲蕊须^⑤，镇心固精益气，与实之功用不同，古人固真补益方中多用之^⑥，取其甘涩而温也。

缪仲淳曰："石莲子乃九月经霜后采，坚黑如石，破房得之。今肆中一种石莲子，状如榧子，其味大苦，产广中，出树上，木实也，不宜入药。"^⑦

藕

味甘，气平，以和心脾营血为功。生食解热除烦，熟食开胃止泄。但疗上下血溢，藕节似较胜者云何？《经》曰"血者，神气也"^⑧，又曰"所言节者，神气之所游行出入也，非皮肉筋骨也"^⑨，即此可悟

①《本草述》谓其温：《本草述》卷二十"甘蔗"条："谓其甘温则可，若言其甘寒，如时珍、希雍引王摩诘之诗为证，恐文人之笔，未可据以疗病也。"

② 当以《别录》为准：《名医别录》只言甘蔗"味甘"，见《证类本草》卷二十三"甘蔗"条所引。

③ 交心肾：语出《本草纲目》卷三十三"莲藕"条。

④ 安靖上下君相火邪：语出陈嘉谟《本草蒙筌》卷七"莲子"条。

⑤ 莲蕊须：中药名，见《本草纲目》卷三十三"莲藕"条所附。

⑥ 古人固真补益方中多用之：《本草纲目》卷三十三"莲藕"条："莲须本草不收，而《三因》诸方、固真丸、巨胜子丸各补益方中，往往用之。"

⑦ "缪仲淳曰"，语本缪希雍《神农本草经疏》卷二十三"藕实"条。

⑧ 血者，神气也：语出《灵枢经·营卫生会》。

⑨ "又曰"所述，语出《灵枢经·九针十二原》。

藕节大疗血证之义矣。

荷叶

味苦,气平,其色青,其形仰,其中空,象震卦之体。古人取以治脾胃者,为能升发清阳,以上达胃气也。胃气既达,则方书所列"消水肿,发痘疮,疗诸血证"[1],皆其应有之功。荷蒂气味相同,崩漏、血痢宜之。

芡实

味甘,气平,生于水中,感日之阳,以花以实,是有得于水中之真阳者,补肾固精,乃其专功。而《日华子》又云"开胃助气"[2],盖脾得之,一如受水中之真阳,以上致于胃,所以类逐补脾胃之队而奏效也。

---

[1] 消水肿,发痘疮,疗诸血证:《本草纲目》卷三十三"莲藕"条指出荷叶"消水肿痈肿,发痘疮,治吐血、咯血、衄血、下血、溺血、血淋、崩中、产后恶血、损伤败血",其后所附古医方,也多治此类疾病。

[2] 开胃助气:语出《日华子本草》,见《证类本草》卷二十三"鸡头实"条所引。鸡头实即芡实。

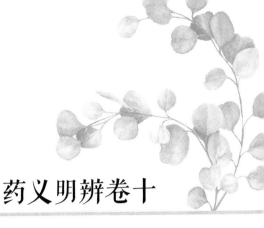

药义明辨卷十

香 木 部

侧柏叶

味苦、涩,气微寒,性西指,而气降收,乃木之尽从金化者。夫木,阳也;金,阴也。阳从阴而化,则阴由化而生,故丹溪谓为"补阴之要药"①。实则性偏寒燥,惟血分有湿热者宜之,真阴虚者非所宜也。

柏子仁

味甘、微辛,气平,春华秋实,润而不燥,是木气之升生与金合和,未尝尽从金化也。然五行以胜我者为主,木得金,而木之体、用乃全。海藏谓为"肝经气分药"②者,亦是阳得阴以化而气畅也。肝本血脏,气化则血亦化,故海藏又谓其"润肝"③。便溏及痰多者勿服。

桂枝、肉桂

味甘、辛,气大热,有小毒,皆能导引阳气,宣通血脉。昔贤谓

---

① 补阴之要药:语出朱震亨《本草衍义补遗》"柏"条。
② 肝经气分药:语出《本草纲目》卷三十四"柏"条所引王好古语。
③ 润肝:语出《本草纲目》卷三十四"柏"条所引王好古语。

其"调和营卫之气"①是已。但气薄则发泄,桂枝入足太阳经,凡在表之阳壅而阴不和者,皆可治;气厚则发热,肉桂入手足少阴、厥阴四经,凡在里之阴滞而阳不足者,皆可治。亲上亲下,用各不同。助热伤阴,最易堕胎动血,须防慎之。

刘云密曰:"桂何以平肝风最捷?盖命门元阳固与足厥阴相火相通,而手厥阴包络又与足厥阴同其生化。《经》曰'一阴为独使'②,谓肝秉阴中之阳以升,承阳中之阴以降者也。下之营卫和,则风不郁于地藏;上之营卫和,则风不飚于天表。肝司风,本此。所谓木得桂而枯者,是平其不平之戾气也。故非属真阴亏损以致肝阳鼓风者。桂固为平肝要剂,先哲岂无稽之言哉!"③

辛夷

味辛,气温,入胃与肺二经,助清阳上行达于头面,而治鼻渊、鼻塞、头痛、齿痛诸病。气虚人勿服,血虚火炽者禁用。

沉香

味辛,气微温,从胸膈而下丹田,有下沉之义,乃肾经药也。治冷气、逆气、气郁、气结,需为上剂④。气虚下陷,阴亏火旺者忌之。

丁香

味辛,气热,助三焦之火以温胃土。中气虚寒,乃其对待。有火热者宜禁。

---

① 调和营卫之气:语本《本草纲目》卷三十四"桂"条所引王好古语。

② 一阴为独使:语出《黄帝内经素问·阴阳类论》。

③ "刘云密曰"所述,语本刘若金《本草述》卷二十二"桂"条。

④ 需为上剂:指必得用为要药。缪希雍《神农本草经疏》卷十二"沉香"条:"沉香治冷气、逆气、气郁、气结,殊为要药"。

白檀香

味辛,气温,入肺经,所治在胸膈之上,咽嗌之间,为理气要药。佐以姜、枣,辅以葛根、缩砂、益智、豆蔻,通行阳明经。肺有热者忌投。

降真香

味辛,气温,入肝经。上部伤瘀血停积,胸膈骨按之痛,或并胁肋痛,此吐血候也,急以此刮末入药煎服之良。治内伤或怒气伤肝吐血,用此以代郁金,神效。

乌药

味辛、微苦,气温,入肾与胃二经,能于达阳中寓和阴之妙。观丹溪补阴丸药中,往往加乌药叶①,其义可知。故昔贤谓"香附血中行气,乌药气中和血"②,不徒以疏散为其功。但辛温之气味,用祛寒冷最为相宜。若施于湿热气滞,阴虚火盛气滞者,则不可也。用者审之。

乳香

味微辛,气微温,入心经,纯阳无阴,专行化化之机以活血。得枳壳,令胎滑易产;得真茶、鹿血,治心气疼痛。所主甚多,用者当于疡科外推广,以竟其功。痈疽已溃不宜服。

没药

味苦,气平,入肝经,达冲任之阴气,疗滞血之肿痛。金疮杖疮

---

① 丹溪补阴丸药中,往往加乌药叶:语本《本草纲目》卷三十四"乌药"条。
② 香附血中行气,乌药气中和血:语出刘若金《本草述》卷二十二"乌药"条。

损伤瘀血,并女子堕胎,产后恶露未尽,心腹血气痛等证,用之神效。不第为痈疽疮疡之要药而已。无瘀血者勿与。

龙脑香

味辛、苦,气热,本肺药也,缘肺以肝为用,故并入肝。主治诸证,俱是气闭生热,而龙脑则辛散之极,开气如反掌,故多用之,然亦从治之法也。目病属于虚者,点药中不宜加入。

卢会①

味大苦,气大寒,能泄足厥阴之风淫,于足太阴、阳明之中,俾蕴热清而木气达。肝家实则宜之,脾胃虚者亦不可服。

---

① 卢会:今药物正名为芦荟。

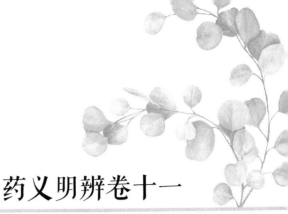

药义明辨卷十一

乔 木 部

黄柏

味苦、微辛，气寒，入肾、膀胱二经。丹溪言其"走至阴，有泻火补阴之助"①，盖以人身有形肾水之阴气，无脏不周，乃营血之母气也。营血受病，伤及母气，致相火结聚，而生湿热诸证，得此寒水之气化，可以助阴而伏阳耳。后人于阴精亏乏，龙雷②无制，而亦用之，岂不误哉！先哲谆谆致戒，宜矣。

厚朴

味苦、辛，气温，入脾、胃二经，散结气，除胀满寒湿之邪，是其的治。即湿热为患，有苦寒以清热燥湿，而亦假此为佐助，恐苦寒直攻，不能径散也。惟正气虚而无邪者禁用。若有邪者，补正祛邪，兼

---

① 走至阴，有泻火补阴之助：朱震亨《本草衍义补遗》"柏皮"条指出柏皮"走手厥阴，而有泻火为补阴之功"。

② 龙雷：指龙雷之火。龙为阳物而藏于坎水之中，雷为震卦而属木。龙的腾起，雷的击发，其声势均迅速而猛烈，故医家以龙雷之火喻藏于肝肾等处的相火。

而行之,如此味又何可少乎?

杜仲

味辛、甘,微苦,气温,入肾经,补元气,功专下部。海藏又言其为"肝经气分药,补风虚,润肝燥"①,何居?盖肝以肾为化原,化原既裕,则阳得达而阴得运,风虚肝燥自胥受其利益。非谓入肾,更入肝也。肾阴虚而火炽者慎用。

樗根白皮

味涩、苦,气微寒,入胃、大肠二经。本燥金以达寒水之化,使阳不陷于阴中。用治泻痢、带浊、精滑、梦遗诸证之因于湿热者,以其有固脱之功也。痢疾滞气未尽,勿遽入。椿根功力稍逊,惟宜轻病。《纲目》气血之分②,未为确论。

刘云密曰:"凡湿热病,风剂可以燥之者,土之邪气实,水亦从之以郁,故以风木胜之。若兹味所治,乃土之正气虚,木亦乘其所胜,故以燥金收之。如仍以风木燥之,则土益困。所治各有攸宜也。"③

海桐皮

味苦、辛,气平,入脾、胃二经,化气行血,达于周身。故《纲目》谓其"入血分,而透经络"④也。疗拘挛,已痹痛,举上下内外,皆能

---

① 肝经气分药,补风虚,润肝燥:《本草纲目》卷三十五"杜仲"条引王好古语:"润肝燥,补肝经风虚。"

②《纲目》气血之分:《本草纲目》卷三十五"椿樗"条:"盖椿皮入血分而性涩,樗皮入气分而性利,不可不辨。"

③"刘云密曰",语本刘若金《本草述》卷二十三"椿樗"条。

④ 入血分,而透经络:《本草纲目》卷三十五"海桐"条:"海桐皮能行经络,达病所,又入血分。"

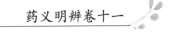

治之,不止为腰膝要药而已。

川楝子

味酸、苦,气寒,有小毒,性能解热散结,所谓"酸苦涌泄"[1]也。热厥心痛及疝气为要药。然则兹味固入肝之的剂,何以东垣曰"入心及小肠"[2],海藏曰"泻膀胱"[3]? 盖厥阴之所以由地至天,复由天至地,总借此水火之气化,动而不诎。而心肾者,水火之匡廓[4],小肠、膀胱即心肾气化之府,故谓其首先入心,次小肠,次膀胱,而乃得于肝奏功也。

槐角子

味苦、酸、咸,气寒,入肝凉血,疏导风热。海藏曰"纯阴"[5],又曰"肝经气分药"[6],是纯乎阴之为用,以成其阳之能化也。若花则开于夏月,当至阳之化育,而得钟纯阴之性味,正与血之原于水而成于火者相合。凉血较胜于实,下焦尤有专功,而疏风则稍逊矣。病不因于实热者勿用。

秦皮

味苦,气寒,入肝经,能祛寒水之阴以达阳,不致郁而为热。

---

① 酸苦涌泄:《黄帝内经素问·阴阳应象大论》有"酸苦涌泄为阴"的说法。

② 入心及小肠:语出《本草纲目》卷三十五"楝"条所引李杲语。李杲《医学发明》卷五"丁香楝实丸"条作:"茴香、川楝子,皆入小肠经。"

③ 泻膀胱:语出《本草纲目》卷三十五"楝"条所引王好古语。王好古《汤液本草》卷五"川楝子"条作"利小便"。

④ 匡廓:指轮廓,边廓。如《杂病源流犀烛·三焦病源流》:"三焦者,实胃部上下之匡廓。三焦之地,皆胃之地。"

⑤ 纯阴:语出《本草纲目》卷三十五"槐"条所引王好古语。

⑥ 肝经气分药:语出《本草纲目》卷三十五"槐"条所引王好古语。

故伤寒厥阴病,白头翁汤[1]用之。先哲谓其洗肝而散热也[2]。然则例兹味于降折,已属不察,乃《纲目》更以"收涩"为言[3],益失之远矣。

皂荚

味辛、微咸,气温,有小毒,入肝经气分,开痰涎,利九窍,通关节,治风木变眚之证。盖风木之主在金,而化原则水也。是物得金之辛,归水之咸,其色之皂者亦水也。用以对待风木之不得金化而变眚者,可以转其化气,裕其生气,所谓有化乃有生也。性极快利,颇堪济急。虚人勿与,孕妇忌服。

诃黎勒[4]

味涩、苦,气温,入肺、大肠二经,能降泻,又能收敛。用兹味者,果先后之时不爽,更主辅之剂合宜,乃可奏降收之全功。设误投之,则正因苦降而益虚,邪为涩敛[5]而莫解,其贻患宁有极欤!

西河柳

味甘、咸,气微温。痧疹热邪壅于肺,逆传于心包络,喘咳烦闷,躁乱狂越者,非此不治。以其能散结和营,解天行时热也。

---

① 白头翁汤:此指《伤寒论·辨厥阴病脉证并治》所言之"白头翁汤"。

② 先哲谓其洗肝而散热也:《本草纲目》卷三十五"秦皮"条引《日华子本草》:"秦皮之功,洗肝益精,明目退热。"

③ 乃《纲目》更以"收涩"为言:《本草纲目》卷三十五"秦皮"条:"治下痢、崩带,取其收涩也。"

④ 诃黎勒:今规范名称为"诃子"。

⑤ 涩敛:遗安堂抄本作"敛涩"。按文义,"涩敛"与"苦降"对文,故此作"涩敛"为当。

芜荑

味苦、辛,气温,其功在于宣肝之用,使气之凝者散,血之结者亦解,故能消积杀虫,为小儿疳泻、冷利必资之药。脾胃虚者用宜斟酌。

苏木

味甘、微咸、微辛,气平,入心、脾、肝三经,祛一切凝滞留结之血。欲和血则少用,欲破血则多用。洁古谓其"发散表里风气"①,即属血中之风,如产后血晕口噤等证。盖肝藏血而属风木,观"表里"二字可见。无瘀血者禁用。

巴豆

味辛,气热,有大毒,入胃、大肠二经,本至阳以破结阴,故一切有形寒滞,乃其对待之治。即不属于寒冷,凡气血阴翳,积久闭塞,皆其荡涤之地。但毒热伤阴,为祸最烈,不可轻试。不得已,须各随本方修治,用之中病即止。

---

① 发散表里风气:语出张元素《医学启源》卷下"苏木"条。

药义明辨卷十二

灌 木 部

桑根白皮

味甘、辛，气寒，入肺经，气虚热郁，治节不行者宜之。盖以其禀水土之阴气，甘多辛少，虽泻而无伤于娇脏。故东垣云"固元气之不足而补虚"①也。若肺虚而小便利者勿服。

枳壳

味苦、微酸、辛，气寒，入肺、大肠二经，性详而缓②，其功只在疏利纲缊无形之气，而泄其邪热，不似枳实之决壅破结也。正气虚者慎用。

枳实

味苦、微酸、微辛，气寒，入脾、胃二经，佐白术复健运之常，助芩、连清湿中之热。但其降泄之性猛于枳壳，若邪尚未至于结实，而妄投之，徒伤元气耳。

---

① 固元气之不足而补虚：语出《本草纲目》卷三十六"桑"条所引李杲语。李杲《珍珠囊补遗药性赋》卷二"桑白皮"条作"益元气不足而补虚劳"。
② 详而缓：指和缓。详，通"祥"。

栀子

味苦，气寒，入肺与心二经，泻三焦之火，俾气清而血亦清。盖他味之降火，类直折其阳，而此味独从阳中之阴以除热，使阴从阳和，透经脉，入密理，以纾其阳化。故曰"解热郁，行结气"[①]，又曰"屈曲下行"[②]也。气虚者勿用。

酸枣仁

味甘，气平，入肝胆血分。肝胆原以脾为用，即以炒熟入脾，香醒脾困，甘生脾血，而又有酸以收其耗散之气，使血归于脾。脾之脉固注心者也，此所以亦曰"补心"[③]耳。

山茱萸

味酸，气微温，功专温肝，助肾，秘精，壮元气。故阴耗而滋阴，同于此味，使阴有所育；阳虚而益阳，同于此味，使阳有所守。即祛阴阳之邪者，亦有投此味于中，以为元阴元阳之地。遍阅方书所疗诸证，大都不外此三例矣。命门火炽者不宜用。

郁李仁

味辛、苦，气平，入脾经，散结气。夫脾固为胃行其津液者也。结气既散，则津液流通，此所以收行水、化血、润燥之功。观钱仲

---

① 解热郁，行结气：语出《本草纲目》卷三十六"栀子"条所引朱震亨语。朱震亨《丹溪手镜》卷上"懊憹"条"邪热郁于胸中，宜栀子豉汤吐之"；又《丹溪心法》卷三"补损"条"益少阴经血，解五脏结气"即是用山栀子为单方，认为"此方甚验于他方也"。

② 屈曲下行：语出朱震亨《本草衍义补遗》"栀子"条。

③ 补心：李中梓《雷公炮制药性解》卷五"酸枣仁"条："安和五脏，大补心脾。"

阳①之治目不得瞑②，可见矣。

女贞子

味苦、甘，气寒，肾阴虚而有热者，乃对待之剂，可以补精也。变白家③，当杂保脾胃药，及椒红温暖之类同施，不则恐有腹痛作泄之患。《纲目》云"温"者④，误。此味为少阴之精，盖纯乎阴者也，岂得有温之性哉？

五加根皮

味辛、苦，气温，所主诸证，皆湿伤肾，肾不能养肝，肝自生风。兹味本辛苦温，畅元阳以化真阴，俾生化之原不竭。是治风也，实由湿而治之。第肝司风木而藏血，而主筋，而主经络，透关节者也。一切所见之证，皆见于风木，故方书谓其"治风湿"⑤耳。乃论者辄以为祛风之味⑥，亦不察矣。

---

① 钱仲阳：北宋医家钱乙，字仲阳，郓州（今山东东平）人，曾任太医丞，撰《小儿药证直诀》《伤寒论指微》等。

② 钱仲阳之治目不得瞑：见《宋史·钱乙传》："乳妇因悸而病，既愈，目张不得瞑。乙曰：'煮郁李酒饮之使醉，即愈。所以然者，目系内连肝胆，恐则气结，胆衡不下。郁李能去结，随酒入胆，结去胆下，则目能瞑矣。'饮之，果验。"

③ 白家：当指病于白斑的症状，诸如白癜风。从中医所谓血家、渴家、汗家，可推知。肾中精气不足，精气化血受阻，皮肤失滋养，会出现白斑，久之白斑处的毛发亦变白，可用女贞子等对症治疗。《本草纲目》卷三十六"女贞"条，李时珍指出女贞子的主治之一正是"变白发"。

④《纲目》云"温"者：《本草纲目》卷三十六"女贞"条，在女贞子"气味"项下，有注曰："时珍曰：温。"

⑤ 治风湿：明代孙一奎《赤水玄珠》卷十二"五加皮酒"条，即以五加皮为主药用于"治风湿"。

⑥ 论者辄以为祛风之味：苏颂《本草图经》指出五加皮"疗风""治风痹"。

枸杞子

味甘、微苦，气平，得金气之专，能润心燥，而后至肾。故其功用，本益阴而又能化阳，虽化阳而还归益阴。第于明目为上品，何居？盖既从天气之阳，以归于下之阴，即得从地气之阴，以达乎上之阳，而从阴中达阳者，惟肝胆为先。肝固开窍于目也，宜其有专功矣。肠滑者禁用。

地骨皮

味微甘、苦，气寒，能益足少阴肾之阴气，以疗手少阳三焦之虚阳。如治有汗骨蒸，乃真阴中有火，自相蒸烁，然却不以泻火尽其用，而以益阴为其功。虽益阴气，便能泻火，但直以为泻火，则不可也。中寒者禁用。

蔓荆子

味苦、辛，微凉，气温，入小肠、膀胱二经，所主皆头面风虚之证。用者类以为辛温能升散已耳。孰知有妙于凉降，以成其温升，使阳得阴以化，而奏凉血清气之功，不概同于诸风剂论也。

金樱子

生者色青，熟者色黄，用半黄者佳。味微酸、甘、涩，气平，入肝、肾二经。固精秘气，主治泄痢、遗滑等证。然非应节而投，反致气机不利，用者审之。

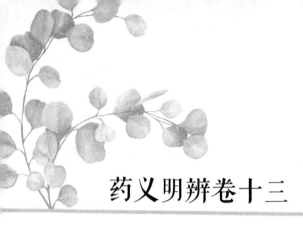

药义明辨卷十三

寓 木 部

茯苓

味甘、淡，气平，古方化生气血、补益心肾，恒用之。盖松禀真阳之气，入地吸阴，阴阳相含，凝结成形。虽曰淡渗，固已入中土，而神其清浊之升降，不专以除湿为功也。其或虚而赤者，受气未厚，止于淡渗，渗者就水。陶隐居"白补赤泻"[①]之说，洵不可易矣。

茯神

味甘、淡，气平，附根而结，入地尚浅，得阳之精气居多，不如茯苓具阴阳相含之真气，故专理心经，补心阳。先哲曰"茯神补心，须佐远志"[②]，以远志举阴中之阳，上奉于心也。

---

① 白补赤泻：语本陶弘景《本草经集注》"白色者补，赤色者利"，见《证类本草》卷十二"茯苓"条所引。

② 先哲曰"茯神补心，须佐远志"：语出刘若金《本草述》卷二十五"茯神"条。王好古《医垒元戎》卷九记载的"补心丹"，即以茯神为主药，佐以远志、人参等味。

琥珀

殷红莹彻，烧之作松脂臭者良。味甘，气平，入心、小肠二经，化瘀血，利小便，惟阳虚而阴不能化者宜之。盖茯苓乃古松真阳之气入地吸阴所结，若琥珀则古松真阳之液入地化阴以成者。一切治效，由阳能化营，化营还以达阳，非燥脾之谓也。阴虚液涸之人，慎勿误用。

猪苓[①]

味甘、苦、淡，气平，入肺、脾、肾三经。利水渗湿之功同泽泻，而性升微降，能升阳而出于阴中，使阳不为阴所郁，而阴降于下，与泽泻之沉而降者差异。故方书云"猪苓分隔阴阳"[②]，倘阴阳之不容分者而强分之，宁独大燥津液已哉！

桑寄生

味苦、甘，气平，入肝、肾二经，益血脉，助筋骨，不独治风并疗风湿。夫桑叶、桑枝皆能和血祛风，而所寄生之物功力尤胜，以其为桑精英之气所成也。断茎视之，色深黄者真。

---

① 猪苓：原作豬苓。豬，"猪"的异体字。
② 猪苓分隔阴阳：语本王肯堂《证治准绳》卷三"疟"条："以猪苓之淡渗，分利阴阳，使不得交并"。

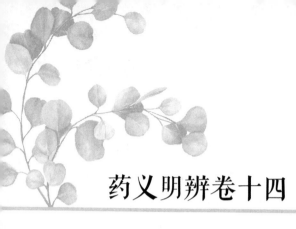

药义明辨卷十四

苞 木 部

淡竹叶

味甘、淡，气寒，清心肺，除烦热。凡阳中无阴而阳僭者，无分气血虚实，皆可用之。

淡竹茹

味甘，气寒，清胃脘之虚热，为呕吐呃逆要药。其疗吐血崩中者，血固生化于胃也。

淡竹沥

味甘，气寒，最能益阴清热，利经络热结之痰。痰火诸证皆治，而阴虚火旺之类中风，尤所急需。然无动性，须以姜汁佐之，方能遍走经络，搜剔一切痰结，量加十分之一可也。

天竹黄[①]

味甘，气寒，主治热极生风之证。诸本草云"清心豁痰，功同

---

① 天竹黄：刘若金《本草述》未收录此药，系苏廷琬增补的药物。

竹沥，气味稍缓"①，说亦近似。第痰生于脾者也，竹之有黄，似入脾而豁痰为切，与竹沥之走经络而利痰热微有不同，不止气味稍缓也。

---

① 清心豁痰，功同竹沥，气味稍缓：这是苏廷琬概括诸家本草之说而成。《本草衍义》卷十四"天竹黄"条认为天竹黄："凉心经，去风热，作小儿药尤宜，和缓故也。"《本草纲目》卷三十七"竹黄"条："竹黄出于大竹之津气结成，其气味功用与竹沥同，而无寒滑之害。"缪希雍《神农本草经疏》卷十三"天竺黄"条："天竺黄，竹之津气结成，其气味功用与竹沥大同小异。第竹黄气微寒，而性亦稍缓。……此药能除热养心，豁痰利窍，心家热清而惊自平。"

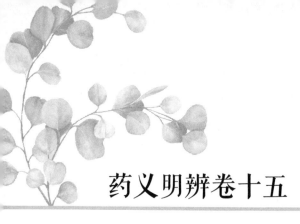

药义明辨卷十五

金 石 部

金

味辛，气平，丸、散用箔为衣，煎剂加入药煮，主治惊痫、风热诸证。乃风之淫气，然亦本于肺金之虚，故令木侮其所不胜耳。用兹品以助肺之虚，而令肝木自平，非谓所治之独专于平风淫也，盖有补肺之功焉。

刘云密曰："《太清法》云金禀中宫阴己①之气，而《太清服炼书》言银禀西方辛阴之神。若然，是金之气合于土，而银之气则纯乎金也。故海藏独言'白银属肺'②，而时珍独言'银能伤肝'③也。如金气之合于土者，斯能媾肺于肝而使其平，不得言伤肝也。"④

---

① 阴己：敦善堂刻本、遗安堂抄本俱作"阴已"，误。刘若金《本草述》卷四"银箔"条作"阴土"。阴己之己，代称己土。此言"金禀中宫阴己之气"，下文言"金之气合于土"，文义相合。

② 白银属肺：语出《本草纲目》卷八"银"条所引王好古语。

③ 银能伤肝：语本《本草纲目》卷八"银"条。

④ "刘云密曰"所述，语本刘若金《本草述》卷四"银箔"条。

铜绿

味酸，气平，乃铜之精液，而色反青，金从木化也。用以吐利风痰，明目疗痔，治肝、胆二经之病。是取金之化气，化木之不得金以化者，正金木相媾之妙用，非以金克木而侮其所胜也。

铅

味甘，气寒，禀北方癸水之气，属于至阴。性濡滑，体重实，色黑通肾。能治阴伤阳越，发为涎潮，血沸喘促，昏厥危笃诸疾。所谓镇坠之剂，有反正之功，但性带阴毒，不可多服，恐伤人心胃耳。

黄丹①

黑铅加硝、黄炼成，味辛、微咸，气微寒。取铅同宫之石硫以化阴，更借硝石之苦温而上腾者，同硫气以升阳，使至阴者合于阳而行其化，至阳者恋乎阴而得所归。阴行其化则水升，阳得所归则火降，水火之气和，而气血亦和。此所以能除热下气，治吐逆反胃及痫癫惊狂烦渴诸疾，而外敷疮疡更效也。

铅粉

味辛、甘，气寒，假蒸罨之气，变铅为粉，致重坠之质轻，阴寒之性和，且色黑化白。是金在水中者，出见金相，以为气分之用。故能消积聚，疗癥瘕，盖积聚即阴气凝结所致，而癥瘕又即积聚之久而成形者也。使非根至阴而变化，以达其气，如兹味者，安能奏功哉？

---

① 黄丹：今药物正名为铅丹。

铁

味辛,气平,入药之义固皆取于金制木[①]也。但治水肿,用铁蛾及针砂,较诸药为胜,即胀病而不属水者亦须之,以脾气不运而胀,多困[②]于阴中无阳而湿不化也。铁能燥阴而化湿,正以其纯禀太阳之气,不与阴气交也。所以食盐则犯其所忌,而病剧耳。

丹砂

味甘,气微寒,为清镇少阴君火之上药。由其生于炎方,禀离火之气而成,外显丹色,内蕴真汞,阳中含阴,火随水降也。入药只宜生用,经火能杀人。

雄黄

味苦、辛,气温,禀正阳之气以生,与他味之纯阳无阴者,绝不相侔。用能入肝搜风,化阴阳不正之戾气,并化其戾而毒者。内治外治,无施不可也。

石膏

味甘、辛,气大寒,为胃经主药,兼入肺与三焦二经。无问外感内伤,但因气分壅阏,以成有余之热者,皆能治之。盖此味不惟寒能胜热,抑且润可去枯。《经》曰"阳明之上,燥气治之"[③],白虎汤用之为君,所以清阳明之燥,以存胃腑之津。胃弱血虚,及邪不在阳明者

---

① 金制木:金制木以治水肿,徐彬《金匮要略论注》卷一《脏腑经络先后病脉证》认为"扶金制木,使土盛而伤仇火之肾水",可证。刘若金《本草述》作"金制水"。

② 困:刘若金《本草述》作"因"。

③ 阳明之上,燥气治之:语出《黄帝内经素问·六微旨大论》。

禁用。

刘云密曰："劳热之证，岂曰尽属阴虚，亦有阳邪外袭，传入于骨，不能泄越，内作骨蒸，令人先寒后热，久久渐成羸瘦。有汗者，胃家实也；脉长者，阳邪证也。石膏寒而清肃者也，可以疗里热。以故《外台》集之，处州吴医用之，睦州郑迪功之妻验之，《名医录》载之[①]，所以开蒙后学也至矣。或问：东垣言'血虚身热，证象白虎，误服白虎者必死'[②]，非石膏之谓乎？余曰：若新产失血，饥困劳倦之病，合禁用之。若内热有汗、脉长者，则不在禁也。"[③]

滑石

味甘、淡，气寒，《本经》谓其"荡胃中积聚寒热"[④]，是滑窍利水之功。由于清中道，中道得清则升降合度，津液通而经脉舒。凡病之患于中道不清者，无分寒热，皆可酌而投也。试观滞下病，于益元散中，入红曲以和血行滞，名清六丸；入干姜以正气辟湿，名温六丸。

---

① "以故《外台》集之"至"《名医录》载之"：事见南宋张杲《医说》卷四"骨蒸内热"条："睦州杨寺丞有女，事郑迪功，苦有骨蒸内热之病，时发外寒，寒过，内热附骨。蒸盛之时，四肢微瘦，足跗肿者，其病在五脏六腑之中，众医不差。因遇处州吴医，看曰：请为治之。只单用石膏散，服后体微凉如故。其方出《外台秘要》。只用石膏，乳细十分似面，以新汲水和，服方寸匕，取身无热为度。(《名医录》)"《外台秘要》卷十三记载："内蒸，所以言内蒸者，必外寒内热，把手附骨而热也。其根在五脏六腑之中，其人必因患后得之，骨肉自消，食饮无味，或皮燥而无光，蒸盛之时，四肢渐细，足跗肿起方。石膏十两，研如乳粉，法水和服方寸匕，日再，以体凉为度。"

② 血虚身热，证象白虎，误服白虎者必死：语本李杲《内外伤辨惑论》卷中"当归补血汤"条："血虚发热，证象白虎，惟脉不长实为辨耳，误服白虎汤必死。此病得之于饥困劳役。"

③ "刘云密曰"所述，语出刘若金《本草述》卷五"石膏"条。

④ 荡胃中积聚寒热：语出《神农本草经》，见《证类本草》卷三"滑石"条。

一清一温，顾名而义可思。第性沉重，能泄上气，令下行，用者要以"口渴、小便不利"两证并见为的。不则，恐气坠膀胱，反致小便不利。宁独中气虚陷，所当避哉？

赤石脂

味甘、酸、辛，气温，入小肠、大肠二经。世概以为收涩之剂而已，讵知先哲谓"其甘温合而得阳之化，又酸辛合而能散能收"①？则久泻久痢之奏功，虽曰以其收涩，而亦未尝不有化之用存于中矣。

紫石英

味甘、辛，气温，入心、肾二经，禀赤黑相间之色，得水火合和之气，于人身真元，大有裨益。以故所治诸证，如安心神，暖子宫，并镇冲脉，皆真元得补之效。《纲目》指为"血分药"②，误矣。

禹余粮

味甘、咸，气寒，入胃，禀水土之精气以生，能除水土浊邪，俾下焦之阴得固，试观胀满之禹余粮丸可知矣。若袭成无己之说，而直谓其"固脱"③，犹未足以尽赤脂，矧可以言禹粮乎哉？

海石④

味咸，气寒，入肺、肾二经。此水气之偶结，而体仍轻虚，用以治人身水气偶结之邪，如疝，如淋，如老痰，如结核，固借其气以为

---

① 其甘温合而得阳之化，又酸辛合而能散能收：语出刘若金《本草述》卷五"五色石脂"条。

② 血分药：语出《本草纲目》卷八"紫石英"条。

③ 固脱：语本成无己《注解伤寒论》卷四《辨太阳病脉证并治法》"赤石脂禹余粮汤方"条注语："重可去怯，余粮之重以镇固。"

④ 海石：即浮海石，又名海浮石。

推移耳。非徒咸能软坚，寒能润下而已。

慈石①

味辛、咸，气微温，为铁之母，是其生化之气所毕萃者金也。古人补肾虚劳诸方率多用之，盖取肾之母气所独钟者，坚肾之气以疗虚。乃方书止云"功在重可去怯"②，不知《本经》首言"治周痹"③，于重之去怯者何当焉？

代赭石

味苦、甘，气寒，所生之处，其下有铁，乃金气之化也。而色赤从火，金火合则阴畅，阴畅则降，而阳随之，此木之所以得媾于金而风平，不仅如铁之以金制木也。元气虚怯，用以镇逆，最为相宜。投之血病亦效者，风脏即血脏，风平则血自静耳。

胆矾

味酸、涩，气寒，入肝、胆二经。《纲目》谓能"发散风木相火"④，固也。但兹味由收敛以致宣散，惟宜于阳淫之风，而不宜于阳郁之风。此娄全善⑤所以切忌于恶寒之喉痹，为其寒郁热也⑥。若不恶寒

---

① 慈石：今药物正名为磁石。

② 功在重可去怯：《本草纲目》卷一《序例》"十剂"条："之才曰：重可去怯，磁石、铁粉之属是也。从正曰：重者，镇缒之谓也。怯则气浮……久病咳嗽，涎潮于上，形羸不可攻者，以此缒之。"北齐徐之才、金代张从正之语，正可佐证所谓方书对于磁石一类的重剂，止言其功在重可去怯。

③ 治周痹：语出《神农本草经》，见《证类本草》卷四"磁石"条所引。

④ 发散风木相火：语出《本草纲目》卷十"石胆"条。

⑤ 娄全善：元末明初医学家楼英，字全善，号全斋，浙江萧山人，撰《医学纲目》。

⑥ 此娄全善所以切忌于恶寒之喉痹，为其寒郁热也：楼英《医学纲目》卷十五"喉痹"条："喉痹恶寒者，皆是寒折热，寒闭于外，热郁于内……切忌胆矾酸寒等剂点喉，反使其阳郁结不伸。"

之喉痹,何忌之有?

青礞石

味辛、咸,气平。肝经风木太过,来制脾土,气不运化,积滞生痰,壅塞上、中二焦,变生风热诸病。用之使木平气下,而痰积通利,诚为要药。若气虚脾弱,及阴虚火炎之痰,误服伤人。而王隐君[①]则谓"不论虚实寒热,概可用滚痰丸"[②],岂理也哉?

芒硝

味咸、微苦,气大寒,能入阴分而逐阳结,故其性虽曰"走血润下"[③],然阳之所居,如上行而目与口舌咽喉,尤其奏功之地,不独疗肠胃实热、阳强之病而已,乃破坚荡热之峻剂也。元阳虚者,是为禁药。而元阴虚者投此,至阴之化气,反为绝其生化之元,贻害不小也,慎之。

蓬砂

味甘、微咸,气凉,色白体轻,能解上焦胸膈肺分之痰热,其性能柔五金而去垢腻。故治噎膈、积聚、骨鲠、结核、恶肉、阴瘰用之者,取其柔物也。治痰热、眼目障翳用之者,取其去垢也。

---

① 王隐君:元代医家王珪,字均章,吴郡(今江苏苏州)人,隐居吴之虞山,人称"王隐君",著有《泰定养生主论》,制有滚痰丸等著名方剂。

② 不论虚实寒热,概可用滚痰丸:语本《本草纲目》卷十"礞石"条所引王珪语。王珪《泰定养生主论》卷十四"滚痰丸服法"条,对滚痰丸的主治,以"一切阳证风毒""一切因风而寒"等10余处"一切"概言之。

③ 走血润下:语本《本草纲目》卷十一"朴消"条。

石硫黄

味酸、咸，气大热，有毒，阳燧为体，流动为用，能补命门真火不足，使阴之结者化、戾者和。与桂、附但入先天真火之窟，以消阴翳者，微有不同。惟阴凝至坚，对待治之；不则，无益有损也。彼服饵以戕生者，不亦愚乎！

王晋三[1]曰："扁鹊玉壶丸，治命门火衰，阳气暴绝，寒水臌胀[2]，却有神功，独是难于制死[3]。余得异授，并志制法，以广仁术。凡硫黄八两（取颗块莹净、光腻、色黄、嚼之无声者佳，夹土及石者不用），配真麻油八两，以硫打碎，入冷油内，炖炉上。炭火宜微勿烈，以桑条徐调，候硫镕尽，即倾入大水内，急挽去上面油水，其色如金。取缸底净硫，秤见若干两，仍配麻油若干两，照前火候再镕，再倾，连前共三转。第四转用真棉花核油，配硫若干两，照前火候再镕，再倾入大水内，急挽去上面油水，其色如绛。第五转用肥皂四两，水中同煮六时。第六转用皂荚四两，水中同煮六时，拔净制硫之油，挽去其水，其色如硫火之紫。第七转用炉中炭灰，淋碱水制六时。第八转用水豆腐制六时，拔尽皂碱之性。第九转用田字草捣汁（田字草出水荒稻田中，其叶如田字，八九月采），和水制六时。临用研如飞面，凡净硫一两，配炒糯米粉二两，或水法或湿捣为丸。每服以硫三分为准，渐加至一钱，开水温送下。"[4]

---

① 王晋三：清代医学家王子接，字晋三，长洲（今江苏苏州）人，著有《绛雪园古方选注》。

② 臌胀：即鼓胀，中医病名。臌，亦作"鼓"。

③ 死：古代炼丹术语，指烧炼中物质的变化。

④ "王晋三曰"所述，刘若金《本草述》未载，语本王子接《绛雪园古方选注》卷八"扁鹊玉壶丸"条。其中小字注"取颗块莹净、光腻、色黄、嚼之无声者佳，夹土及石者不用"，系苏廷琬所加，语本卢之颐《本草乘雅半偈》卷六"石硫黄"条，亦见于刘若金《本草述》卷六"石硫黄"条。

白矾

味酸、涩、微咸，气寒，入肺、肾二经，能收真阴于亢阳之中，以全寒水之初气，使真阳亦得依之归元，畅其化阴之用。故其上治者，皆由于阴不能引阳而下也；其下治者，皆由于阳不能化阴而畅也。寇宗奭云"其性却水"①，不云利水，为其专以润下为功，能收阴而不能燥湿，于诸湿肿满之病无涉焉。外邪方炽，积滞未清，及阴虚血热，阳虚气郁者并忌。

绿矾

味咸、酸、涩，气凉，入肝、脾二经，功专燥湿消积。第古方于土衰木胜诸证，率皆以火煅赤②，何居？盖兹味得金气之专，性偏燥烈，惟借所畏之火以和之，乃可收理脾之效，而无伤阴之害。服此者终身忌食荞麦，犯之立毙。

伏龙肝（土部附）

味辛，气微温，入脾与肝二经，有火土相生之妙用。治各证，非漫然燥可去湿之谓也。正欲用阳以化阴，俾湿化行，而血乃化，风乃平。是其止血之功，皆由温中之力。阴虚失血者不宜用。

---

① 其性却水：语出寇宗奭《本草衍义》卷四"矾石"条。
② 古方于土衰木胜诸证，率皆以火煅赤：《本草纲目》卷十一"绿矾"条的附方中"小儿疳气""食劳黄病""肠风下血"等土衰木胜之证，皆注明以火煅赤绿矾。

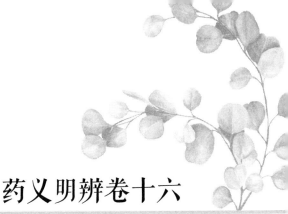

药义明辨卷十六

虫 鱼 部

蜂蜜

味甘，生凉，熟温，入脾经气分，和阴而谐营卫。用能润脏腑，通三焦，令脾气益畅，而虚热可解，洵如《经疏》所云"其气清和，其味甘纯，施之阴阳内外，罔不相宜"[1]者。呕家、酒家及诸湿热病并忌；生者滑肠，尤不可食。

黄蜡

味微甘、淡，气微温，专养脾胃阴气而续其绝伤，不与诸淡味之渗泄同论，故于治痢有捷效。又如蜡矾丸治背疽者，用以护膜[2]，非能护其阴气，而得谐矾石之收阴以奏功欤？《纲目》谓其"性涩"[3]，误也。

---

[1] "《经疏》所云"所述，语本缪希雍《神农本草经疏》卷二十"石蜜"条。

[2] 蜡矾丸治背疽者，用以护膜：明代孙文胤《丹台玉案》卷六《发背门》"蜡矾丸"条："蜡矾丸，治发背痈疽，并一切肿毒。服之能护心膜，毒气不能攻心。"

[3] 性涩：语出《本草纲目》卷三十九"蜜蜡"条。

露蜂房

味甘、苦，气平，有毒，入肝、肾二经。凡元虚邪乘，伤其阴中之阳，致阳离阴位，浊邪充斥，经脉阻绝，发为痫癫、痈疽等疾，服之甚效。由其能泄浊邪，通经脉，使离阴之阳仍反其位，而与阴合也。若止云"以毒攻毒"①，亦何足尽是物之功用乎？

五倍子

味涩、苦、酸，气平，兼金水之性，独效长于肺、肾。大抵上之阴气虚，而阳淫为风，则金本水气以收之；下之阴气虚，而阳散欲脱，则水借金气以固之。然补元之功，究难同于五味②，以其为转化之气所凝而成也③。病由外感，证非挟虚者勿服。

桑螵蛸

味咸、甘，气平，禀金火之气，由肺入肾，补助阴气。疗前阴诸证，能行能固，攸往咸宜。寇宗奭谓："如无桑上者，用炙桑皮佐之。"④盖桑乃水星之精，借其气以接引，斯兹味之由母趋子，更为精专也。

白僵蚕

味微咸、辛，气微温，乃木所从之金也。专于散结行经，治肝经

---

① 止云"以毒攻毒"：《本草纲目》卷三十九"露蜂房"条："时珍曰：露蜂房，阳明药也。外科、齿科及他病用之者，亦皆取其以毒攻毒，兼杀虫之功焉耳。"这即是所谓"止云'以毒攻毒'"者。

② 五味：此指五味子。

③ 以其为转化之气所凝而成也：刘若金《本草述》卷二十七"五倍子"条："五倍子为水气咸凝而透出于外者，其气之转化以有此也。"

④ 如无桑上者，用炙桑皮佐之：语本寇宗奭《本草衍义》卷十七"桑螵蛸"条。

之病。盖主浑身之经络者,肝也。木从金化,则经脉之结气散而经气畅。结散气畅,则热自清,血自化,痰自消矣。然非有余之邪,不可混施,用者审之。

原蚕沙

味甘、辛,气温,入肝经,去风胜湿,功尤著于痹证。盖此乃原蚕转化之气,即本原蚕之阳趋乎阴,阴化于阳,以为治疗,于诸痹皆阴,更为亲切耳。《纲目》但以"属火性燥"[①]言之,非确论也。

蝎

味微甘、辛,气温,有毒,色青属木,入肝化风,治厥阴诸病。第观于为所螫者,多以泥水缓其痛,则《经疏》谓其"禀火金之气以生"[②],良然。故用于风虚之病,取效甚捷。若风实而亦投之,是以火金复助之焰,可乎哉?此先哲所以切戒于急惊[③]也。

䗪虫

味咸,气寒,有小毒,入肝经,主治心腹血积诸证。然而折伤接骨,又必用之,似功在化血,俾完其流行相续之用,非一于破决者。勿与水蛭、虻虫例视,而以逐瘀消血概其能也。

蝉蜕

味咸、甘,气寒,入肝经。蝉本浊阴之气,纲缊清阳,乘时变

---

① 属火性燥:语本《本草纲目》卷三十九"原蚕"条。

② 禀火金之气以生:语出缪希雍《神农本草经疏》卷二十二"蝎"条。

③ 先哲所以切戒于急惊:刘若金《本草述》卷二十七"蝎"条:"急惊风亦用之云何?曰:肝实者在诸家固亦用之,然而薛新甫之治急惊绝不及此也。"薛己(字新甫)治急惊绝不用蝎,此即所谓"先哲所以切戒于急惊"。

化，饮风吸露，气极清虚。故取其蜕，以转达清阳，化结滞不化之浊阴，是谓疗风热也。设不知此义而用之，不几与诸祛风之味漫无区别哉？

白颈蚓

味咸，气大寒，入胃与肾二经，质成于阴，气化于阳，为土之精。用能行湿而畅水化，水化畅则风自平。是其所疗诸证，非徒寒能胜热之谓，实有导阳于阴之化机焉。病不属于实热者勿用。

蟾蜍

味辛，气凉，微毒，治小儿劳瘦疳病最良。盖疳病由脾阴虚，不能为胃行其津液，致胃阳日亢，而脾阴之不绝者，将尽化于虚阳。兹物辛合于凉，可以达阳而行之，即可以救阴而全之，在足太阴有专功。以故痈疽诸疮皆治，而于疳病尤为要药也。

龙骨

味甘，气平，性涩，入心与包络、肾、肝四经。凡阴之不能守其阳，或阳之不能固其阴，与夫阴不守而阳亦不固者，咸得借此以为收摄，而治以应证之剂。盖龙乃纯阳，原本于阴，而骨又得先天真一之气，所谓以气相感者也。

穿山甲

味咸，气微寒，有毒，入肺、肝二经。肺统气，肝藏血。是物功专通气活血，遍走脏腑，通行经络，达病舍之所在。故服之，闭塞能泄；敷之，渗漏可补也。气血虚者慎用。

白花蛇

味甘、咸，气温，有毒。蛇性善行数蜕，可以疗善行数变之风。

况此种又食石南，所以功力尤胜。但张鸡峰^①白花蛇膏云"治营卫不和，阳少阴多，手足举动不快"^②者，若然，惟风之壅于血中以为患者，此正足以逐之；若阴虚阳焰之风，非所宜也。

海螵蛸

味咸，气微温，一切主治诸证，总益肾之阴气，并使肝之藏血者能司其运化出纳之职，非独为女子要药也。《经疏》谓"入肝胆，和营气"^③，故亦主"惊气入腹，腹痛环脐"^④。即此参之，毋论肾肝相因之病，即专病于肝，而不能遗肝之化原以为治，皆可推类而用。但治在下者，其用尤切耳。

龟板

味咸、甘，气平，入肾经，补阴气。其所以能补阴气者，为其首常藏向腹，使任脉常合于督，阴中含阳也。观于能治小儿解囟，概可见矣。然则丹溪所谓"主阴血不足"^⑤者，盖从补阴气中而血自足，与纯阴滋补之剂不同。肾虚无热者勿用。

鳖甲

味咸，气平，入肝经，其补阴气之功，大略与龟板同，然色青属

---

① 张鸡峰：宋代医家张锐，字子刚，蜀（今四川）人，撰《鸡峰普济方》。该书卷三十"备急单方"有单行本，名为《鸡峰备急方》。

② 治营卫不和，阳少阴多，手足举动不快：语出《本草纲目》卷四十三"白花蛇"条所引张锐《鸡峰备急方》语。

③ 入肝胆，和营气：缪希雍《神农本草经疏》卷二十一"乌贼鱼骨"条作"入肝胆，舒荣气"。

④ 惊气入腹，腹痛环脐：语出《名医别录》，见《证类本草》卷二十一"乌贼鱼骨"条所引。

⑤ 主阴血不足：语本朱震亨《本草衍义补遗》"败龟板"条。

木，而胆味则大辛，有从阴达阳之用。方书之用兹味，似取其能即行以为补，不止益阴除热已也。即如虚劳发热，先哲云"未有不由瘀血者"[1]，而每以此为要剂，则其义可知。阴虚无热诸证，咸忌之。

牡蛎

味咸，气微寒，入肾与肝、胆三经。因潮而结房[2]，多左顾，是有得于依阴附阳之气机者。故其收涩也，固召阳归阴之功；其软坚也，乃归阳化阴之效。若止谓其"属水属阴而润下，善除一切留热"[3]，何以方书主治虚寒诸证[4]，用补阳之剂，而投兹味者不少哉？（取壳，以顶向北、腹向南视之，口斜向东者为左顾[5]。）

---

① 未有不由瘀血者：语出明代王肯堂《证治准绳》卷二"虚劳"条。

② 因潮而结房：刘若金《本草述》卷二十九"牡蛎"条："潮来房开，潮去房阖。"

③ 属水属阴而润下，善除一切留热：语本缪希雍《神农本草经疏》卷二十"牡蛎"条。

④ 方书主治虚寒诸证：例如北宋医家杨子建《护命方》有"牡蛎丸"，即以牡蛎为主药，用于"治小肠虚寒"。见《普济方》卷四十一"小肠虚"所引。

⑤ 取壳，以顶向北、腹向南视之，口斜向东者为左顾：语本陶弘景《本草经集注》："道家方以左顾者是雄，故名牡蛎……举以腹向南视之，口斜向东则是。"见《证类本草》卷二十"牡蛎"条所引。

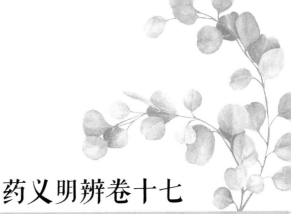

药义明辨卷十七

禽　兽　部

鸡卵

白象天，气清，走气分以清热；黄象地，气浑，走血分以补阴，此皆本草之旧说也[①]。讵知卵之孕育，原本于鸡属巽木，得出地升天之始气以为生化。其用清而能散，补而不滞，有非"清热补阴"[②]四字所能该者。煮熟，多食令人滞闷，脾胃弱者慎之。

雀卵

味酸，气温，老人脏腑虚损，阳气乏弱，先哲用为壮阳益气之

[①] 此皆本草之旧说也：此就《本草纲目》而言。关于卵白、卵黄之象天地及清热补阴之功，《本草纲目》卷四十八"鸡"条已言之："卵白象天，其气清，其性微寒；卵黄象地，其气浑，其性温。卵则兼黄白而用之，其性平。精不足者补之以气，故卵白能清气，治伏热、目赤、咽痛诸疾；形不足者补之以味，故卵黄能补血，治下痢、胎产诸疾；卵则兼理气血，故治上列诸疾也。"

[②] 清热补阴：《本草纲目》卷四十八"鸡"条："卵白能清气，治伏热……卵黄能补血。"

助①。且求嗣者云精清薄，主雀卵丸。以雀性特淫，是阳气之有余，而益肾有专功也。肾中阴不配阳者忌之。

夜明砂

味辛，气寒，肝经药也。夫蚊眼本夜明，乃入天鼠之腹仍不消化，是则有遇阴翳而能破除，由血化而致气化，初不为血气之阴邪所转者，故能活血消积，尤专功于目疾。无滞血者勿用。

五灵脂

味甘，气温，入肝经，调血中之气。气调则血和，血和则营卫通而经脉利，所主诸证自瘳矣。不可谓其直入血中，与疏壅快滞之血药一例奏功也。

牛黄

味苦、甘，气凉。牛为土畜，而黄更萃其精英，以效用于肝、心二脏。盖木固为土之主②，然木必基土，以土为命，故木变风眚，有土气以归之则风平。若心火则土之母也，有土之子气以宿之，则母自趋子而火息。风火相搏，此为的剂。宜其化痰除热，效有独神也。

缪仲淳曰："牛为土畜，其气血之精华凝结为黄，犹人身之有内丹也。故能解百毒而消痰热，散心火而疗惊痫，为世神物，诸药莫及也。凡牛生黄，则夜视其身有光，皮毛润泽，眼如血色，盖精华变化，

---

① 先哲用为壮阳益气之助：《名医别录》记载雀卵主治"男子阴痿不起，强之令热，多精有子"，见《证类本草》卷十九"雀卵"条。缪希雍《神农本草经疏》卷十九"雀卵"条："雀卵性温补，暖命门之阳气，则阴自热而强，精自足而有子也。"

② 盖木固为土之主：刘若金《本草述》作"盖木固为土之用"。

自有异也。或云牛病乃生黄者,非也。"①

张隐庵曰:"李东垣曰:'中风入脏,始用牛黄,更配脑、麝,从骨髓透肌肤,以引风出。若风中于腑,及中经脉者,早用牛黄,反引风邪入于骨髓,如油入面,不能出矣。'②愚谓风邪入脏,皆为死证,虽有牛黄,用之何益?且牛黄主治,皆心家风热狂烦之证,何曾入骨髓而治骨病乎?脑、麝从骨髓透肌肤,以引风出,是辛窜透发之药。风入于脏,脏气先虚,反配脑、麝,宁不使脏气益虚,而真气外泄乎?如风中于腑,及中经脉,正可合脑、麝而引风外出,又何致如油入面而难出耶?"③

猪胆汁

味苦,气寒。猪者水畜,属少阴也;胆者甲木,从少阳也。昔哲谓其"入肝和阴"④,"令肝之血和而风静"⑤者,良是。若仅如《纲目》所云"能平肝胆火"⑥也,则何以异于黄连辈哉?

猪肤

即同毛刮下之浮皮也。肾应猪,而肺主肤。肾液下损,不能上

---

① "缪仲淳曰"所述,语本缪希雍《神农本草经疏》卷十六"牛黄"条。

② "李东垣曰"所述,语本《本草纲目》卷五十"牛黄"条所引李杲语。李杲《医学发明》卷九"中风有三"条作:"若中血脉、中腑之病,初不宜用龙、麝、牛黄,为麝香治脾入肉,牛黄入肝治筋,龙脑入肾治骨,恐引风深入骨髓,如油入面,莫之能出。"

③ "张隐庵曰"所述,语本张志聪《本草崇原》卷上"牛黄"条。其中"合脑、麝而引风外出",《本草崇原》作"合脑而引风外出"。

④ 入肝和阴:成无己《注解伤寒论》卷七《辨霍乱病脉证并治法》注语指出猪胆"补肝而和阴"。

⑤ 令肝之血和而风静:语出刘若金《本草述》卷三十一"豕"条。

⑥ 能平肝胆火:语本《本草纲目》卷五十"豕"条。

蒸于肺，致络燥而为咽痛者，以此同白蜜煎汤饮之，最能润肺肾之燥，解虚烦之热，非元参、麦冬辈所可及也。

阿胶

味淡、甘，气平。阿井水乃济水伏流，质清且重，其性趋下而纯阴，乌驴皮得此煎成，其功强半在水。夫心合济水，肺主皮毛，故能益肺之阴，生心之血，使阳随阴降，以下归于两肾。第又言"入肝"[①]者，谓何？盖心肺之气化既和，则火息风平，而金媾于木，即藏血者亦得受其利益。此所以润肺滋肾之外，尤多功于血证。惜真者绝少，误用伪者，反为滞痰伤胃，不可不慎。

虎骨

味辛、微酸，气微热，得金之专气，其用优于疗风。此木从金化，如乙庚之相合，非仅仅以金制木也。夫制者，金犹为木用；化，则木俱从金用矣。故令阳和于阴，不惟补气，兼可益血，以风静则血自调耳。肝肾血虚有热者禁用。

犀角

味苦、酸、咸，气寒，属阳，性走散，本清胃解毒之药，何以即奏功于凉心[②]？盖心包络固与胃口紧相应，况其寒在阳中，阳致寒化。其酸苦涌泄，所谓解毒气者在此，所谓散火结者亦即在此。惟其能散包络之热结，用能入心而治血分之病，心固主血者也。血实者可用，血虚者忌入。

---

① 入肝：《名医别录》记载阿胶的主治之一是"养肝气"，见《证类本草》卷十六"阿胶"条。明代滕弘《神农本经会通》卷八"阿胶"条指出阿胶"入手太阴经，足少阴经、厥阴经"，足厥阴经即肝经。

② 奏功于凉心：《本草纲目》卷五十一"犀"条指出犀角的主治之一是"泻肝凉心"。

羚羊角

味咸、苦,气寒,乃骨之余也。而内有木胎,是禀水气以资养肝木之品。若肺、若心,皆由肝而及者,非谓其更入此二经也。能伐生生之气,不宜久用多用。

鹿茸

味甘、咸,气微温,入心与包络及肾、肝四经,主治峻补阴气,生精益髓,与麋茸之补命门元阳不同。盖鹿体属阳,而茸角皆为阳中之阴也。《经疏》谓为"纯阳"[1],承坡老[2]之讹而不察耳。

鹿角

味咸,气温,益阴气之功稍缓于茸,而活瘀和血,视茸为胜。若煎之成胶,则炼阴以合阳,如人身元阴所由化,于精血大有裨益。惟阴虚火炽之人,概宜远之。制胶时须择其小者,大者乃麋角也,勿使混入,致药力不精。

刘云密曰:"人身下焦之阳,虽阳生于阴,然必阳为先导,而水乃得交于火,因阳之升以引阴也。上焦之阴,虽阴生于阳,然必阴为先导,而火乃得交于水,因阴之降以引阳也。总妙于阴升阳降。鹿,阳也,卧则鼻反向尾闾,能使阳得交于下之阴,而督脉通。龟,阴也,每首向腹而闭息,能使阴得交于下[3]之阳,而任脉通。是皆禀灵于造化者也。然则鹿之茸角,乃为精灵所钟,至其余体质,乌能与是较功

---

① 纯阳:语出缪希雍《神农本草经疏》卷十七"鹿茸"条。

② 坡老:指苏轼。《本草纲目》卷五十一"鹿"条:"苏东坡良方云:鹿,阳兽,见阴而角解……故补阳以鹿角为胜。"

③ 下:敦善堂刻本、遗安堂抄本俱作"上",刘若金《本草述》卷三十一"鹿麋"条作"下"。以作"下"于义为胜。

用乎哉？"①

麝脐香

味苦、辛，气温，入心、脾二经，芳烈善窜，借其气以达病所，关机窍穴莫不开通。虚人非所宜用。然既病于为壅、为结、为闭，若不借之为先导，何以拯其危而救其急？但贵中节而投，适可而止耳。

牡鼠屎

两头尖者是。味甘，气微寒，入肝经。一切主治诸证，大抵取其导受邪之阴气而使之化，以为流通精血之地，非能有所资益也。即如淋闭、疝瘕及妇人乳病恒用之，不足取征哉？

---

① "刘云密曰"所述，语本刘若金《本草述》卷三十一"鹿麋"条。其中"下焦之阳"，《本草述》作"阴中之阳"；"上焦之阴"，《本草述》作"阳中之阴"。

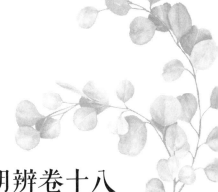

药义明辨卷十八

人 部

发

味苦，气微温，入心补血。夫发乃血之荣，而血生于心也。即以其精气之所荣者补之，非益其所本无，乃还其所固有。不凌节，不造次，故补即得行。丹溪谓其功甚捷也[1]。

金汁

以粪清为之。味苦，气寒，解胃家热毒甚效。盖浊阴皆归下窍，而此之浊更甚于小水，浊甚而气之降亦甚，故能治阳明入腑之实热，而疗瘟疫、痘疮等证。人中黄用亦相同，力稍逊之。

童便

味咸，气寒，入肺化气，通调水道，下输膀胱，为降火之圣药。盖此即人身清阳所化之浊阴，凡清阳不化以致病于浊阴，如吐血、衄血及血晕、血瘀等证用之，乃以类相从也。脾胃弱者忌之。

---

① 丹溪谓其功甚捷也：朱震亨《本草衍义补遗》"发"条："发：补阴之功甚捷。"

人中白

即溺白垽①也。味咸，气凉，与小水原是一物，但小水则径达下而不留，中白则性稍留，治肺所生诸病，可徐徐以致其功，故用之微有异也。

乳汁

味甘、咸，气平，此不徒少阴血主之所化，实由肺胃气化之所成。然质属阴而性滋润，用以疗病，必审病之所宜，如血虚有热，燥渴枯涸，乃其的对；即用以培养，亦必审体之所宜，如质瘦无痰，脏阳胃强，乃得资益。勿谓以人补人而概施之。

---

① 垽（yìn）：沉淀物，渣滓。

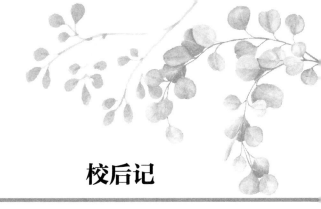

校后记

　　我从事本草文献研究,从《证类本草》的整理和研究入手,出版专著《〈证类本草〉与宋代学术文化研究》,由此也结识了一些学界名家。庚子夏,因为主办本草文献研究论坛,我到郑金生先生家中拜访。当我奉上小书请先生指正时,郑先生随手从书架上抽出拙著,展示给我看,表示他已购买了此书。这令我深感振奋。

　　当时,我已基本整理完成《清代辨义本草二种》,便与郑先生聊及此部书稿。郑先生的《本草纲目》引文溯源研究,对我从事本草文献整理极有启发。这部书稿在按照校注规范处理之外,还尝试运用文献溯源的方法,对书中400余处引文进行文献溯源。郑先生了解我的研究后,欣然应允赐序。这令我心怀感激。

　　在当今学术考核机制下,文献整理类成果被低估,其分量被认为不能与专著相比,也低于编著。但有学术分量的校注成果,比如《南宋珍稀本草三种》,郑先生在整理时付出的心血远比一般的编著甚至专著要多得多,其价值是不容忽视的。

　　在整理本书时,我体会到文献溯源对于本草文献整理和研究的价值。厘清引文的由来,体会著者的用心,发现文献的问题,利用蛛丝马迹,因枝振叶,沿波讨源,从而还原文献本真。这个过程,虽然比一般的校注要多花费数倍的时间和精力,但解决问题后收获的快乐,也是难以言表的。

　　尤乘《药品辨义》是增订《药品化义》而成,然而具体增补了哪些内容？依据的是哪些文献？订正了哪些问题？存在哪些问题？不经过一番全面的文献溯源，上述问题是难以说清楚的。本书通过文献溯源一一列示，并加以考证。

苏廷琬《药义明辨》对刘若金《本草述》既删繁取精，又增补文献，其中对《本草纲目》的批驳，既有明驳，也有暗批。比如"露蜂房"条，他批评只言其"以毒攻毒"者，实际批评的是《本草纲目》。这些不经过文献溯源，是难以发现的。

中国本草文献博大精深，一部本草著作往往累积着前代的药物知识，我在整理时，尽管一再小心谨慎，但疏漏之处可能依然存在，在此祈请方家批评指正。

本书有幸入选"2022年度国家古籍整理出版资助项目"，人民卫生出版社编辑对本书的出版付出了辛苦的劳动，在此谨致感谢。

周云逸

2022年9月

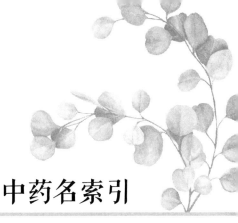

中药名索引

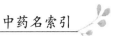